CBD

O QUE A CIÊNCIA NOS DIZ SOBRE O CANABIDIOL

Linda A. Parker
Erin M. Rock
Raphael Mechoulam
(*in memoriam*)

CBD

O QUE A CIÊNCIA NOS DIZ SOBRE O CANABIDIOL

manole
editora

Título original em inglês: *CBD – what does the science say?*

Produção editorial: Retroflexo Serviços Editoriais
Tradução: Lúcia Helena de Seixas Brito
Revisão científica: **Carlos José Zimmer Junior**
Médico graduado pela Escuela Latino-Americana de Medicina (ELAM – Cuba). Médico de Família e Comunidade. Conselheiro do Instituto Anandamida. Autor e editor do livro *Cannabis medicinal – guia de prescrição*

Victor Vilhena Barroso
Médico especialista em Medicina de Família e Comunidade (AMB). Conselheiro do Instituto Anandamida. Professor da Universidade Federal de Sergipe (UFS). Autor e editor do livro *Cannabis medicinal – guia de prescrição*

Revisão de tradução e revisão de prova: Depto. editorial da Editora Manole
Projeto gráfico: Depto. editorial da Editora Manole
Diagramação: HiDesign Estúdio
Capa e imagem da capa: Iuri Guião

CIP-BRASIL. CATALOGAÇÃO NA PUBLICAÇÃO
SINDICATO NACIONAL DOS EDITORES DE LIVROS, RJ

P262c

Parker, Linda A.
CBD : o que a ciência nos diz sobre o canabidiol / Linda A. Parker, Erin M. Rock, Raphael Mechoulam ; tradução Lúcia Helena de Seixas Brito ; revisão científica Carlos José Zimmer Junior, Victor Vilhena Barroso. – 1. ed. – Santana de Parnaíba [SP] : Manole, 2024.

Tradução de: CBD : what does the science say?
ISBN 9788520465639

1. Medicina. 2. Canabidiol – Uso terapêutico. 3. Psicofarmacologia. I. Rock, Erin M. II. Mechoulam, Raphael. III. Brito, Lúcia Helena de Seixas. IV. Zimmer Junior, Carlos José. V. Barroso, Victor Vilhena. VI. Título.

CDD: 615.7827
24-88271 CDU: 616-085:633.888

Meri Gleice Rodrigues de Souza – Bibliotecária – CRB-7/6439

Edição brasileira – 2024

Direitos em língua portuguesa adquiridos pela:
Editora Manole Ltda.
Alameda América, 876
Tamboré – Santana de Parnaíba – SP – Brasil
CEP: 06543-315
Fone: (11) 4196-6000
www.manole.com.br | https://atendimento.manole.com.br/

Impresso no Brasil
Printed in Brazil

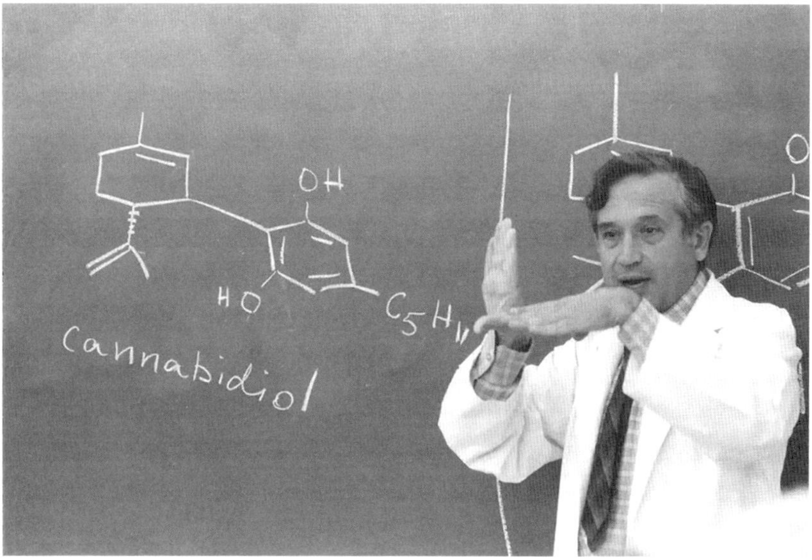

Raphael Mechoulam (*in memoriam*) em uma palestra por volta de 1964, explicando a estrutura do canabidiol em comparação com a do delta-9-tetra-hidrocanabinol.

Sumário

Prefácio

Um exercício de amor é o que foi para seus três autores a escrita deste livro, unidos que somos em torno de um grande interesse pela ciência do canabidiol (CBD). O primeiro estudo publicado por Raphael Mechoulam sobre os canabinoides (entre quase quinhentas publicações ao longo da vida) tratou da identificação da estrutura molecular do CBD (Mechoulam e Shvo, 1963), um trabalho que viabilizou a síntese e a avaliação do mecanismo de ação dessa substância em diversos ensaios biológicos. Nos últimos sessenta anos, vários grupos colaboraram com Mechoulam, conduzindo alguns dos estudos pioneiros sobre os potenciais benefícios medicinais desse composto. Um desses trabalhos colaborativos foi realizado em conjunto com o laboratório de Linda Parker, no Canadá, e procurou determinar, por meio de modelos pré-clínicos de roedores, os efeitos dos canabinoides no combate a náuseas, vômitos, ansiedade, dor e compulsão (ver Mechoulam e Parker, 2013). Erin Rock participou desse trabalho, inicialmente como estudante de graduação na Universidade Wilfrid Laurier (Waterloo, Ontário) e depois como aluna de mestrado e doutorado na Universidade de Guelph. Em sua pesquisa de doutorado, ela buscou identificar o mecanismo de ação do CBD no combate a náuseas e vômitos (Rock et al., 2012). Na condição de bolsista de pós-doutorado/pesquisadora associada, Rock continuou usando esses modelos, trabalhando com Parker para desvendar os mistérios do CBD e de outros tantos canabinoides.

Há milênios, as pessoas usam a planta da *Cannabis* por causa de seus efeitos medicinais e modificadores do estado de consciência. Essa planta complexa contém mais de 100 substâncias canabinoides, entre as quais as mais conhecidas são o delta-9-tetra-hidrocanabinol (THC) e o canabidiol (CBD). Com base na pesquisa do grupo de Raphael Mechoulam em Israel, e de outros, nas décadas de 1960 e 1970, identificou-se que dos mais de 100 compostos canabinoides existentes na planta da *Cannabis*, o THC é essencialmente a única substância psicotrópica. O CBD, por sua vez, não produz efeito modificador do estado de consciência.

O conhecimento sobre os efeitos potencialmente benéficos do CBD vem ganhando espaço entre o público em geral a um ritmo surpreendente, o que comprovam as pesquisas na internet por meio do Google, cuja frequência tem dobrado a cada ano nos últimos cinco anos e mantém tendência de aumento (Leas et al., 2019). De fato, o CBD tornou-se um ingrediente da moda em produtos voltados para um vasto mercado consumidor, produtos esses que alardeiam de forma ampla e, às vezes infundada, sua capacidade de tratar inúmeros sintomas, desde doenças de pele até dores crônicas, passando pelo uso cosmético – e, em muitos casos, sem comprovação por meio de testes clínicos em humanos. Muitos donos de animais de estimação também têm feito uso do CBD para controle de distúrbios como dor e ansiedade, sem evidências científicas relevantes que justifiquem essas indicações.

Esse atual "modismo do CBD" frequentemente se estende à saúde humana, tendo por base descobertas feitas em células ou pesquisas pré-clínicas com roedores. No entanto, a pesquisa com ensaios clínicos em humanos sobre os efeitos benéficos do CBD está bastante atrasada em relação à pesquisa celular básica e pré-clínica em animais, com exceção da que se refere ao uso do CBD em formas raras de epilepsia infantil. É surpreendente a falta de dados fornecidos por ensaios clínicos, visto que, há mais de sessenta anos, ensaios humanos em pequena escala relativos ao tratamento de epilepsia, compulsão e ansiedade mostraram que o CBD poderia ser uma opção terapêutica promissora. No entanto, as normas regulatórias que regem a pesquisa com *Cannabis*, uma substância definida como droga de classe I, proibiram pesquisas em larga escala com seres humanos para a avaliação do potencial terapêutico do CBD. Nos últimos anos, com a legalização da *Cannabis* em países como o Canadá, bem como em diversos estados dos EUA, seria de se esperar que o acesso ao CBD se tornasse muito mais exequível no tocante a testes clínicos em larga escala com humanos. Contudo, no momento em que este livro é escrito, essa viabilidade ainda não aconteceu. À medida que os consumidores têm acesso mais facilitado a uma variedade de produtos derivados da *Cannabis*, os cientistas dos EUA e do Canadá enfrentam o ônus de uma rigorosa inspeção regulatória (Haney, 2020) e contam com uma limitada variedade de *Cannabis* e CBD para avaliar em suas experiências. A despeito dessas barreiras, um levantamento atual do *site* do National Institutes of Health, www.clinicaltrials.gov, revelou a existência de 276 ensaios com CBD em seres humanos para muitas das indicações que se mostraram promissoras na pesquisa pré-clínica, ensaios estes planejados, em andamento ou concluídos (a grande maioria usando formulações orais).

É preciso enfatizar que o CBD padronizado e quimicamente puro à disposição de pesquisas pré-clínicas e ensaios clínicos em humanos não é necessariamente o mesmo CBD que o consumidor encontra disponível para venda em fornecedores e na internet. Uma pesquisa de 2017 (Bonn-Miller, Banks e Sebree, 2017) relatou que, entre 84 produtos derivados de CBD e óleo de cânhamo analisados, produtos esses encontrados em lojas *on-line*, apenas 26 apresentavam rótulos precisos quanto ao conteúdo de CBD e THC; com frequência, a rotulagem do CBD era sobrestimada, e a do THC, subestimada, coerentemente com advertências da Food and Drug Administration (FDA). Tenha cuidado, comprador!

Muitas drogas usadas atualmente são produtos naturais ou seus derivados. Até o momento, o CBD foi aprovado pela FDA dos EUA apenas para tratamento de algumas formas raras de epilepsia infantil e convulsões associadas ao complexo da esclerose tuberosa em pacientes com 1 ano de idade ou mais. Neste livro, discutimos diversos aspectos da ação do CBD. Em muitos estados patológicos, principalmente em modelos animais, mas também em alguns estudos com seres humanos, foram observados e publicados resultados positivos. Tendo em vista os dados clínicos animadores com animais, bem como limitados dados clínicos com humanos e o nível relativamente baixo de toxicidade ou de efeitos colaterais importantes, esperamos que, no futuro, o CBD ou, mais provavelmente, os derivados do CBD com perfil farmacológico melhorado possam ser desenvolvidos na forma de medicamentos para tratamento de vários distúrbios médicos adicionais.

1
Introdução

É possível que a *Cannabis sativa* seja uma das plantas cultivadas mais antigas, no entanto, no decurso de sua longa história, seu uso sempre tem sido motivo de controvérsias (Russo, Guy e Robson, 2007). Esse uso histórico da *Cannabis* fornece indícios de seu potencial para tratamento de uma série de síndromes médicas que continuam sendo um desafio para a medicina do século XXI. Há milênios, a *Cannabis* vem sendo usada na fabricação de têxteis, assim como para fins recreativos, em práticas religiosas e medicinais, mas seu uso costuma motivar controvérsias de caráter legal, bem como social. Na China antiga, a *Cannabis* era prescrita para diversas doenças, mas foi observado que ela provocava a "visão de demônios" quando consumida em excesso (Mechoulam et al., 2014).

Hoje, sabemos que os efeitos psicotrópicos resultantes do uso da *Cannabis* são produzidos pelo composto Δ^9-tetra-hidrocanabinol (THC), identificado pela primeira vez na década de 1960 pelos jovens químicos Yechiel Gaoni e Raphael Mechoulam no Instituto Weizmann em Israel (Gaoni e Mechoulam, 1964). Essa descoberta permitiu que cientistas do mundo todo investigassem em laboratório os efeitos psicotrópicos ou modificadores do estado de consciência provocados pela *Cannabis*.

A identificação do THC viabilizou a surpreendente descoberta de um sistema neuroquímico até então desconhecido chamado sistema endocanabinoide, cujo prefixo *endo* significa dentro, e *canabinoide*, composto da planta de *Cannabis*. Sabe-se agora que esse sistema, incluindo os compostos semelhantes à *Cannabis* que produzimos em nosso corpo, está intimamente envolvido nas principais funções reguladoras da saúde e dos estados patológicos nos seres humanos. Mesmo que você não faça uso de *Cannabis*, esse sistema está presente e sempre ativo em seu corpo. Ele trabalha constantemente para manter seus sistemas internos em equilíbrio. O sistema endocanabinoide atua como interruptor que faz seu corpo retornar ao estado interno ideal.

Na década de 1940, antes mesmo da descoberta do THC, outro composto encontrado na *Cannabis*, o canabidiol (CBD), foi identificado por Roger Adams nos Estados Unidos e Alexander Todd no Reino Unido (Adams, Hunt e Clark, 1940; Jacobs e Todd, 1940). Contudo, nenhum outro trabalho sobre o CBD foi publicado até 1963, quando Raphael Mechoulam identificou sua estrutura (Mechoulam e Shvo, 1963). Até o início dos anos 1970, ninguém havia discorrido sobre a atividade ou os efeitos do CBD, exceto para registrar que não tinha propriedades psicotrópicas. Desde então, diversas pesquisas têm se concentrado na determinação dos efeitos do CBD sobre o corpo e na maneira como esses efeitos podem se manifestar. Uma revisão do programa de busca do PubMed, um banco de dados de periódicos, revela uma base de pesquisa de CBD que experimentou extraordinário crescimento nos últimos quarenta anos, com mais de trezentos artigos de pesquisa sobre CBD publicados apenas em 2020. (Veja a Figura 1.1, que faz uma demonstração visual do número de artigos derivados de pesquisa sobre o CBD publicados nesse banco de dados.)

Pesquisas preliminares nas décadas de 1970 e 1980 revelaram que o CBD pode aliviar convulsões em pacientes epilépticos. De fato, conforme tratado no Capítulo 4 sobre epilepsia, a *Cannabis* tem sido historicamente

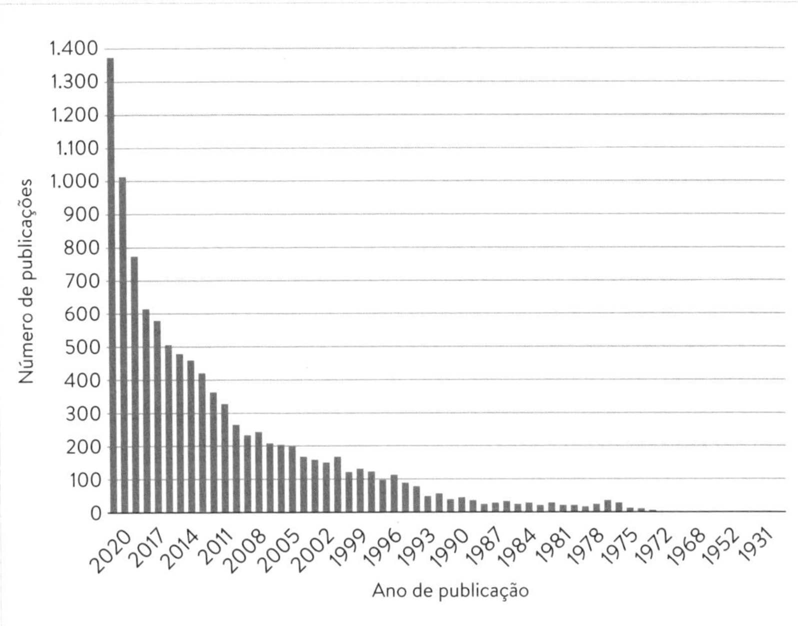

Figura 1.1 Artigos sobre CBD publicados no banco de dados PubMed ao longo dos anos.

usada para o tratamento dessa enfermidade. Há mais de quarenta anos, ensaios clínicos demonstraram que o CBD poderia ser administrado por via oral (em altas doses) para mitigar as convulsões em pacientes que sofrem de epilepsia. Essa abordagem recebeu a aprovação da FDA em 2018 para tratamento de uma forma rara de epilepsia em crianças, a síndrome de Dravet, que apresenta taxa de mortalidade muito elevada e não responde aos tratamentos tradicionais. A partir do primeiro ano de vida, as crianças afetadas pela síndrome de Dravet desenvolvem um grave distúrbio cerebral cujo resultado é o comprometimento das funções cognitivas, comportamentais e motoras. Em 2016, a pesquisa sobre o tratamento dessa enfermidade devastadora foi agilizada em consequência de uma ampla cobertura da imprensa conduzida por Sanjay Gupta, principal correspondente médico do canal de televisão CNN, sobre sucessos episódicos do uso de *Cannabis* rica em CBD para o tratamento da síndrome de Dravet. Essas histórias pessoais de sucesso inspiraram os médicos a realizar os ensaios clínicos randomizados (*randomized clinical trials* – RCT) de alta qualidade, que descrevemos no Capítulo 4, para demonstrar adequadamente a eficácia do tratamento com CBD para essa síndrome. No entanto, estudos que investigam o uso do CBD para outros distúrbios médicos são limitados em número e geralmente carecem de rigor científico, bem como de controles e de tamanho adequado de amostra capaz de respaldar conclusões científicas significativas (Britch, Babalonis e Walsh, 2021).

Ao mesmo tempo, vivemos atualmente uma época dominada pelas alegações de que o CBD trata efetivamente quase todos os distúrbios, incluindo ansiedade, psicose, transtornos do sono, dores e inflamações, acidente vascular encefálico, doenças neurológicas, acnes e, até mesmo, câncer. A maioria dessas afirmações não está fundamentada em dados resultantes de ensaios clínicos humanos de alta qualidade necessários para a aprovação da FDA, conforme descrito no final deste capítulo. Nosso livro analisa as evidências científicas dessas argumentações. O CBD pode ser encontrado em quase tudo, desde "bebidas saudáveis", loções e balas de goma mastigáveis até produtos para animais de estimação. Além do mais, a comercialização desses produtos caminha muito à frente das evidências científicas. O mais preocupante é a falta de padronização e de confirmação dos produtos à base de CBD. Muitos deles não contêm aquilo que o rótulo alega ter. Isso é especialmente problemático no caso de testes randômicos de drogas para uso, quando se acredita incorretamente que se está tomando apenas CBD. O CBD também é pouco absorvido pelo sistema circulatório quando tomado por via oral ou friccionado na forma de loção sobre a pele (conforme analisado no Capítulo 2). A compreensão do efeito do CBD nos seres humanos tem sido muito prejudicada pelas regulamentações e pelas políticas governamentais, que acabam dificultando a realização dos ensaios clínicos necessários para coleta de evidências de alta qualidade sobre os efeitos da substância.

O selo padrão-ouro de aprovação de um medicamento para o tratamento de uma doença é a expressão de sua rigorosa aprovação pela FDA. O CBD puro administrado por via oral (Epidiolex) para formas raras de epilepsia infantil (discutidas no Capítulo 4) recebeu a aprovação da FDA em 2018. Muitos medicamentos iniciam o processo de aprovação da FDA, mas um número consideravelmente menor obtém de fato essa aprovação. A Figura 1.2 apresenta um diagrama do processo de aprovação da FDA. Cada nível ascendente representa uma forma mais rigorosa de evidência que embasa a eficácia do tratamento para determinada indicação em seres humanos.

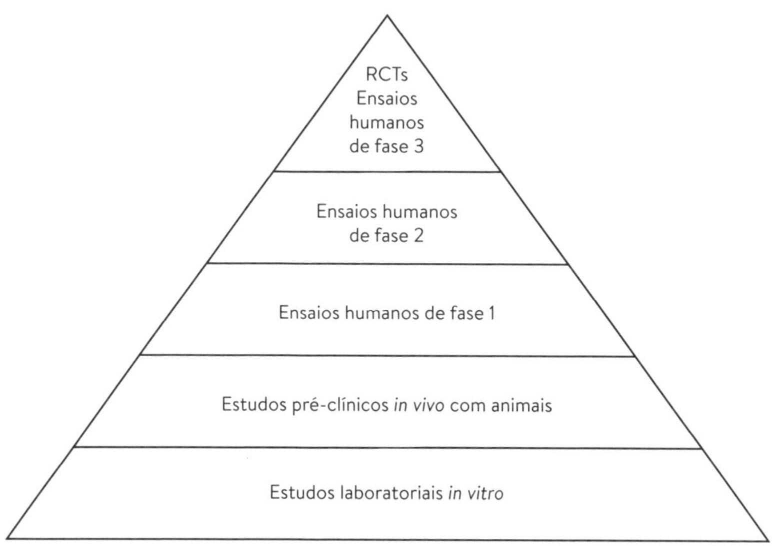

Figura 1.2 Diagrama do processo de aprovação da Food and Drug Administration (FDA).

Na base da pirâmide estão os estudos laboratoriais básicos – estudos *in vitro* (ou seja, em vidro). Esses estudos são realizados com microrganismos, células ou organismos biológicos fora do corpo humano ou animal. O composto é aplicado a esse conjunto de organismos ou células, e são feitas medidas como alterações moleculares, toxicidade ou afinidade de ligação. Depois de obtidas evidências *in vitro* de que uma substância como o CBD modifica efetivamente os sinais celulares compatíveis com uma doença específica, os testes passam para a faixa da pirâmide relativa a estudos pré-clínicos *in vivo* com modelos animais da doença. O trabalho *in vivo* (dentro do organismo vivo) é realizado com um organismo vivo inteiro – espécies comumente empregadas em laboratório são os camundongos e os ratos. Com a implementação dos controles apropriados, é possível a realização desses estudos a fim de se inferir causa e efeito em um modelo animal específico, por exemplo, um modelo animal da epilepsia. Esses estudos são cuidadosamente avaliados por comitês institucionais de proteção aos animais, em conformidade com as normas nacionais e internacionais sobre o tema, cujo propósito é garantir sofrimento mínimo ao animal de laboratório em vista dos benefícios para a saúde humana que o experimento visa demonstrar. Esses testes pré-clínicos são obrigatórios para a liberação de um novo tratamento para testes em seres humanos.

Os ensaios clínicos em humanos são então realizados em três fases. Os ensaios de fase 1, os primeiros em humanos, envolvem a testagem de múltiplas doses da droga em voluntários saudáveis, com o objetivo de se determinar a segurança e, frequentemente, as propriedades farmacocinéticas (discutidas no Capítulo 2). Para garantir a segurança, as doses avaliadas são, em geral, apenas uma fração daquela testada nos ensaios pré-clínicos. Os resultados dos estudos de fase 1 determinam a dose a ser testada nas fases posteriores. A fase 2 envolve o teste do medicamento em pacientes portadores da patologia-alvo da pesquisa – por exemplo, a epilepsia –, para a avaliação da eficácia do medicamento contra a doença. Os estudos de fase 1 e, frequentemente, também os de fase 2 são abertos, o que significa que o participante e o pesquisador (ou médico) sabem qual fármaco está sendo administrado no teste. Ou seja, não há controle relativo aos efeitos esperados dos placebos. Se o medicamento apresentar resultado e mantiver a segurança, com efeitos colaterais mínimos, ele poderá ser testado em ensaios clínicos de fase 3. Nessa fase, o medicamento-alvo para determinada indicação geralmente é comparado com o medicamento-padrão usado. O padrão mais rigoroso no caso de ensaios clínicos em seres humanos é um estudo duplo-cego, randomizado e controlado (RCT), formado por um conjunto randomizado de pacientes em um grupo experimental (que recebe o medicamento-alvo do estudo) e um grupo-controle (que recebe, em geral, um tratamento-padrão conhecido ou um placebo). Esse ensaio é denominado estudo duplo-cego – ninguém sabe quem é designado para qual grupo – e evita a interferência de expectativas. Participantes, cuidadores, avaliadores de resultados e analistas são todos candidatos a serem "cegos". Para avaliar se um fármaco tem ação benéfica, é feita uma comparação entre o grupo experimental e o grupo-controle em relação ao(s) resultado(s) esperado(s) no estudo. No processo de aprovação, a FDA avalia o benefício clínico de um medicamento, assim como suas informações de risco, e mantém monitoramento contínuo após a aprovação.

Foi esse processo ao qual foi submetida a forma oral pura do CBD – Epidiolex –, para poder ser prescrita por médicos para tratamento de pacientes com síndrome de Dravet e síndrome de Lennox-Gastaut, duas formas raras de epilepsia infantil. Desde então, a FDA também aprovou o Epidiolex para tratamento de convulsões associadas ao complexo da esclerose tuberosa em pacientes com 1 ano de idade ou mais. Isso significa que a FDA concluiu que o medicamento é seguro e eficaz para o uso pretendido. Após sua aprovação em 2018, o Epidiolex foi categorizado como classe 5 (a categoria menos restritiva para medicamentos com baixo potencial de dependência) e posteriormente foi desclassificado (o que significa que deixou de ser uma substância controlada pela lei federal norte-americana *Controlled Substances Act*).

SITUAÇÃO LEGAL DA *CANNABIS* E DOS PRODUTOS DERIVADOS DA *CANNABIS* NOS ESTADOS UNIDOS

Nas últimas duas décadas, a situação legal da *Cannabis* nos Estados Unidos mudou substancialmente. Antes de 1996, o uso da *Cannabis* não era legalizado para finalidade nenhuma no país. A Califórnia foi o primeiro estado a legalizar o uso da *Cannabis* para fins medicinais. Até a publicação deste livro, 33 estados dos EUA já haviam legalizado o uso adulto da *Cannabis* para fins medicinais. Onze estados legalizaram o uso recreativo da substância por adultos. Nas eleições de novembro de 2020 nos EUA, outros quatro estados votaram pela legalização do uso recreativo.

Atualmente, nos Estados Unidos, a *Cannabis* continua classificada como substância da classe I em âmbito federal, o que significa que seu uso medicinal não é aceitável, e que ela tem elevado potencial de adição. O acesso a uma substância da classe I pelos pesquisadores é rigidamente controlado, e a *Cannabis* autorizada geralmente não é representativa dos produtos baseados nessa substância que estão disponíveis comercialmente. No entanto, é provável que a situação legal mude depois da publicação deste livro, pois o Congresso dos EUA discute atualmente a legalização da *Cannabis* em âmbito federal.

A situação legal do CBD está intrinsecamente ligada à da *Cannabis*. A lei *Agriculture Improvement Act*, de 2018 (também conhecida como *Farm Bill*) removeu o cânhamo (definido como material vegetal com menos de 0,3% de THC) da lista de substâncias controladas que constam do *Controlled Substance Act*, o que significa que, se o CBD for derivado do cânhamo, ele estará fora da jurisdição da Drug Enforcement Administration (DEA) dos EUA. A consequência imediata é que qualquer forma de CBD derivado de plantas de *Cannabis* com mais de 0,3% de THC continua classificada como substância da classe I. O *Farm Bill* de 2018 preserva a regulamentação da FDA para produtos derivados da *Cannabis*, incluindo o CBD. De acordo com esse regulamento, o fato de o CBD estar listado como ingrediente ativo em um medicamento farmacêutico aprovado significa que ele não pode ser adicionado a produtos alimentícios e suplementos dietéticos. No entendimento da FDA, situação semelhante ocorreria se seu barista favorito adicionasse acetaminofeno a seu café expresso matinal, o que não é permitido de acordo com a legislação federal. Os consumidores ficam bastante confusos, com toda razão, porque o CBD está comercialmente disponível em muitos produtos.

Estudos clínicos com utilização de CBD ainda precisam ser aprovados pela FDA. Com o objetivo de proteger os participantes humanos, a FDA regulamenta a forma como os produtos derivados da *Cannabis* são cultivados, fabricados e testados. Essas exigências dificultam a realização dos RCTs adequadamente controlados que são necessários. Portanto, não deixa de ser uma ironia que, enquanto os consumidores têm maior acesso ao CBD, os cientistas dos EUA estejam sujeitos a maior inspeção regulatória, incluindo licenças federais e estaduais da classe I e sistemáticas regulamentações sobre armazenamento e distribuição de medicamentos da classe I (Haney, 2020). Os regulamentos da FDA são devidamente cautelosos em relação àquilo que os cientistas podem testar em pacientes, mas nenhum dos produtos de CBD disponíveis *on-line* ou em dispensários passou pelos procedimentos de segurança e fabricação exigidos para a aprovação da FDA. Como podem os pesquisadores avançar em seus estudos sob regulamentos tão rígidos? Foi sugerido (Haney, 2020) que uma medida para enfrentamento de algumas das barreiras impostas aos pesquisadores de canabinoides seria conceder aos cientistas isenção relativa às substâncias da classe I, com o propósito de aumentar o número de RCTs, contribuindo assim para a obtenção de evidências empíricas da eficácia dos compostos canabinoides. Além disso, é necessária uma investigação regulatória e voltada para políticas, destinada a direcionar as normas sobre publicidade, rotulagem e avaliação do efeito de diferentes formulações de produtos da *Cannabis*.

A LEI DA *CANNABIS* NO CANADÁ

Por meio do *Cannabis Act*, o Canadá legalizou em 2018 o uso recreativo dessa substância, trazendo para os pesquisadores a esperança de que o país possa se tornar protagonista na realização de RCTs de *Cannabis*. Com a legislação, os pacientes autorizados por seu médico a usar *Cannabis* para fins medicinais ficaram autorizados a comprar produtos de um vendedor licenciado pelo governo federal ou registrar-se para produzir a própria *Cannabis* medicinal (ou designar alguém para produzi-la em seu nome).

Lamentavelmente, apesar da urgente necessidade de os pesquisadores realizarem RCTs para produtos da *Cannabis* voltados a fins medicinais, o grande avanço esperado na pesquisa canadense sobre *Cannabis* não aconteceu. Isso se deve principalmente à forma como os ensaios clínicos são regulamentados pela Health Canada. Entre as barreiras enfrentadas pela pesquisa de *Cannabis* estão a priorização do financiamento de pesquisas de intervenção e os processos onerosos envolvidos na obtenção de licenças de pesquisa da Health Canada. No momento, a maioria dos produtos de *Cannabis* medicinal disponíveis para compra não pode ser usada em ensaios de pesquisa porque os produtos para ensaios clínicos são regidos por padrões mais rigorosos de práticas de fabricação. Isso significa que não é possível conduzir RCTs para os produtos de *Cannabis* medicinal que estão sendo usados atualmente pelos canadenses. A oportunidade de o Canadá se tornar líder em pesquisa de *Cannabis* medicinal até agora não foi aproveitada.

As barreiras que impedem os pesquisadores de realizar RCTs afetaram a pesquisa sobre *Cannabis* em geral e, certamente, também a pesquisa sobre seu componente, o CBD. Em cada um dos capítulos deste livro, para cada indicação discutida, nós fizemos uma revisão dos níveis de evidência disponíveis para o CBD, desde pesquisas *in vitro* até RCTs.

2
Aspectos químicos e farmacológicos

A *Cannabis* contém uma combinação de muitos compostos que estão estreitamente relacionados. A identificação desses compostos, até recentemente difícil, passou a ser possível com o desenvolvimento de métodos modernos, como a cromatografia e a espectrometria. A cromatografia permite a separação das substâncias químicas existentes em uma mistura, enquanto a espectrometria é necessária para a determinação da composição química e da estrutura dessa substância. Nas últimas décadas, foram identificados 554 compostos na *Cannabis*, incluindo 113 fitocanabinoides e 120 terpenos (óleos aromáticos que garantem às variedades de *Cannabis* seus aromas distintos; Ahmed et al., 2008; ElSohly e Gul, 2014).

Nos últimos dez anos, vem aumentando a concentração de THC encontrado no mercado ilegal, porém, também foram produzidos mais recentemente outros produtos com alto teor de CBD. É relevante um relatório recente (ElSohly et al., 2021) sobre a concentração de sete principais canabinoides, entre os quais Δ^9-THC e CBD, em produtos ilícitos à base de *Cannabis* apreendidos pela Drug Enforcement Agency nos últimos dez anos nos Estados Unidos. O número de amostras apreendidas diminuiu drasticamente nos últimos cinco a seis anos em decorrência da legalização da maconha para fins medicinais ou recreativos em muitos estados. A análise das amostras confiscadas aponta que a concentração média de Δ^9-THC aumentou de 10% em 2009 para 14% em 2019, e a proporção média THC:CBD aumentou de 25 em 2009 para 105 em 2017. Mas a relação THC:CBD caiu para 25 em 2019, indicando uma tendência na fabricação de mais produtos com alto teor de CBD, provavelmente por causa do crescente interesse nos benefícios potenciais do CBD.

O potencial terapêutico desses componentes da *Cannabis* tem ficado limitado principalmente às pesquisas com THC e CBD, deixando sem resposta muitas perguntas a respeito da atividade biológica da maioria dos outros canabinoides encontrados na *Cannabis*. De fato, tem ocorrido considerável discussão sobre os "efeitos *entourage*" (Mechoulam et al., 2014) entre esses canabinoides; ou seja, o efeito da *Cannabis* vai além da simples soma de suas partes. Efeitos sinérgicos ou às vezes antagônicos ocorrem porque existem diferentes ações dos diversos canabinoides em receptores específicos do corpo. É como uma orquestra, na qual os componentes podem ser combinados e mesclados de maneira quase ilimitada. A ênfase deste livro, no entanto, é identificar o estado atual do conhecimento sobre os efeitos do CBD como um desses componentes da *Cannabis*. Neste capítulo, descrevemos a química e a farmacologia do CBD.

CANABIDIOL: ASPECTOS QUÍMICOS

O canabidiol (CBD) foi isolado da maconha em 1940, no laboratório de Roger Adams nos Estados Unidos (Adams, Hunt e Clark, 1940) e da resina de cânhamo indiano no laboratório de Alexander Todd no Reino Unido (Jacobs e Todd, 1940). Eles propuseram uma estrutura experimental parcial baseada na decomposição química e na correlação com o constituinte canabinoide conhecido como canabinol. Em 1963, a estrutura completa correta foi descrita por Mechoulam e Shvo (1963), e em 1964, por Santavy (1964), tendo como base, principalmente, dados de ressonância magnética (RM). A estereoquímica absoluta foi determinada em 1967 (Mechoulam e Gaoni, 1967a).

O CBD é um composto cristalino com ponto de fusão de 66ºC a 67ºC. Sua espectroscopia por RM e espectros de infravermelho foram apresentados em uma revisão (Mechoulam e Gaoni, 1967b). A estrutura cristalina do CBD foi determinada por Jones et al. (1977). Verificou-se que o anel aromático e o anel de terpeno eram praticamente perpendiculares entre si. Essa estrutura contrasta com a estrutura do Δ^9-tetra-hidrocanabinol (THC), o principal constituinte psicoativo da *Cannabis*, no qual os dois anéis estão quase no mesmo plano. No entanto, é possível que as diferentes configurações no estado cristalino sejam irrelevantes para a diferença de atividade entre o CBD e o THC, pois os dois anéis do CBD podem girar livremente em solução e no estado gasoso.

Síntese do CBD

Entre as diversas sínteses do CBD descritas (Jung et al., 2019), a ideal parece ser a condensação ácida de p-mentha-2,8-dien-1-ol com olivetol, conforme proposto originalmente por Petrzilka e colegas (1967) e mais tarde aperfeiçoada (Baek, Srebnik e Mechoulam, 1985; Figura 2.1). O rendimento reportado (41%) nessa reação de uma etapa torna o CBD prontamente disponível. Além do CBD, essa reação também produz o CBD anormal (abn-CBD), um canabinoide relativamente pouco estudado.

Reatividade química do CBD

Condições ácidas Sob condições ácidas intensas (aquecimento com ácido p-toluenossulfônico; p-TSA), o CBD é convertido primeiramente em Δ^9-THC, que é então transformado em Δ^8-THC por isomerização. Sob diferentes condições ácidas (com BF_3), o CBD é fechado em anel em

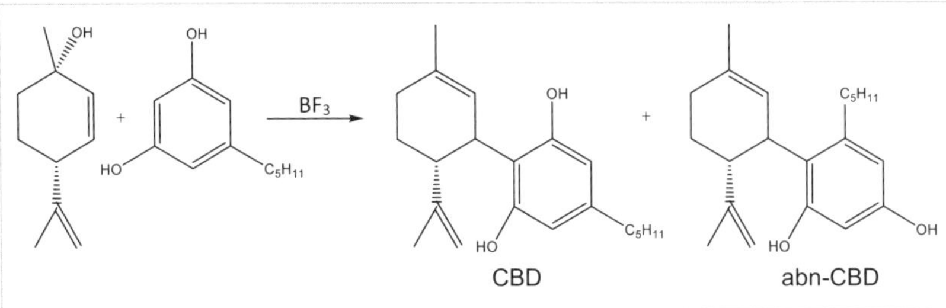

Figura 2.1 A síntese do CBD.

Δ⁹-THC, bem como em Δ⁸-iso-THC (Figura 2.2) (Gaoni e Mechoulam, 1966a, 1966b). Enquanto o Δ⁹-THC tem sido objeto de centenas de publicações, o Δ⁸-iso-THC, que também é psicoativo, é negligenciado quase por completo.

Recentemente, relatou-se que o CBD pode se converter em Δ⁹-THC por meio de uma exposição prolongada a condições gástricas ácidas simuladas *in vitro* (Merrick et al., 2016). Esse relatório foi veemente-

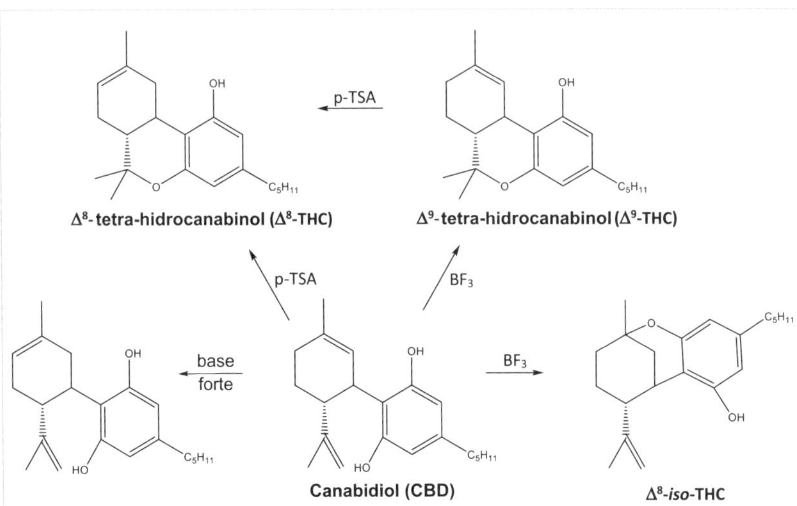

Figura 2.2 Reações do CBD em condições ácidas e básicas.

mente contestado por Grotenhermen e colegas (2017). Eles alegaram que a conversão de CBD em THC não ocorre *in vivo* no estômago e apresentaram evidências de que as condições *in vitro* podem não ser representativas do ambiente intestinal *in vivo,* e que essa reação não parece ser relevante para as reais condições *in vivo* existentes em nosso intestino. Importante aspecto enfatizado por Grotenhermen e seus colegas é que, como o CBD não tem uma psicoatividade como a da *Cannabis* quando administrado oralmente aos pacientes, sua conversão para o THC psicoativo não ocorre. O relatório opositor de Grotenhermen não foi aceito pelos autores originais (Bonn-Miller, Banks e Sebree, 2017); no entanto, diversas publicações adicionais respaldam a afirmação de que o CBD não é convertido em THC no corpo animal (Nahler et al., 2017; Wray et al., 2017; Crippa et al., 2020).

Condições básicas Sob condições básicas específicas (potássio em álcool terc-pentílico), o CBD foi isomerizado em seu análogo Δ^6 (Srebnik et al., 1984), que é objeto de pouca investigação (Figura 2.2). Para que ocorra a isomerização, os dois grupos fenólicos devem estar livres. Aparentemente, o fenolato de CBD está envolvido nessa reação. Ao contrário do que ocorre com o CBD natural (isômero Δ^1), o isômero sintético Δ^6 do CBD apresentou atividade semelhante ao THC em macacos rhesus (Mechoulam e Hanus, 2002). Mais uma vez, assim como com o Δ^8-iso-THC, mencionado anteriormente, enquanto o CBD planta (isômero Δ^1) tem sido objeto de várias centenas de publicações, seu isômero Δ^6 não recebeu atenção.

Oxidação O CBD em base na presença de oxigênio é oxidado em p-quinona (Figura 2.3), potente inibidor da topoisomerase II (Kogan et al., 2004; Kogan, Schlesinger, Priel et al., 2007). Um estudo comparativo *in vivo* com camundongos mostrou que a quinona de CBD é menos tóxica e mais eficaz na redução do crescimento tumoral que a droga anticâncer amplamente utilizada, a doxorrubicina, que também é um inibidor da topoisomerase II (Kogan, Schlesinger, Peters et al., 2007). A oxidação do diacetato de CBD com dióxido de selênio resulta no aldeído na posição C-10, enquanto a oxidação com cromato de sódio ocorre na posição C-6 (Lander et al., 1976; Figura 2.3). Diversos estudos constataram que o CBD possui potente atividade antioxidante, o que pode ser a razão de seu presumido papel em doenças neurodegenerativas (Hacke et al., 2019).

Reações fotoquímicas do CBD

A irradiação do CBD em metanol com uma lâmpada de 450 W produz uma mistura da qual foram isolados dois di-hidrocanabidióis do tipo

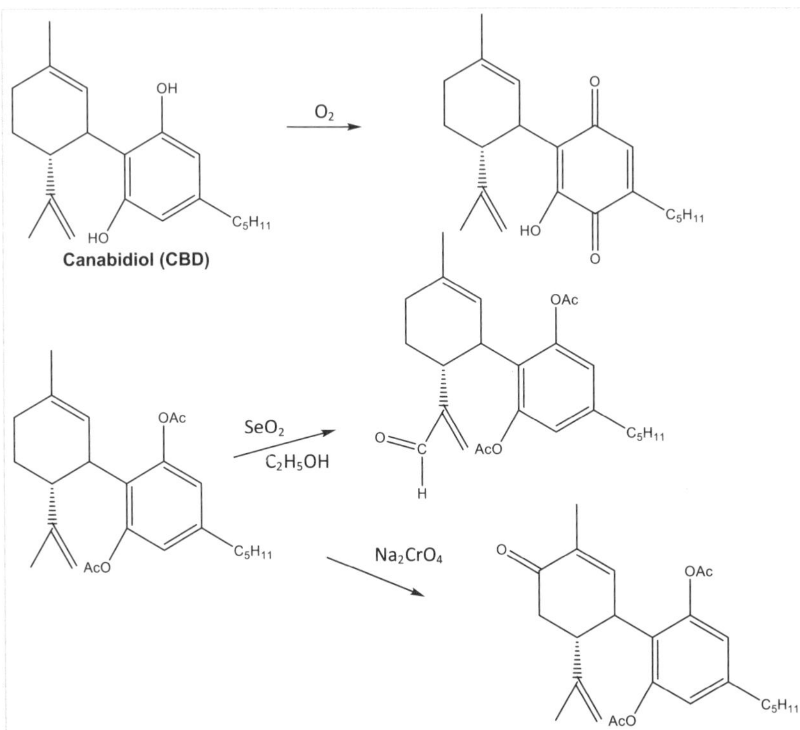

Figura 2.3 Oxidação de CBD e diacetato de CBD.

1-metoxi. A irradiação em ciclo-hexano também produz uma mistura da qual foram isolados Δ^9-THC, iso-THC, CBD reduzido e um produto adicional do ciclo-hexano para CBD (Shani e Mechoulam, 1971; Figura 2.4). A instabilidade do CBD no processo de irradiação (possivelmente apenas em solução) deve ser levada em consideração nos estudos de laboratório, bem como em produtos comerciais.

Canabidiol (+)

O enantiômero não natural (+) do CBD e alguns de seus derivados foram citados (Leite et al., 1982; Hanus et al., 2005). Surpreendentemente, ao contrário dos compostos da série (–), que estabelecem uma ligação muito fraca com o receptor CB_1, o CBD (+) e a maioria dos derivados da série (+) se ligam ao receptor CB_1 na faixa de nanomol, assim como ao receptor vaniloide tipo 1 (TRPV1) (Hanus et al., 2005; Bisogno et al., 2001). Alguns desses compostos também estabelecem uma ligação fraca com o receptor CB_2. Foi reportado que um derivado do CBD (+) se mostrou mais ativo do que o enantiômero (–) em um ensaio de bloqueio da ovulação em ratos (Cordova et al., 1980).

Ácido canabidiólico

Na verdade, o CBD não é um produto natural. A planta da *Cannabis* produz o instável ácido canabidiólico (CBDA), que é descarboxilado em CBD, sem utilização de enzimas (Figura 2.5), muitas vezes por meio de aquecimento ou secagem do material vegetal. Investigações pré-clínicas em ratos indicam que o CBDA é de 100 a 1.000 vezes mais potente que o CBD na redução de náuseas e vômitos (Bolognini et al., 2013; Rock e Parker, 2013), bem como da ansiedade induzida por estresse (Bolognini et al., 2013; Rock et al., 2017) e da dor inflamatória (Rock, Limebeer e Parker, 2018). Em doses muito mais altas, também parece

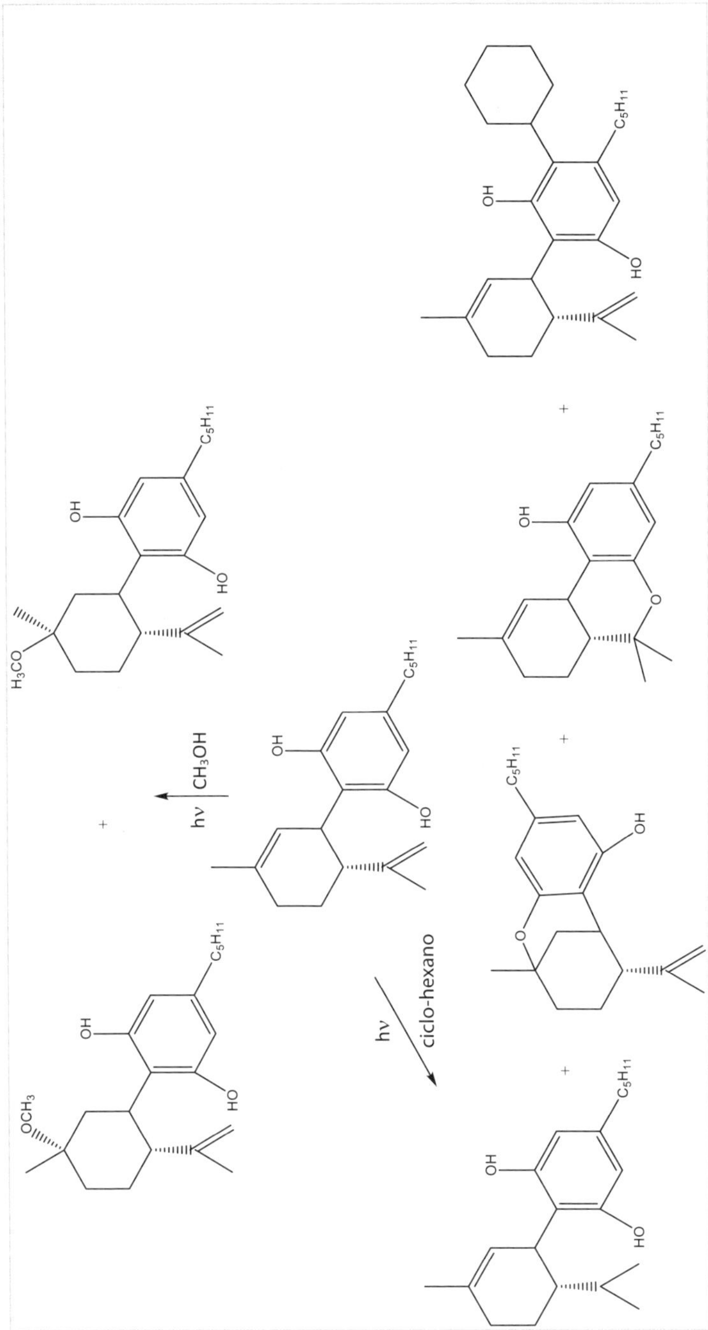

Figura 2.4 Reações fotoquímicas do CBD.

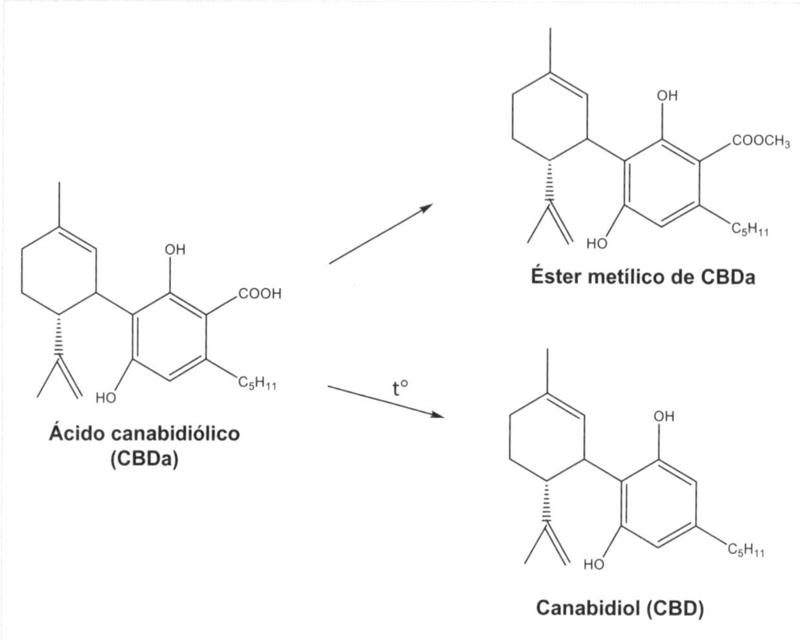

Figura 2.5 Reações do ácido canabidiólico.

ser comparável ao CBD em sua atividade antiepiléptica (Anderson et al., 2019). No entanto, o CBDA é instável e pode não ser ideal como medicamento. Recentemente, foi demonstrado que o éster metílico de CBDA (HU-580) é estável, e foram publicados diversos relatórios sobre suas atividades biológicas. Ele consegue eliminar em ratos a náusea e a ansiedade induzida por estresse, que é mediada pelo receptor de serotonina 1A (5-HT_{1A}) (Pertwee et al., 2018). Em modelos animais, também reduz comportamento semelhante à depressão (Hen-Shoval et al., 2018), assim como a dor neuropática (apenas em animais machos!) (Zhu et al., 2020). Recentemente, Murillo-Rodríguez e colegas (2020) relataram que o éster metílico de CBDA prolongou o estado de vigília e diminuiu a duração do sono profundo. Ele melhorou os níveis extracelulares de dopamina e serotonina no núcleo *accumbens*, enquanto houve aumento de adenosina e acetilcolina no prosencéfalo basal.

Derivados do canabidiol

Muitas drogas usadas atualmente são semissintéticos derivados de produtos naturais (produzidos pela síntese de um produto natural), cujo desenvolvimento tem como objetivo potencializar a atividade do produto natural ou torná-lo mais adequado para uso humano. Derivados da penicilina e da cortisona são exemplos típicos. Derivados do CBD também são citados. Desse modo, o 4'-F-CBD foi preparado por meio da fluoretação direta do CBD (Breuer et al., 2016; Figura 2.6). Em ensaios comportamentais preditivos de atividade ansiolítica, antidepressiva, antipsicótica e anticompulsiva em camundongos, ele se mostrou consideravelmente mais potente que o CBD. O 4'-F-CBD também reduz a dor em camundongos (Silva et al., 2017).

A substituição da cadeia pentil lateral no CBD por uma cadeia dimetil-heptil lateral gera um novo composto conhecido como CBD-dimetil-heptil, CBD-DMH, que, a exemplo do CBD, demonstrou capacidade de suprimir a expressão de citocinas inflamatórias, diminuir a proliferação de células T_{MOG} ativadas por patogênicos (Juknat et al., 2016) e inibir a produção de TNF ao ter como foco a atividade de NF-kB (Silva et al., 2019).

Outros derivados conhecidos do CBD são 6-hidroxi-CBD, 7-hidroxi-CBD, 9-hidroxi-CBD, diacetato de 9-oxo-CBD (Lander et al., 1976) e 4'-metil-CBD (Edery et al., 1972; Figura 2.6).

Conclusão: a química do CBD

A química do CBD é bem comprovada, e a simplicidade de sua síntese o torna facilmente disponível. Conforme descrito na sequência, sua ação se dá por meio de diversos mecanismos. Ele não é tóxico, tem inúmeras propriedades terapêuticas e, como são relativamente poucos seus efeitos adversos, já é amplamente utilizado como agente terapêutico, muito embora a FDA o tenha aprovado apenas para alguns distúrbios convulsivos.

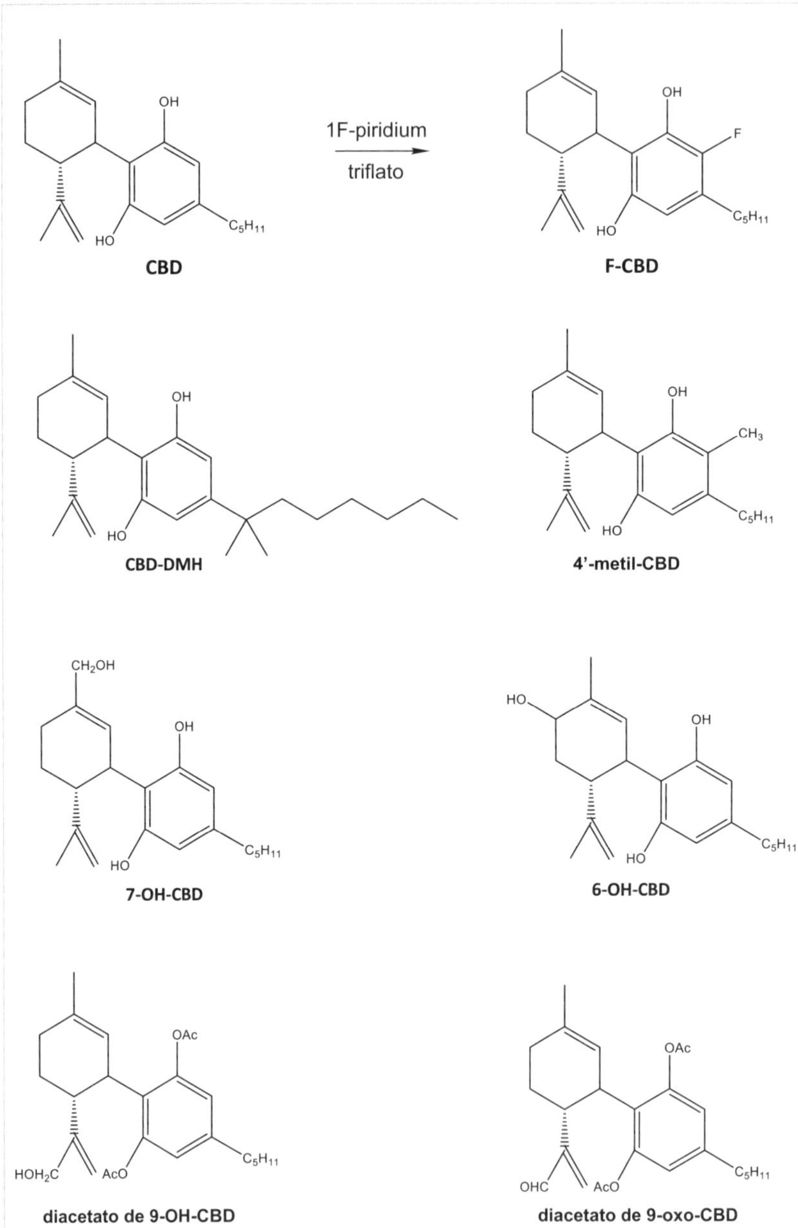

Figura 2.6 Derivados do CBD.

CANABIDIOL: ASPECTOS FARMACOLÓGICOS

A pesquisa pré-clínica com animais demonstrou que o CBD deve ser avaliado como ferramenta terapêutica para uma ampla gama de doenças, incluindo epilepsia, analgesia, inflamação, ansiedade, psicose e dependência. Do ponto de visto clínico, uns poucos estudos sobre uso do CBD em seres humanos investigaram o tratamento de diversos estados patológicos, incluindo epilepsia, neurodegeneração, dor, transtorno de ansiedade, esquizofrenia e dependência. Um levantamento atual no *site* do NIH (www.clinicaltrials.gov) revelou que existem 276 ensaios com CBD em humanos planejados, em andamento ou concluídos (a grande maioria usando formulações orais) para muitas das indicações que se mostraram promissoras na pesquisa pré-clínica. O CBD de venda livre também é comercializado na forma de suplemento alimentar/medicamento não sujeito a regulamentação. Foi reportado (Bonn-Miller et al., 2017) que 69% desses produtos isentos de regulamentação e comercializados como sendo "apenas CBD" são incorretamente rotulados (43% com rotulagem falha quanto à concentração de CBD, 26% com rotulagem excessiva quanto à concentração de CBD e 21% contendo THC [até 6,4 mg/L]). A despeito do uso difundido do CBD, não houve avanços na orientação sobre doses recomendadas, principalmente por causa da carência de dados farmacocinéticos e de biodisponibilidade do CBD em seres humanos. Apenas uns poucos estudos publicados tratam da biodisponibilidade oral do CBD em humanos. Do mesmo modo, existem poucos estudos a respeito da indicação de dose, o que limita nossa compreensão em termos das concentrações plasmáticas desejadas para que se chegue a doses mínimas efetivas. Há uma carência de informações sobre como diferentes formulações e vias de administração afetam a absorção na corrente sanguínea. A seguir, apresentamos uma análise dos dados publicados disponíveis.

Biodisponibilidade do CBD

O termo *biodisponibilidade* diz respeito à fração da dose administrada de um fármaco inalterado que atinge a circulação sistêmica. Quando um medicamento é administrado diretamente na corrente sanguínea por via intravenosa, sua biodisponibilidade é de 100%. Quando um fármaco é inalado ou administrado por via oral ou via transdérmica (por aplicação na pele), sua biodisponibilidade é reduzida por causa de absorção incompleta no sangue ou por causa do metabolismo de primeira passagem pelas enzimas no fígado. Fica claro que a biodisponibilidade do CBD varia em função da via pela qual ele é administrado.

A biodisponibilidade é avaliada por meio de um conjunto de métricas que refletem as propriedades farmacocinéticas (*pharmacokinetic*, PK) das drogas. $C_{máx}$ indica a concentração máxima (pico) registrada no sangue e $T_{máx}$ indica o tempo decorrido até que esse pico de concentração seja atingido. A área sob a curva de concentração plasmática da droga ao longo do tempo (AUC, na sigla em inglês) é expressa em termos de ng/L para o CBD. A AUC reflete a exposição real do corpo ao medicamento após a administração de determinada dose e depende da absorção e da eliminação desse medicamento pelo organismo. A meia-vida de eliminação de um fármaco é definida como o tempo decorrido até que a concentração do fármaco no plasma seja reduzida em 50%; ou seja, após a meia-vida, a concentração da droga no corpo será equivalente à metade da dose inicial. Essas métricas são usadas para demonstrar a biodisponibilidade dos medicamentos. Em ensaios clínicos ou pesquisas, o CBD é geralmente administrado por via oral na forma de cápsula ou dissolvido em uma solução de óleo (por exemplo, azeite de oliva ou óleo de gergelim). Ele também pode ser administrado por via sublingual, intranasal e transdérmica; no entanto, a absorção plasmática relativa dessas vias ainda não é bem compreendida.

Fumo/vaporização. Quando fumado, o cânhamo rico em CBD, ou um quimiotipo de *Cannabis* com predominância de CBD, passa com rapidez e efetividade dos pulmões para o corpo. Foi relatado que o CBD em aerossol produz rapidamente um pico de concentração plasmática (entre 5 e 10 minutos) e tem maior biodisponibilidade (aproximadamente 31%) em relação à administração por via oral (Grotenhermen, 2003; Ohlsson et al., 1986). Como os vaporizadores (comumente denominados cigarros eletrônicos) em geral operam em temperaturas que não provocam a combustão do produto da *Cannabis* inalado, eles expõem os fumantes de *Cannabis* a menos substâncias tóxicas (por exemplo, o monóxido de carbono) em comparação com o que ocorre quando o produto é fumado (Spindle, Bonn-Miller e Vandrey, 2019). Os usuários de *Cannabis* vaporizada relatam menos sintomas respiratórios em comparação com aqueles que predominantemente fumam a planta, contudo, os efeitos em longo prazo para a saúde de usuários regulares de *Cannabis*, fumada *versus* vaporizada, ainda não são claros (Newmeyer et al., 2016). Em 2019, houve um surto de atendimentos de emergência nos Estados Unidos relacionados à vaporização de produtos de THC, mas a ocorrência desses atendimentos diminuiu depois da eliminação do acetato de vitamina E dos produtos. Dados laboratoriais demonstram que o acetato de vitamina E, um aditivo existente em alguns produtos para vaporização que contêm THC, tinha significativa ligação com esses surtos (Blount et al., 2020). No entanto, não se sabe se o uso prolongado de vaporizadores pode ser prejudicial.

Formulações tópicas. Alguns dos mais populares produtos de *Cannabis* que estão surgindo são tópicos e têm formulações que incluem bálsamos, cremes, pomadas, géis e adesivos. No momento, não existem estudos clínicos controlados ou pesquisas representativas que permitam avaliar o perfil farmacocinético, os efeitos comportamentais e as características de uso desses produtos (Spindle, Bonn-Miller e Vandrey, 2019). Os dados disponíveis sobre a biodisponibilidade das formulações tópicas são escassos. O CBD (da Applied Basic Science Corporation) foi administrado em cães na forma de creme transdérmico, de óleo infusionado de CBD por via oral ou CBD oral em esferas microencapsuladas (Bartner et al., 2018) em doses de 750 e 1.500 mg, e os níveis do CBD no plasma foram medidos nas primeiras doze horas. Durante as primeiras doze horas, a biodisponibilidade foi oito vezes maior com o óleo infusionado oral do que com o creme transdérmico na dose de 75 mg e três vezes maior na dose de 150 mg. Como o CBD é altamente lipofílico, ele se acumula na camada externa da pele (*strata corneum*) e não penetra através dela. Estão sendo desenvolvidas novas tecnologias para a aplicação, que visam aumentar aproximadamente três vezes a permeação, conforme testado em porquinhos-da-índia (Paudel et al., 2010). Novas pesquisas (descritas em detalhes no Capítulo 11) indicam que o CBD transdérmico (combinado com um intensificador de permeação) aplicado em intervalos de 24 horas por sete dias reduziu a recaída na autoadministração de álcool ou cocaína em ratos, um modelo de dependência, assim como de ansiedade em um labirinto em cruz elevado (Gonzales-Cuevas et al., 2018).

Administração oral. O método mais comum de administração do CBD é por via oral ou *spray* submucoso. A grande maioria dos ensaios clínicos publicados em www.clinicaltrials.gov envolve a administração oral do CBD. Ele é uma droga altamente lipofílica. Sua solubilidade no ambiente aquoso do intestino situa-se na faixa de apenas alguns miligramas por litro (Samara, Bialer e Mechoulam, 1988). A consequência dessa baixa solubilidade em água é uma absorção incompleta. Além disso, quando administrado por via oral, o CBD passa pelo metabolismo de primeira passagem no fígado (Martin, Harvey e Paton, 1977), enquanto uma grande proporção (33%) é excretada inalterada através das fezes. O trabalho mais antigo com seres humanos avaliou que a biodisponibilidade da administração oral de 20 mg de CBD era apenas 6% por causa da significativa ação do metabolismo de primeira passagem no fígado (Agurell et al., 1981). Posteriormente, 900 mg de CBD foram administrados por via oral a um macaco, e níveis extremamente baixos da substância no plasma foram detectados durante todo o experimento (Jones et al., 1981). Em cães, o CBD oral (180 mg por cápsula gelatinosa) foi detectado no sangue de apenas três dos seis cães considerados, e os valores de biodisponibilidade ficaram em 13, 13 e 19, respectivamente (Samara, Bialer e Mechoulam, 1988).

O CBD oral altamente purificado derivado de plantas produzido pela GW Pharmaceuticals (Epidiolex, 100 mg/mL) foi aprovado pela FDA nos Estados Unidos em junho de 2018 para uso em convulsões associadas à síndrome de Lennox-Gastaut (LGS, na sigla em inglês) ou síndrome de Dravet (DS, na sigla em inglês) em pacientes com 2 anos de idade ou mais velhos. Quatro estudos randomizados e controlados por placebo (Devinsky et al., 2017; Devinsky, Patel, Cross, Villanueva, Wirrell, Privitera, Greenwood, Roberts, Checketts, VanLandingham, Zuberi et al., 2018; Devinsky, Patel, Thiele et al., 2018; Thiele et al., 2018) demonstraram a eficácia e a segurança do CBD nessas formas de epilepsia graves e refratárias aos tratamentos. Recentemente, foi relatado um ensaio clínico humano de fase 2 com dose ascendente única e ensaio farmacocinético de dose múltipla (Taylor et al., 2018) com essa formulação oral de CBD (Epidiolex) em voluntários adultos saudáveis. O ramo de dose ascendente única do estudo foi duplo-cego, randomizado e controlado por placebo. Quatro grupos de participantes saudáveis receberam doses orais ascendentes únicas de 1.500, 3.000, 4.500 ou 6.000 mg de CBD, ou a dose correspondente de placebo. No decorrer do tratamento com CBD, houve aumento da $C_{máx}$ de CBD e dos metabólitos, com tendência para menos em relação à proporcionalidade da dose; ou seja, à medida que a dose aumentava, não ocorreu aumento proporcional de $C_{máx}$. O CBD e os metabólitos apareceram rapidamente no plasma, com um $T_{máx}$ de 4 a 5 horas, independentemente da dose. A meia-vida efetiva do CBD ficou na faixa de 10 a 17 horas, independentemente da dose. Em razão da elevada lipofilicidade do CBD, a absorção limitada pela solubilidade no caso das doses mais altas é uma explicação provável para o fato de não haver elevação de $C_{máx}$ dependente da dose. Lim, Sharan e Woo (2020) revisaram diversos estudos nos quais foram utilizadas análises de concentração plasmática *versus* tempo do CBD oral em dose única (5.000-6.000 mg) em participantes saudáveis, e chegaram à conclusão de que a absorção de CBD atingiu o ponto de saturação em torno de 4.000 mg, ponto em que a quantidade absorvida pelo corpo (dose multiplicada pela biodisponibilidade) se aproxima de seu platô. Quando ocorre a saturação da absorção, a exposição sistêmica não aumenta proporcionalmente com o aumento das doses.

No ramo de dose múltipla do estudo duplo-cego, randomizado e controlado por placebo, de fase 1 (Taylor et al., 2018), dois grupos receberam doses orais múltiplas de 750 ou 1.500 mg de CBD, ou a dose correspondente de placebo, duas vezes ao dia, em condições de jejum, durante sete dias. As concentrações plasmáticas de CBD em estado estável foram alcançadas em aproximadamente dois dias. No estado estável, houve praticamente o dobro da exposição para um aumento de duas vezes na dose (750-1.500 mg), com aumento de $C_{máx}$ em 1,6 vez e de AUC em 1,9 vez. Portanto, ao contrário do ocorrido com a dosagem única, a dosagem múltipla aumentou a biodisponibilidade de maneira quase proporcional à dose, pelo menos no caso dessas duas doses mais baixas. No estado estável, o $T_{máx}$ do CBD e de seus metabólitos ocorreu em cerca de três horas, independentemente da dose. Doses únicas de até 6.000 mg e doses múltiplas de até 1.500 mg, duas vezes ao dia, apresentaram boa tolerância, tendo sido relatados apenas efeitos adversos leves e moderados (diarreia, náusea, dor de cabeça e sonolência) durante o estudo. Não houve interrupções em razão de efeitos adversos.

Finalmente, o ensaio de fase 1 (Taylor et al., 2018) incluiu também um ramo relativo ao efeito alimentar, que foi randomizado para um período (alimentação [café da manhã com alto teor de gordura] e depois jejum ou jejum e depois alimentação). A dose foi administrada aos participantes trinta minutos após o início do café da manhã, e depois eles jejuaram por quatro horas. No estado de alimentação, a biodisponibilidade do CBD aumentou em todos os grupos (aumento de 4,85 vezes na $C_{máx}$; aumento de 4,2 vezes na AUC) em comparação com o estado de jejum. A biodisponibilidade do CBD é claramente aumentada pela alimentação. No entanto, não houve efeito da alimentação no $T_{máx}$ nem na meia-vida do CBD ou de seus metabólitos. Esse efeito foi confirmado recentemente (Crockett et al., 2020) após uma dose oral única de 750 mg de CBD (Epidiolex em adultos saudáveis depois de uma refeição rica em gordura/calorias (n = 15), uma refeição com baixo teor de gordura/calorias (n = 14), leite integral (n = 15) ou álcool (n = 15), em relação ao estado de jejum (n = 29). Foram coletadas amostras de sangue até 96 horas após a administração da dose e analisadas por cromatografia líquida e espectrometria de massa em tandem. A biodisponibilidade do CBD administrado com uma refeição de elevado teor de gordura/calorias teve aumento de 5,2 vezes em relação ao estado de jejum; com uma refeição de baixo teor de gordura/calorias o aumento foi de 3,8 vezes em relação ao jejum; com leite integral, 3,1 vezes em relação ao jejum, e álcool, 3,1 vezes também em relação ao jejum. O estado de alimentação não causou efeito sobre o $T_{máx}$ do CBD. Além disso, Birnbaum et al. (2019) avaliaram a farmacocinética da cápsula de CBD purificado para administração oral, com e sem alimentos, em adultos portadores de epilepsia refratária aos tratamentos. Uma dose única de cápsulas de CBD 99% puro foi tomada em condições de jejum (sem café da manhã) e de alimentação (840-860 calorias de café da manhã rico em gordura). Foram colhidas amostras de sangue para a avaliação das concentrações plasmáticas de CBD em cada uma das condições entre 0 e 72 horas após a administração da dose. A medida foi feita por ensaio de cromatografia líquida acoplada à espectrometria de massa. A biodisponibilidade do CBD foi quatorze vezes maior no estado de alimentação do que no estado de jejum. Não houve relato de efeitos adversos.

Claramente, é baixa a biodisponibilidade do CBD oral em estado de jejum, enquanto, em condição de alimentação ela fica significativamente aumentada. Um dos focos atuais da pesquisa farmacêutica é o desenvolvimento de novos excipientes para administração do CBD (soluções nas quais o CBD é dissolvido) visando ao aumento de sua biodisponibilidade. Esses excipientes incluem cápsulas nas quais o CBD fica em suspensão em soluções de ácidos graxos de cadeia longa com alto teor de ácido oleico (Patrician et al., 2019) ou nanolipoesferas com menos de 60 nm de diâmetro (Atsmon et al., 2018), e nos dois casos há maior biodisponibilidade em relação ao CBD genérico.

Uma vez na corrente sanguínea, o CBD é rapidamente distribuído nos tecidos e, a exemplo do THC, pode se acumular preferencialmente nos tecidos adiposos por causa de sua elevada lipofilicidade.

Metabolismo do CBD

O CBD é amplamente metabolizado no fígado (Martin, Harvey e Paton, 1977). A via primária é a hidroxilação em 7-OH-CBD, que passa então por nova metabolização, com produção de diversos metabólitos, excretados por sua vez através das fezes e da urina. Estudos *in vitro* com microssomas hepáticos humanos (Jiang et al., 2013, 2011) demonstraram que sete enzimas do citocromo humano P450 (CYP) são capazes de metabolizar o CBD, e as duas principais formas, CYP3A4 e CYP2C19, são conhecidas por também estarem envolvidas no metabolismo de várias drogas clinicamente importantes. Isso sugere a possibilidade de o CBD interagir com outros fármacos por intermédio desse mecanismo. Existe de fato um relato demonstrando que o metabolismo do Δ^9-THC é inibido pelo CBD (Jones e Pertwee, 1972). Um relatório recente (Taylor et al., 2019) indica que a exposição aos metabólitos do CBD foi aumentada em indivíduos portadores de insuficiência hepática moderada e grave, o que sugere a necessidade de que a dose seja modificada nesses pacientes –

eles devem começar com uma dose menor, e o aumento da dosagem deve ser gradual e controlado. No entanto, o CBD também apresentou boa tolerância nessa população. Em ensaios clínicos recentes para epilepsia, o CBD é administrado como tratamento adjuvante em conjunto com o(s) medicamento(s) anticonvulsivante(s) prescrito(s) ao paciente (normalmente três medicamentos), o que pode causar interferência no metabolismo medicamentoso. Foi demonstrado que a administração concomitante de CBD com clobazam (um fármaco anticonvulsivante comum) causou aumento das concentrações plasmáticas do principal metabólito ativo do clobazam, o N-desmetilclobazam, provavelmente como consequência da inibição do CYP2C19 pelo CBD, o que pode resultar no evento adverso de sedação, um efeito colateral comum da administração de clobazam (Geffrey et al., 2015; Gaston et al., 2017). No entanto, um ensaio clínico divulgado recentemente (Gaston et al., 2019) mostrou que essas interações medicamentosas não conseguem explicar os efeitos do CBD na redução da frequência e da gravidade das convulsões na epilepsia resistente ao tratamento. Curiosamente, os dados sugerem que o tratamento intenso com CBD (120 mg/kg, intraperitoneal) causou inativação de, pelo menos, uma isoenzima do citocromo P450 no fígado de camundongos, contudo, após tratamento recorrente com CBD (120 mg/kg, intraperitoneal, durante quatro dias), ocorreu indução de uma isoenzima resistente a novas doses de CBD (Bornheim e Correia, 1989). Essa isoenzima parece ser semelhante à isoenzima induzida por fenobarbital (um medicamento anticonvulsivo comum que controla convulsões epilépticas) em camundongos. Uma revisão abrangente (Balachandran, Elsohly e Hill, 2021) descreve as interações entre o CBD e outros fármacos, bem como com substâncias ilícitas e álcool.

É possível converter o CBD em THC em um organismo *in vivo*?

No laboratório, o CBD pode ser convertido em THC por meio de determinados métodos (Mechoulam e Hanusm, 2002); no entanto, é muito baixa a probabilidade de o CBD se converter em THC no corpo de um consumidor de CBD. Houve relatos da ocorrência *in vitro* de conversão espontânea do CBD em THC na presença de um ácido que poderia existir no intestino humano (Merrick et al., 2016); entretanto, pesquisas subsequentes demonstraram que essa descoberta é limitada a condições experimentais específicas e que provavelmente não ocorre no consumo humano do CBD por via oral. Um estudo recente apoiado pela farmacêutica GW, a fabricante do Epidiolex, examinou as concentrações gástrica e plasmática de canabinoides em miniporcos – com um trato GI semelhante ao humano – após a administração recorrente de CBD (15 mg/kg/dia durante cinco dias). Não houve detecção de THC nem de metabólitos de THC no plasma ou no fluido gástrico após a administração do CBD (Wray et al., 2017). Via de regra, não há evidências experimentais de que essa transformação ocorra em humanos após a administração oral de CBD. Em um estudo com seres humanos, 600 mg de CBD foram administrados a participantes saudáveis. Não foram detectadas concentrações de THC nem traços de metabólitos de THC (11-OH-THC, THC-COOH) (Martin-Santos et al., 2012). Até mesmo a administração crônica de CBD não resulta em concentrações detectáveis de THC no plasma; por exemplo, em um estudo clínico de seis semanas com pacientes portadores da doença de Huntington, que receberam 10 mg/kg/dia de CBD (cerca de 700 mg/dia), o intervalo médio de concentração plasmática de CBD foi de 5,9 a 11,2 ng/mL sem detecção de THC (Consroe e al., 1991). Além disso, um estudo recente (Kintz, 2021) analisou o sangue de oito voluntários após vaporização de um cigarro eletrônico contendo 100 mg/mL de CBD – nem THC, nem THC-COOH foi detectado (depois de 15 e de 45 minutos do último uso).

Esse resultado é importante, porque o exame de sangue foi realizado em condições ácidas, indicando que não há evidência de conversão *in vivo* de CBD em THC quando da administração do CBD por vaporização. Mais recentemente, McCartney et al. (2021) relataram que o CBD administrado por via oral não gerou resultados falsos-positivos para THC em dispositivos de teste de fluido oral de ponto de coleta-padrão. Em um modelo randomizado, duplo-cego e cruzado, participantes saudáveis (n = 17) foram submetidos a quatro sessões de tratamento envolvendo a administração de placebo, 15, 300 ou 1.500 mg de CBD puro em um suplemento alimentar com alto teor de gordura. Amostras de fluido oral foram testadas no início, 20, 145 e 185 minutos após o tratamento. Em nenhuma das amostras foi detectada a presença de THC. Revisões recentes reuniram uma série de estudos envolvendo doses elevadas de CBD, e, em nenhum deles ficaram demonstrados efeitos semelhantes ao do THC (deficiência psicomotora, aumento da frequência cardíaca, taquicardia, boca seca; Nahler et al., 2017; Grotenherman, Russo e Zuardi, 2017). No geral, não existem evidências de que a administração oral de CBD em humanos produza efeitos subjetivos ou fisiológicos semelhantes ao THC que sejam clinicamente relevantes, ou que resulte em concentrações plasmáticas substanciais de THC ou de seus metabólitos.

Impacto do CBD no teste de drogas para presença de THC

O impacto da exposição ao CBD no teste de presença de THC na urina não foi bem estudado. Spindle et al. (2020) descreveram o perfil farmacocinético urinário de 100 mg de CBD oral e vaporizado de *Cannabis* com prevalência vaporizada de CBD (100 mg de CBD; 3,7 mg Δ^9-THC) e placebo em seis adultos saudáveis, usando um modelo cruzado entre indivíduos. As concentrações máximas de CBD na urina foram maiores após a administração oral ($C_{máx}$ média: 776 ng/mL) em comparação com o CBD vaporizado ($C_{máx}$ média: 261 ng/mL). As concentrações de CBD atingiram o pico cinco horas depois da ingestão oral da substância e dentro de uma hora após a inalação do CBD vaporizado.

Por causa do aumento no uso de CBD e de produtos da *Cannabis* com predominância de CBD, é necessário que se busque entender o impacto do CBD nos programas de teste de drogas na urina comumente usados nos locais de trabalho, na justiça criminal, nos tratamentos de drogas e em outros ambientes. A urina é a principal alternativa biológica para testes de drogas; e o analito mais frequentemente escolhido para a avaliação da exposição à *Cannabis* é o 11-nor-9-carboxi-Δ^9-tetra-hidrocanabinol (Δ^9-THCOOH), um metabólito do Δ^9-THC. Muito embora nos procedimentos dos testes de drogas existentes o objetivo não seja a detecção do CBD, produtos de CBD contaminados poderiam, teoricamente, produzir resultado positivo para Δ^9-THCOOH em um teste de drogas presentes na urina. De fato, dada a natureza da indústria não regulamentada de *Cannabis*, o rótulo dos produtos pode trazer a falsa informação de que eles contêm apenas CBD, quando, na verdade, podem também conter Δ^9-THC em níveis de concentração que variam de traços até quantidades capazes de produzir intoxicação (e detecção em testes de drogas). Além disso, os produtos de CBD derivados do cânhamo podem conter até 0,3% de Δ^9-THC, e mesmo o medicamento com CBD aprovado pela FDA, o Epidiolex, pode conter vestígios (menos de 0,1%) de Δ^9-THC e possivelmente elevar o risco de um resultado positivo em testes para THC. A ingestão oral aguda ou a inalação de uma dose de 100 mg de CBD não produziu resultado positivo em teste de drogas presentes na urina quando empregados os pontos de corte de triagem e confirmação constantes das diretrizes obrigatórias para testes de drogas no local de trabalho em órgãos federais nos Estados Unidos (Spindle et al., 2020). Por sua vez, a inalação de *Cannabis* contendo 100 mg de CBD e 3,7 mg de Δ^9-THC produziu resultados de teste positivos para dois dos seis participantes. As concentrações de CBD na urina foram maiores e atingiram o pico mais tarde no caso do CBD ingerido por via oral em comparação com a situação em que foi inalado. Não houve evidências nesse estudo de que o CBD se converta em Δ^8-THC ou Δ^9-THC no intestino humano em um estado de alimentação. No entanto, não se sabe se essa condição também não ocorreria no estado de jejum, quando o intestino estiver mais ácido.

Farmacodinâmica do CBD

Foi relatado que o CBD possui diversos pontos moleculares de ação para seus vários efeitos. A Tabela 2.1 apresenta um resumo da farmacodinâmica do CBD. Algumas pessoas argumentam que os inúmeros efeitos terapêuticos potenciais do CBD podem estar relacionados com esses variados mecanismos de ação.

O CBD não parece agir diretamente nos receptores CB_1 ou CB_2 – há pouquíssima resposta mensurável em análises de ligações; ou seja, apenas em concentrações elevadas (maiores que 10 μM) observou-se que o CBD se liga aos receptores CB_1 ou CB_2 (Pertwee, 2008). No entanto, foi relatado mais recentemente que, por meio do uso de receptores CB_2 humanos em células HEK293A, o CBD atuou como agonista parcial (na faixa nM; Tham et al., 2019). Parece que ele atua indiretamente nos dois receptores canabinoides. É um modulador alostérico negativo do receptor CB_1 e, desse modo, age como antagonista não concorrente das ações do THC e de outros agonistas de CB_1 (Laprairie et al., 2015). Também foi relatado que o CBD atua como modulador alostérico negativo do receptor CB_2 (Martinez-Pinilla et al., 2017). Em estudos com roedores, observou-se que o CBD também pode acentuar a ação da anandamida, um ligante endógeno dos receptores CB_1 e CB_2, ao impedir sua degradação pela enzima hidrolase de amida de ácido graxo (FAAH) (Bisogno et al., 2001); no entanto, esse mecanismo pode não ocorrer em seres humanos (Criscuolo et al., 2020). O CBD inibe a produção de óxido nítrico (NO) em modelos animais de inflamação, assim como a expressão de citocinas inflamatórias, fatores de transcrição e a produção de espécies reativas

Tabela 2.1 Farmacodinâmica do CBD

Receptores	Canais iônicos	Enzimas	Outros
Modulador alostérico negativo com baixa afinidade para CB_1/CB_2 e afinidade negativa para CB_1 ou CB_2 Agonista $5HT_{1A}$ Ativador do receptor ativado por proliferador de peroxissomo gama (PPAR γ) Antagonista GPR55 Agonista GPR18 Agonista inverso para GPR3, GPR6 e GPR12 Agonista do receptor de adenosina	Ativação de TRPV1, TRPV2, TRPV3 e TRPM8 Inibição do canal de cálcio	Inibidor de FAAH Inibe CYP1A1, 2B6, 2C19, 3A4 e 3A5 Inibidor/ativador de ciclo--oxigenase	Liga-se a FABPs (inibição concorrente) Inibidor de captação de adenosina

$5HT_{1A}$: serotonina 1A; CB_1: receptor canabinoide tipo 1; CB_2: receptor canabinoide tipo 2; CBD: canabidiol; CYP: citocromo P450; FAAH: hidrolase de amida de ácidos graxos; FABP: proteína de ligação a ácidos graxos; GPR: receptor acoplado à proteína g; TRPM: canais catiônicos de receptores de potencial transitório relacionados à melastatina; TRPV1: membro da subfamília V do canal catiônico de receptores de potencial transitório.

de oxigênio (ROS). Entretanto, em células cancerígenas, ele é capaz de produzir ROS, provocando desse modo citotoxicidade ou apoptose e autofagia (Ligresti et al., 2006).

Também se demonstrou que o CBD regula diversos sistemas de sinalização de neurotransmissores não endocanabinoides, que podem ser responsáveis por seus efeitos terapêuticos. Há um volume considerável de evidências indicando que o CBD aumenta a atividade serotoninérgica no receptor $5\text{-}HT_{1A}$ (Rock et al., 2012; Russo, Burnett e Hall, 2005), o que pode agir como mediador de seus efeitos antináusea, antiemético e ansiolítico. Além disso, ficou demonstrado que ele atua em vários outros sistemas de neurotransmissores, incluindo inibição da captação de adenosina, agonismo de diversos canais pertencentes à família de receptores de potencial transitório (*transient receptor potential* – TRP) (TRPV1, TRPV2, TRPA1), aumento da atividade de subtipos do receptor de glicina, ativação do receptor γ ativado por proliferador de peroxidase (PPARγ) e bloqueio do receptor GPR55 acoplado à proteína órfã G (Pertwee, 2008). Foi levantada a hipótese de que essa ação multifocal do CBD é a porta de acesso para a compreensão de seu diversificado potencial terapêutico para várias indicações. Os potenciais mecanismos de ação do CBD para cada um dos objetivos terapêuticos discutidos neste livro são revistos no capítulo pertinente.

Segurança e toxicologia do CBD

Diversas revisões avaliaram a segurança e a toxicidade do CBD (Iffland e Grotenhermen, 2017; Bergamaschi, Queiroz, Zuardi et al., 2011). Em geral, os estudos *in vitro* e os pré-clínicos em animais têm verificado que a toxicidade do CBD é relativamente baixa; entretanto, é menor o conhecimento sobre a toxicidade decorrente do uso prolongado em seres humanos, em especial, no que diz respeito às altas doses terapêuticas empregadas para muitas indicações, como a psicose (ver Capítulo 10). Também não há dados humanos sobre os efeitos do CBD no desenvolvimento fetal e infantil em razão do uso na gravidez e por mães que amamentam. O CBD modifica o crescimento de linhagens de células tumorais, mas não tem efeito sobre a maioria das células não tumorais (Massi et al., 2006). Muito embora as evidências sejam profundamente limitadas, parece que o CBD não afeta o desenvolvimento de células embrionárias (Paria, Das e Dey, 1995). Em pesquisa pré-clínica com animais (Rosenkrantz, Fleischman e Grant, 1981), o CBD, por si só, em geral não apresenta efeitos em um vasto espectro de parâmetros fisiológicos e bioquímicos ou no comportamento animal, a não ser pela administração de doses extremamente elevadas (por exemplo, acima de 150 mg/kg intravenosa como dose crítica ou excedendo 30 mg/kg em dose diária por via oral durante noventa dias, em macacos). O efeito sobre o sistema imune não é claro, havendo evidência de supressão imune em concentrações mais altas e de estimulação imune em concentrações mais baixas.

Existe potencial para associação do CBD com interações medicamentosas por meio da inibição de algumas enzimas do citocromo P450 (Sholler, Schoene e Spindle, 2020; Balachandran, Elsohly e Hill, 2021). É necessário haver monitoramento contínuo do impacto que o CBD – sozinho e em combinação com outros medicamentos – tem sobre a função hepática. Ele pode, especificamente, inibir a atividade metabólica de várias enzimas hepáticas da família do citocromo P450 (CYP), enzimas estas que são fundamentais para o metabolismo de muitos fármacos comuns, tanto prescritos como vendidos sem receita. Mais especificamente, a administração de CBD em combinação com medicamentos metabolizados por certas enzimas CYP (como CYP2C9 e CYP2D6) pode provocar lentidão do metabolismo desses medicamentos. Por exemplo, um estudo com crianças portadoras de epilepsia refratária constatou que a administração de Epidiolex (5-25 mg/kg/dia) em combinação com clobazam (medicação anticonvulsivante) causou aumento de cerca de 500% nas concentrações plasmáticas do metabólito ativo do clobazam (norclobazam; Geffrey et al., 2015). Uma revisão recente (Balachandran, Elsohly e Hill, 2021) relatou interação do CBD com drogas anticonvulsivantes e antidepressivas, bem como com analgésicos opioides e THC, mas, surpreendentemente, também constatou a interação com muitos outros fármacos comuns, incluindo acetaminofeno e álcool. Há a necessidade de pesquisas continuadas nessa área.

Ao contrário do THC, o CBD não causa efeito sobre a frequência cardíaca nem sobre a pressão arterial em condições normais, mas, em modelos de estresse em animais, reduz a frequência cardíaca e a pressão arterial (Sultan et al., 2017). Diversos ensaios clínicos com humanos avaliaram a segurança e a toxicologia do CBD para uso como terapia nos casos de epilepsia resistente ao tratamento. Uma revisão abrangente desses estudos (Iffland e Grotenhermen, 2017) revelou que os efeitos colaterais relatados com mais frequência foram fadiga, diarreia e alterações de peso ou apetite. Como o CBD é mais comumente usado como terapia adjuvante, são necessárias mais pesquisas clínicas sobre o impacto que ele provoca nas enzimas hepáticas, assim como sobre suas interações com outras drogas e seus efeitos no desenvolvimento embrionário.

Uma metanálise mais recente de ensaios clínicos randomizados com CBD (Chesney et al., 2021) sugere que a probabilidade de abandono voluntário do estudo foi maior em comparação com o placebo. Também se observou que essa probabilidade de abandono dependia da dosagem de CBD, não tendo havido diferença com o placebo para as dosagens baixas de CBD (20-400 mg/dia). Só houve relato de efeitos adversos graves no caso de doses elevadas de CBD (1.400-3.000 mg/dia), particularmente em estudos de epilepsia em crianças, quando os participantes tomavam outros medicamentos para epilepsia que podem interagir com o CBD. As doses de CBD fornecidas por suplementos alimentares e vitamínicos são normalmente muito mais baixas (5-20 mg/dia), portanto, é provável que a incidência de eventos adversos seja muito menor; no entanto, essa condição ainda carece de comprovação. Esse tema requer mais pesquisas, pois alguns produtos de venda livre são insuficientemente rotulados ou não contêm CBD purificado, podendo assim conter outros canabinoides e contaminantes.

Potencial de dependência e abuso do CBD

Não foram relatados estudos controlados em humanos sobre os potenciais efeitos fisiológicos de dependência/tolerância do CBD. Entretanto, estudos pré-clínicos com animais sugerem que o CBD não produz dependência. Camundongos machos foram submetidos a injeção diária de CBD (0,1, 1 ou 3 mg/kg) ou THC (1, 3, 10 mg/kg) durante quatorze dias, com o objetivo de se determinar a tolerância aos efeitos neuroprotetores desses compostos contra a isquemia cerebral. No decorrer do tratamento houve manifestação de tolerância aos efeitos neuroprotetores do THC, mas não do CBD (Hayakawa et al., 2007). Além disso, não se observou manifestação de tolerância aos efeitos antinauseantes do CBD ao longo de sete dias de tratamento (Rock, Sullivan, Collins et al., 2020). Diversos estudos pré-clínicos em animais, usando uma variedade de modelos animais, entre eles redução de frequência limiar de autoestimulação intracraniana (*intracranial self-stimulation* – ICSS), liberação de dopamina no sistema mesolímbico, preferência condicionada de lugar e diferenciação de drogas, mostraram que o CBD não apresenta potencial para abuso. Uma dose baixa de CBD (5 mg/kg) não causou modificação da frequência limiar necessária para ICSS; no entanto, doses altas (10 e 20 mg/kg) elevaram a frequência limiar para ICSS, em oposição às drogas com potencial de abuso (como anfetamina, cocaína e opiáceos; Katsidoni, Anagnostou e Panagis, 2013). Ao contrário da maioria das drogas com potencial de abuso, o CBD não modificou a liberação de dopamina nas células do sistema de recompensa, formado pela via mesolímbica entre a área tegmental ventral e o núcleo *accumbens* (French, Dillon e Wu, 1997). O CBD sozinho (10 mg/kg) não produz uma preferência condicionada de lugar nem uma aversão condicionada por lugar. No entanto, ratos tratados com doses crescentes de CBD e THC (1, 3 e 10 mg/kg) mostraram tendência a uma preferência condicionada de lugar não observada no tratamento apenas com THC (Klein et al., 2011), o que pode representar uma interação farmacocinética responsável por uma concentração maior de THC em vez de uma mudança de ação do receptor. O CBD não exibe efeitos diferenciativos de estímulo semelhantes ao THC, em ratos treinados para diferenciar entre o THC e o excipiente (Vann et al., 2008). Em modelos animais pré-clínicos, o CBD claramente não produz, por si só, efeitos recompensadores ou aversivos.

Estudos com seres humanos sobre o potencial de abuso do CBD são limitados. No entanto, um estudo randomizado, duplo-cego e controlado por placebo indicou que o CBD, ao contrário do THC, não apresentou potencial de abuso depois de uma dose oral única de 600 mg em voluntários saudáveis (Martin-Santos et al., 2012). Ao contrário do CBD, o THC (10 mg oral) foi associado com intoxicação subjetiva, euforia, sedação, atividade alucinógena, aumento de sintomas psicóticos e ansiedade. Além disso, o THC causou aumento da frequência cardíaca, mas o CBD não. Em outro estudo de laboratório randomizado, duplo-cego e intrassujeito, foi feita a avaliação do potencial de abuso do CBD (0, 200, 400, 800 mg, oral) combinado com *Cannabis* fumada inativa (0,01% de THC) e ativa (5,3-5,8% de THC) em fumantes saudáveis de *Cannabis*. Os participantes foram submetidos a oito sessões ambulatoriais com administração do CBD noventa minutos antes da autoadministração de *Cannabis*. Entre os grupos que receberam 0 mg/kg de CBD (condições de placebo), a *Cannabis* ativa foi autoadministrada por um número significativamente maior de participantes e produziu aumento dependente do tempo nas classificações subjetivas e na frequência cardíaca, em comparação com a *Cannabis* inativa. O CBD não produziu efeitos psicoativos, cardiovasculares ou outros efeitos significativos entre as condições inativas da *Cannabis*. A autoadministração de *Cannabis* ativa, os efeitos subjetivos e as graduações de *Cannabis* não variaram em função da dose de CBD em relação às condições de placebo. Esses achados sugerem que o CBD oral não reduz os efeitos subjetivos de reforço, fisiológicos ou positivos da *Cannabis* fumada.

Conclusão: aspectos farmacológicos do CBD

O CBD possui variados alvos moleculares, incluindo atividade indireta nos receptores de canabinoides, agonismo dos receptores TRPV e 5-HT^{1A}, além do que estão sendo investigados outros alvos de receptores adicionais. Algumas pessoas argumentam que os diversos benefícios potenciais à saúde estão relacionados à ação generalizada do CBD. Existe um consenso de que o CBD de grau farmacêutico tem um perfil de segurança favorável com efeitos colaterais limitados, contudo, essa opinião pode não ser generalizada para todas as populações nem todas as formulações de CBD, pois os produtos de varejo não regulamentados apresentam rotulagem imprecisa. Além disso, são limitados os relatos com indicação de que a administração crônica diária de CBD pode inibir a atividade das enzimas hepáticas CYP 450 metabolizadoras de drogas. É fundamental a realização de mais pesquisas sobre as interações do CBD com outras drogas.

A forma mais comum de tratamento com CBD é a administração oral, que é prejudicada pela baixa biodisponibilidade decorrente do metabolismo de primeira passagem e das condições ácidas do estômago, exigindo, assim, doses consideravelmente altas para o alcance de níveis terapêuticos. Ensaios com seres humanos revelaram, no entanto, que tratamentos reiterados com doses mais baixas produzem um estado estável de disponibilidade de CBD quando a administração é feita com alimentos. A biodisponibilidade do CBD aplicado topicamente foi pouco estudada, enquanto ela é maior quando o CBD é fumado ou vaporizado. O CBD é metabolizado no fígado pelas enzimas CYP 450, sendo as formas mais comuns CYP3A4 e CYP2C19, que se sabe estarem envolvidas no metabolismo de diversos medicamentos clinicamente importantes. Esse fato sugere que o CBD pode produzir interações medicamentosas por meio desse mecanismo. Também por meio desse mecanismo, o CBD pode interferir com alguns efeitos do THC. Ao contrário do THC, parece que o CBD não tem potencial de abuso e apresenta relativamente menos efeitos adversos; ele não é intoxicante. O CBD atua em vários receptores que nós estudaremos nos capítulos seguintes em relação a seu mecanismo de ação para cada indicação.

3

Interações CBD/THC

Ao contrário do THC, não parece que o CBD tenha efeitos psicotrópicos, porém, quando administrados concomitantemente, ele pode interagir com o THC, neutralizando ou potencializando os efeitos deste último (Boggs, Nguyen et al., 2018; Freeman et al., 2019). Diversos estudos pré-clínicos em animais e estudos clínicos em seres humanos mostraram que o CBD pode atenuar alguns dos efeitos adversos do THC (Osborne, Solowij e Weston-Green, 2017). Em estudos humanos com usuários de *Cannabis*, observou-se que a *Cannabis* com níveis mais altos de CBD (avaliação feita por meio de análise do cabelo dos usuários, análise da matéria vegetal ou estimativa da exposição proporcional) estava relacionada a melhor desempenho cognitivo, especialmente da memória (Morgan et al., 2018; Morgan, Schafer et al., 2010), e com um número menor de sintomas psicóticos (Morgan e Curran, 2008; Schubart et al., 2011). Um ensaio clínico aberto com administração prolongada de CBD em humanos (200 mg/dia), durante dez semanas, mostrou melhora dos sintomas psicológicos e da cognição, bem como aumento do volume do subcampo do hipocampo em usuários de *Cannabis* (Beale et al., 2018; Solowij et al., 2018). Estudos realizados com administração controlada revelaram que o tratamento prévio com o CBD oral reduziu o comprometimento cognitivo e os efeitos indutores de paranoia causados pelo THC administrado por via intravenosa (Englund et al., 2013) e que a infusão concomitante de THC e CBD bloqueou a ansiedade e as alterações subjetivas relacionadas ao THC (Zuardi et al., 1982).

O cultivo de quimiotipos de *Cannabis* com elevada potência de THC envolve a remoção seletiva de CBD da matéria vegetal, de modo que, até recentemente, o nível de CBD presente na *Cannabis* típica de rua era muito baixo ou inexistente (ElSohly et al., 2016). De fato, foi levantada a hipótese de que a ausência de CBD na *Cannabis* com elevada potência de THC pode contribuir para efeitos semelhantes à psicose (Di Forti et al., 2009) e para a falta de proteção contra danos ao cérebro (Yucel et al., 2016). Alguns pesquisadores recomendaram a reintrodução do CBD na planta de *Cannabis* e nos produtos derivados da *Cannabis* como estratégia para redução de danos e maximização dos benefícios terapêuticos (Englund et al., 2017). Amostras mais recentes de maconha confiscada pela DEA indicam que a proporção THC:CBD diminuiu de 104 em 2017 para 25 em 2019 (ElSohly et al., 2021), sugerindo que há maior produção de maconha com concentrações mais elevadas de CBD.

EFEITOS FARMACODINÂMICOS

É plausível a suposição de que essas interações CBD/THC ocorram dentro do sistema endocanabinoide. O THC é um agonista parcial nos receptores CB_1 e CB_2, enquanto o CBD é um ligante de baixa afinidade dos receptores CB_1 e CB_2 e modulador alostérico negativo de CB_1 (Laprairie et al., 2015) e CB_2 (Martinez-Pinilla et al., 2017), reduzindo a ligação de agonistas (como THC ou anandamida) e, ao mesmo tempo, aumentando o tônus do sistema endocanabinoide por meio da inibição da hidrolase de amida de ácidos graxos (FAAH) (Bisogno et al., 2001), com a consequente elevação dos níveis de ácidos graxos como a anandamida. No entanto, surgiram recentemente indícios de que o efeito do CBD na inibição da FAAH só é observado em células de roedores, e não nas humanas (Criscuolo et al., 2020). As ações diametralmente opostas de CBD e THC nos receptores CB_1 e CB_2 são um mecanismo farmacológico potencial para interações *in vivo* entre esses compostos. Entretanto, o CBD também tem ação sobre outros receptores além dos canabinoides (por exemplo, $5\text{-}HT_{1A}$, TRPV1, adenosina), o que torna ainda mais complexa a maneira como ele pode interagir funcionalmente com o THC.

EFEITOS FARMACOCINÉTICOS

É possível que a alteração no metabolismo farmacocinético do THC em decorrência da presença ou da ausência de CBD explique alguns dos efeitos interativos. O resultado (potencialização ou atenuação) das interações CBD/THC em modelos pré-clínicos pode depender dos tempos relativos da administração de CBD e THC. Demonstrou-se que, quando administrado trinta minutos (ou até 24 horas) antes do THC, o CBD potencializa os efeitos do THC em ratos, enquanto a administração concomitante pode resultar no bloqueio dos efeitos do THC (Zuardi, Hallak e Crippa, 2012). O potencial desses intervalos de tratamento prévio para potencialização dos efeitos do THC pode estar relacionado a um aumento na exposição cerebral efetiva ao THC, dado que o CBD demonstrou capacidade de inibição da enzima hepática P450, que metaboliza o THC (Jones e Pertwee, 1972). A administração concomitante de doses iguais de CBD e THC quase dobrou os níveis de THC no cérebro quando a coleta foi feita trinta minutos após a administração por injeção intraperitoneal (Klein et al., 2011). Portanto, estudos pré-clínicos em animais parecem indicar que a administração do CBD antes do THC pode resultar em níveis mais elevados de THC (em razão de o CBD inibir a metabolização dele pelo fígado), provocando assim efeito mais pronunciado do THC.

Até o momento, oito estudos avaliaram a farmacocinética das interações CBD/THC em seres humanos, e a maioria deles relata que o CBD não altera significativamente o perfil farmacocinético do THC. No entanto, três desses estudos sugeriram que o CBD pode provocar um pequeno efeito no metabolismo do THC (Freeman et al., 2019). Um estudo com quatorze participantes indicou que uma combinação de THC vaporizado (13,75 mg) e CBD vaporizado (13,75 mg) produziu um pico mais alto das concentrações plasmáticas de THC, em comparação com o THC vaporizado (13,75 mg) sozinho (Arkell, Kevin et al., 2019). A administração concomitante de CBD oral (5,4 mg) alterou o metabolismo do THC oral (10 mg) pela inibição parcial das enzimas do citocromo P450, que convertem o THC em seu metabólito 11-hidroxi -THC por meio de hidroxilação (Nadulski et al., 2005); no entanto, ocorreu grande variabilidade entre os 24 participantes. O CBD combinado com THC produziu níveis mais elevados de metabólitos do THC entre as mulheres em comparação com os homens, resultado este que não ocorreu com o THC sozinho (Roser et al., 2009). Um estudo com 36 participantes não identificou diferença significativa na concentração plasmática de THC após o tratamento prévio com CBD oral (600 mg) ou com placebo (Englund et al., 2013). Um pequeno estudo cruzado com seis participantes constatou que, em comparação com o placebo, não houve influência do tratamento prévio com CBD intravenoso (5 mg) sobre os níveis de THC no sangue, após a administração de THC intravenoso (1,25 mg) (Bhattacharyya et al., 2010). A administração oral de 1.500 mg de CBD não causou alteração na farmacocinética do THC aplicado por via intravenosa (Hunt et al., 1981). Finalmente, o THC oral (5 e 15 mg) produziu níveis máximos de plasma semelhantes aos de nabiximol na mucosa (misturas de CBD e THC) em proporções CBD: THC de 5:5,2 e 15:16,2 mg (Karschner, Darwin, Goodwin et al., 2011). O limitado volume de dados disponível atualmente deixa indícios de que o CBD pode ter efeito muito pequeno – se de fato tiver – sobre o metabolismo do THC em seres humanos. No entanto, a ampla variabilidade entre indivíduos, bem como as diferentes vias de administração e, muitas vezes, as diferenças no controle cronológico da administração de CBD-THC e da coleta de sangue após a exposição ao medicamento, tornam problemática a comparação cruzada entre estudos.

EVIDÊNCIAS PRÉ-CLÍNICAS DE INTERAÇÕES THC/CBD

A literatura sobre estudos pré-clínicos com animais contém considerável número de evidências das interações CBD/THC. Alguns desses estudos sugerem que o CBD reduz os efeitos adversos do THC, como os déficits de memória (Wright, Vandewater e Taffe, 2013), e outros, que o CBD potencializa os efeitos benéficos do THC, como a prevenção de náuseas (Rock, Sullivan, Pravato et al., 2020). Foram apontados indícios de que essa ação é parcialmente dependente da dose, havendo potencialização dos efeitos do THC nas doses baixas de CBD e redução desses efeitos nas doses elevadas de CBD (Zuardi, Hallak e Crippa, 2012; Solowij et al., 2018). De fato, estudos em roedores levam a crer que precisa haver uma proporção de 8:1 de CBD:THC para que sejam observados efeitos antagonistas e apenas de 2:1 para ocorrência de efeitos de potencialização (Zuardi, Hallak e Crippa, 2012). No entanto, em macacos, o CBD reduziu os comprometimentos comportamentais induzidos pelo THC, tanto na administração concomitante como trinta minutos antes do THC (Wright, Vandewater e Taffe, 2013), além do que, as proporções de 1:1 a 3:1 em relação ao THC foram eficazes na atenuação dos efeitos cognitivos do THC em macacos (Jacobs et al., 2016; Wright, Vandewater e Taffe, 2013). No entanto, uma descoberta recente sugere que a administração diária de THC mais CBD não interfere nos déficits cognitivos produzidos pelo THC sozinho em primatas jovens não humanos (Withey et al., 2021), muito embora o CBD tenha atuado sobre o vômito produzido por altas doses agudas de THC (ver Capítulo 6). As diferenças entre as espécies podem explicar esses efeitos variáveis.

As evidências também sugerem que o THC aumenta (French, Dillon e Wu, 1997), enquanto o CBD reduz a atividade da dopamina mesocorticolímbica (Renard et al., 2016; 2017; Hudson et al., 2019). Esse efeito antagônico parece ser mediado pela ativação, por meio do THC, de vias moleculares na via mesolímbica, o que pode ter papel relevante nos efeitos psicóticos e viciantes produzidos pelo THC, efeitos estes que são neutralizados pelo CBD.

Foi demonstrado que uma dose elevada de CBD (20 mg/kg) reverte deficiências induzidas por THC (1 mg/kg) em exercícios de interação social em roedores (Malone, Jongejan e Taylor, 2009). Além disso, observou-se que uma dose muito alta (30 mg/kg, intravenosa) de CBD causou aumento dos efeitos antinociceptivos do THC em camundongos ou ratos (Varvel et al., 2006), aumento este que também foi acompanhado por elevação dos níveis de THC no sangue, sugerindo interferência do CBD no metabolismo do THC por meio de interação com as enzimas hepáticas P450 (Jones e Pertwee, 1972). A combinação de CBD:THC em uma proporção de 1:1 potencializou o efeito supressor da atividade locomotora produzido pelo THC e interferiu na hipotermia induzida pelo THC (Todd e Arnold, 2016). A administração diária da combinação de CBD (3 mg) e THC (3 mg) durante três semanas em camundongos adolescentes, inibiu o desenvolvimento de comprometimento cognitivo e comportamental induzidos pelo THC (Murphy et al., 2017). O padrão discrepante dos resultados entre as doses pode ser decorrente dos efeitos bifásicos do THC e do CBD (Pertwee, 2008). Diversos estudos de administração aguda de CBD em animais representaram a resposta à dose do CBD por meio de uma curva invertida em forma de sino. Por exemplo, doses baixas de CBD (2,5-10 mg/kg) reduziram a ansiedade (Guimaraes et al., 1990) em modelos animais, o que não aconteceu com doses mais altas. Além disso, em humanos acompanhados no teste *Simulated Pu-*

blic Speaking (Oratória simulada), as doses de CBD (100, 300 e 900 mg) administradas por via oral apresentaram uma curva inversa em forma de sino, e a dose média (300 mg) mostrou maior eficácia na redução da ansiedade (Linares et al., 2019). Portanto, os efeitos diferenciais entre os estudos podem depender da dose absoluta, assim como da proporção CBD:THC, da via de administração e do tempo de exposição à combinação, além das espécies examinadas.

INTERAÇÃO THC/CBD EM SERES HUMANOS

As evidências da interação CBD/THC em humanos são limitadas a estudos populacionais transversais e a alguns ensaios clínicos; e a maioria deles sugere que o CBD atenua ou sequer modifica os efeitos do THC. No entanto, a interpretação de muitos desses estudos deve ser feita com cautela, pois eles são baseados em dados correlacionais, e não em dados experimentais.

Pulsação e pressão arterial

Dez estudos apresentaram resultados relativos aos efeitos da combinação de CBD e THC na pulsação, nos quais em oito deles o THC sozinho e a combinação de THC e CBD mostraram aumento da pulsação em comparação com as medições iniciais ou àquelas obtidas com placebo; contudo, não houve diferença significativa entre o THC sozinho e a combinação das duas drogas (Freeman et al., 2019). Em contrapartida, um estudo preliminar com pequenos grupos análogos (n = 5/grupo) constatou que o THC oral (30 mg) sozinho provocou aumento significativo da pulsação. No caso da combinação dessa dose de THC com CBD oral, uma dose baixa de CBD (15 mg) potencializou o aumento da pulsação induzido pelo THC, porém, doses mais altas de CBD (30 e 60 mg) impediram a ação do THC sobre a pulsação (Karniol et al., 1974). Esses efeitos contrastantes de CBD/THC sobre a pulsação mostram novamente as ações bifásicas da dose do CBD.

Três estudos relataram resultados das interações CBD/THC sobre a pressão arterial. Dois deles indicaram que o CBD pode alterar o efeito do THC na pressão arterial (Freeman et al., 2019). Um estudo não encontrou alterações significativas na pressão arterial diastólica, contudo, três horas após a administração do fármaco, o CBD sublingual (10 mg) impediu a redução da pressão arterial sistólica produzida pelo THC sublingual (10 mg) (Guy, 2003). Por sua vez, Freeman e colegas (2018) observaram aumento da pressão arterial sistólica causado tanto pelo THC sublingual (8 mg) sozinho como pela combinação de THC (8 mg) e CBD (10 mg), na comparação com o placebo; porém, a pressão arterial diastólica aumentou apenas após a administração do THC sozinho, sugerindo que o CBD protegeu contra o aumento da pressão arterial diastólica produzido pelo THC. Finalmente, não foram observadas alterações na pressão arterial em um estudo de tratamento prévio com CBD oral (200, 400 e 800 mg) ou placebo noventa minutos antes da administração do THC fumado (cerca de 42 mg; Haney et al., 2016). Portanto, é possível que o CBD tenha um leve efeito protetor contra as variações da pressão arterial causadas pelo THC, mas os resultados são discrepantes.

Efeitos psicotrópicos subjetivos

Existe uma variação considerável entre os estudos que investigam o potencial do CBD para modificar os efeitos psicotrópicos subjetivos do THC. A maioria dos estudos usa escalas visuais analógicas (*visual analogue scales* – VAS). Neles, os participantes fazem uma autoavaliação dos níveis de intoxicação, usando normalmente uma escala de 10 pontos cujos limites indicam "não drogado/alto" e "extremamente chapado/alto". Entre nove desses estudos, o achado mais comum é que o CBD não modifica o efeito psicotrópico subjetivo de determinada dose de

THC (Freeman et al., 2019). No entanto, três estudos fornecem algumas evidências no sentido de que o CBD pode reduzir os efeitos subjetivos agudos do THC. O primeiro é um estudo cruzado duplo-cego ($n = 15$) no qual o THC fumado (0,025 mg/kg) foi associado a aumento na sensação de "barato" e aumento nos efeitos subjetivos relacionados à droga; no entanto, o CBD fumado (0,150 mg/kg) reduziu significativamente esses efeitos do THC (Dalton et al., 1976). Da mesma forma, em um levantamento feito pelo Addiction Research Center Inventory sobre os efeitos da maconha, um pequeno estudo cruzado duplo-cego mostrou que a combinação de THC oral (0,5 mg/kg) com CBD (1 mg/kg) causou diminuição dos sentimentos subjetivos induzidos pelo THC (Zuardi et al., 1982). Por fim, um recente ensaio randomizado e controlado por placebo, realizado com usuários frequentes e esporádicos de *Cannabis*, examinou os efeitos agudos desses compostos quando administrados por vaporização, tanto isoladamente como em combinação (Solowij et al., 2019). Doses baixas de CBD, quando combinadas com THC, aumentaram o efeito psicotrópico do THC, enquanto doses elevadas de CBD, quando combinadas com THC, reduziram esse efeito. O aumento do efeito psicotrópico do THC pelo CBD em baixa dose foi particularmente destacado em usuários de *Cannabis* iniciantes ou menos experientes. Esses estudos sugerem que o CBD pode modificar de maneira sutil os efeitos psicotrópicos do THC.

Desempenho psicomotor

O desempenho psicomotor é crítico na condução de veículos automotores. Estudos apresentam sistematicamente conclusões de que o CBD não modifica a deficiência em termos de desempenho psicomotor causada pelo THC. Com o uso de um exercício de simulação de direção, verificou-se que, quando comparado ao placebo, o THC vaporizado (13,75 mg), com e sem CBD (13,75 mg), causou redução da capacidade de manutenção da faixa durante um exercício de perseguição de um veículo (Arkell, Lintzeris et al., 2019). Além disso, o CBD oral (0,320 mg/kg) não modificou o comprometimento causado pelo THC oral (0,215 mg/kg) sozinho em exercícios de velocidade de reação, de coordenação motora e de estabilidade (Bird et al., 1980). Finalmente, na comparação com o placebo, a combinação de THC fumado (0,025 mg/kg) com CBD (0,150 mg/kg) e o THC fumado (0,025 mg/kg) sozinho reduziram a estabilidade sobre uma prancha oscilante, bem como a coordenação mãos-olhos em um exercício de desempenho motor de atenção e a coordenação e a destreza na execução de um teste com uso de tabuleiros e pinos (Evans et al., 1976). Juntos, esses achados sugerem que, mesmo os quimiotipos de *Cannabis* que contêm maior teor de CBD, não compensam o impacto do THC sobre o desempenho na direção de veículos automotores.

Sono

Apenas um estudo investigou o potencial do CBD para modificar o efeito do THC sobre o sono em seres humanos (Nicholson et al., 2004). O estudo comparou o efeito de um *spray* oromucoso contendo THC (15 mg) e CBD (15 mg) com outro que continha apenas THC (15 mg). O THC apresentou efeitos sedativos, porém, quando combinado com o CBD, houve aumento da duração do estado de vigília e do estágio 3 do sono noturno, sugerindo que o CBD pode ter propriedades ativadoras. No entanto, não foram observadas diferenças nas avaliações subjetivas dos participantes quanto à qualidade, à duração ou ao início do sono. O THC sozinho também foi associado ao aumento das avaliações subjetivas da sonolência trinta minutos após o despertar. O CBD parece atenuar os efeitos sedativos do THC, o que coincide com relatos de que alguns usuários preferem os quimiotipos de *Cannabis* ricos em CBD nas horas de vigília e quimiotipos ricos em THC antes de dormir (ver Capítulo 9).

Ansiedade

O THC causa aumento acentuado dos efeitos subjetivos da ansiedade em um padrão bifásico relacionado à dose. Doses mais baixas diminuem a ansiedade, enquanto doses mais altas causam sua elevação. O CBD, por sua vez, pode ter propriedades ansiolíticas. O primeiro dos poucos estudos clínicos em humanos que investigaram a interação de THC e CBD na ansiedade considerou o efeito do CBD oral sozinho e na ansiedade induzida por THC (Karniol et al., 1974). O CBD oral (15, 30 e 60 mg) por si só não modificou a ansiedade, porém, quando administrados concomitantemente, reduziu a ansiedade induzida por THC oral. Zuardi e colegas (1982) constataram que, quando o CBD oral (1 mg/kg) foi administrado com THC oral (0,5 mg/kg), houve atenuação do aumento dos sintomas de ansiedade associados ao THC oral sozinho, conforme medido pelo *State-Trait Anxiety Inventory* (Inventário de ansiedade traço-estado). Mais recentemente, o laboratório de Iain McGregor na Austrália (Arkell, Lintzeris et al., 2019) relatou que o THC vaporizado (13,75 mg), com e sem CBD vaporizado (13,75 mg), produziu níveis aumentados da ansiedade no *State-Trait Anxiety Inventory* após quinze minutos, mas apenas o grupo ao qual foi administrado THC sozinho manteve o aumento da ansiedade ao longo de sessenta minutos. Em contrapartida, um estudo com uso de dosagem aproximadamente 1:1 de CBD:THC (5 mg:5,4 mg ou 15 mg:16,2 mg) não identificou ação redutora do CBD sobre a ansiedade induzida por THC (Karschner, Darwin, McMahon et al., 2011). Ver Capítulo 8 para uma discussão mais aprofundada.

Cognição

A exposição excessiva ao THC provoca em seres humanos comprometimentos cognitivos transitórios e relacionados à dose (D'Souza et al., 2004), tendo-se observado que os efeitos mais fortes ocorreram sobre o aprendizado verbal, a memória de curto prazo, a memória de trabalho e a atenção. Alguns estudos mostram indícios de que o CBD pode diminuir o comprometimento cognitivo causado pelo THC, contudo, os resultados são conflitantes. Em estudos transversais, usuários de *Cannabis* realizaram exercícios de memória verbal quando sujeitos e não sujeitos aos efeitos psicotrópicos (Morgan, Schafer et al., 2010), e foram analisados os níveis de THC e CBD em amostras da *Cannabis* fumada. Quimiotipos com níveis mais elevados de CBD estavam associados a uma memória mais afinada, sugerindo efeito benéfico do CBD sobre a cognição. Um estudo subsequente examinou a memória verbal em usuários assíduos e usuários recreativos de *Cannabis* enquanto não exibiam sintomas de intoxicação. Foram usadas amostras de cabelo para avaliar os níveis de THC/CBD. Aqueles que tinham hábito de consumir *Cannabis* diariamente e continham altas concentrações de THC no cabelo apresentaram pior desempenho no teste de memória verbal. A presença de CBD foi associada a uma condição melhor da memória de reconhecimento (Morgan et al., 2012). Esses estudos dão a entender que a presença de CBD na *Cannabis* recreativa pode proteger contra a ação do THC que compromete a memória.

Esses estudos transversais têm limitações que estão relacionadas ao autorrelato sobre o tipo de *Cannabis* usada e à ausência de randomização; ou seja, as características individuais determinam a escolha da *Cannabis* a ser utilizada e podem ter impacto sobre os resultados. Essas limitações podem ser contornadas por estudos experimentais em laboratório, nos quais exista uma alocação aleatória dos participantes para cada condição. Participantes saudáveis foram tratados previamente com CBD (600 mg oral) ou placebo antes de receber THC intravenoso (Englund et al., 2013). O CBD protegeu contra déficits de aprendizado verbal induzidos por THC. Além disso, um estudo que avaliou os efeitos do THC (2,5 mg sublingual) e do CBD (2,5 mg sublingual) em uma população clínica de 24 pessoas que apresentava uma diversidade de sintomas neurológicos constatou que o CBD reverteu os déficits de memória induzidos pelo THC. Um amplo estudo cruzado, randomizado, duplo-cego e controlado por placebo com 48 usuários de *Cannabis* (24 leves e 24 pesados) examinou os efeitos de CBD oral (16 mg), THC oral (8 mg), placebo ou uma combinação de THC e CBD sobre o reconhecimento facial emocional (Hindocha et al., 2015). O CBD atenuou o comprometimento do reconhecimento facial induzido pelo THC. O CBD vaporizado (13,75 mg) não impediu o comprometimento da memória causado pelo THC vaporizado (13,75 mg) em um exercício de memória auditiva, a *Paced Auditory Serial Addition Task* (Teste de adição serial auditiva estimulada) (Arkell, Lintzeris et al., 2019). Um estudo recente (Cutler, LaFrance e Stueber, 2021) também indicou que o CBD adicionado a flores de *Cannabis* e concentrações de *Cannabis* com elevada potência de THC não compensou os déficits de memória nem o autoajuste para doses com níveis semelhantes de efeito psicotrópico. Até onde sabemos, não houve estudos de imagem cerebral para determinação dos efeitos das interações CBD/THC durante exercícios de percepção e cognição.

Psicose

O THC e a *Cannabis* com elevada potência de THC podem produzir efeitos subjetivos que incluem paranoia, desconfiança, alterações da percepção e desordem cognitiva, efeitos estes cuja medição é possível por meio de diversas escalas de classificação padronizadas. Ao contrário do THC, o CBD, por si só, não produz esses efeitos subjetivos, além do que, pode ter efeitos antipsicóticos. A interação entre CBD e THC em sintomas semelhantes à psicose é bem estudada em humanos. Em uma pesquisa baseada na Internet, foram coletadas informações sobre a quantidade e o tipo de *Cannabis* consumida, e os sintomas psiquiátricos foram avaliados por meio do *Community Assessment of Psychic Experiences* (CAPE – Avaliação de experiências psíquicas pela comunidade). O uso autorrelatado de *Cannabis* com elevado teor de CBD apresentou relação com um nível mais baixo de sintomas CAPE positivos, o que sugere a presença de menos sintomas psiquiátricos (Schubart et al., 2011). Em estudos populacionais, indivíduos que usam THC sozinho mostraram maior propensão à psicose em comparação com aqueles que usam THC mais CBD, conforme a avaliação do *Oxford Liverpool Inventory of Life Experiences* (Inventário Oxford-Liverpool de experiências de vida) (Morgan e Curran, 2008) e do *Schizotypal Personality Questionnaire* (Questionário da personalidade esquizotípica) (Morgan et al., 2012). No entanto, como essas observações são baseadas em uma análise populacional retrospectiva, não é possível saber se os indivíduos com maior propensão à psicose são apenas mais propensos a usar *Cannabis* com menor teor de CBD. Estudos de laboratório com seres humanos investigaram a ação do CBD sobre os efeitos semelhantes à psicose aguda induzidos pelo THC. Em três estudos experimentais, foi demonstrado que o THC produziu sintomas positivos da psicose em voluntários saudáveis alocados aleatoriamente aos grupos, e que o tratamento prévio com CBD atenuou esses efeitos (Bhattacharyya et al., 2010; Englund et al., 2013; Leweke et al., 2000). Por sua vez, em uma pesquisa posterior (Morgan et al., 2018) não foram identificadas diferenças nos sintomas psicóticos agudos com administração de THC vaporizado (8 mg), com ou sem CBD vaporizado (16 mg); os dois grupos exibiram reações psicóticas mais intensas do que o grupo-controle, que usou placebo. Muito embora os resultados experimentais não sejam totalmente uniformes, a maior parte deles sugere que o CBD pode reduzir os efeitos semelhantes à psicose causados pelo THC. De fato, o CBD foi testado recentemente de forma isolada como terapia para a esquizofrenia (ver Capítulo 10).

LIMITAÇÕES DOS ESTUDOS SOBRE A INTERAÇÃO CBD/THC

Muito embora haja evidências claras do potencial do CBD para atenuar variados efeitos adversos, agudos e crônicos do THC, os dados têm limitações. No decorrer dos estudos, ocorreram variações em termos de via de administração (oral, sublingual, fumo, vaporização), doses de THC e CBD e proporção CBD:THC, o que dificulta as comparações. Portanto, não é possível a determinação da relação dose-resposta capaz de influenciar a maneira como o CBD modera o efeito do THC. Diversos estudos empregaram administração oral, cuja biodisponibilidade é baixa – de 13 a 19% (Mechoulam, Parker e Gallily, 2002); assim sendo, esses resultados devem ser interpretados com cautela. Além disso, a grande maioria das evidências vem de dosagem aguda, enquanto o uso humano envolve exposição recorrente. De fato, o trabalho de Klein et al. (2011) constatou que a administração concomitante crônica de CBD (3 mg/kg, intraperitoneal) e THC (3 mg/kg, intraperitoneal) em ratos causou aumento da ansiedade e redução da interação social, em comparação com o uso crônico do THC sozinho. São necessários estudos adicionais sobre a dosagem crônica que respaldem inferências translacionais a respeito dos efeitos interativos entre CBD e THC. Além do mais, são poucos os trabalhos sobre inalação desses compostos, embora esse método de administração seja usado pela maioria dos usuários de *Cannabis*. Outra limitação do trabalho pré-clínico são as diferenças entre as espécies. Em modelos de primatas, há semelhanças claras com o trabalho em seres humanos, mostrando que o CBD tem ação restauradora para os efeitos causados pelo THC na memória (Wright, Vandewater e Taffe, 2013). Em contraposição, grande parte do trabalho com roedores mostra indícios de que o CBD não atenua os efeitos do THC e, ao contrário, muitas vezes potencializa esses efeitos (Boggs, Nguyen et al., 2018).

Nabiximol (Sativex)

O nabiximol (Sativex), desenvolvido pela G. W. Pharmaceuticals, é um medicamento botânico específico obtido do extrato de *Cannabis*, cuja administração é feita por *spray* oromucoso sublingual. Cada borrifo fornece uma dose de 2,7 mg de THC e 2,5 mg de CBD. Ele foi aprovado em 2010 no Reino Unido para tratamento da dor neuropática e da espasticidade na esclerose múltipla (EM). Posteriormente, foi aprovado em diversos países europeus para a mesma indicação. No Canadá, o nabiximol foi aprovado pela Health Canada para o tratamento da dor e da espasticidade da EM, bem como da dor decorrente do câncer. Até onde sabemos, a FDA não aprovou o nabiximol nos Estados Unidos para quaisquer indicações.

CONSIDERAÇÕES FINAIS

No geral, a literatura de caráter essencialmente correlacional sugere que a combinação de CBD com THC pode reduzir alguns dos efeitos potencialmente nocivos da *Cannabis* (comprometimento da memória, ansiedade, psicose), mas pode não reduzir seu efeito psicotrópico ou os déficits psicomotores, o que compromete a direção segura de um veículo automotor. Claramente, há necessidade de mais pesquisas para que possamos saber se a *Cannabis* rica em CBD consegue reduzir os danos produzidos pela *Cannabis* rica em THC. O CBD pode agir como redutor de alguns efeitos agudos do THC por meio da modulação alostérica negativa do receptor CB_1 (Laprairie et al., 2015), mas também existem evidências de que ele pode aumentar as concentrações plasmáticas de THC (Arkell, Lintzeris et al., 2019). Sem dúvida, para que seja possível a determinação da dose correta e das proporções combinadas desses canabinoides que produzem efeitos nocivos ou benéficos, são necessárias pesquisas futuras destinadas a estabelecer uma função dose-resposta bem definida do CBD e do THC, bem como suas proporções, usando uma via comum de administração (por exemplo, vaporização) adotada por usuários de *Cannabis*. O efeito do uso recorrente também é fundamental.

4
Epilepsia

A epilepsia é um transtorno neurológico que se manifesta na forma de ataques ou convulsões recorrentes e espontâneas com possibilidade de perda da consciência em razão de um desequilíbrio excitatório-inibitório da atividade neuronal do cérebro. Essa doença acomete aproximadamente 1% da população mundial (Williams, Jones e Whalley, 2014). Foram descritas duas grandes categorias de convulsões: generalizadas e focais. As convulsões generalizadas têm origem em um ponto específico dentro do cérebro, mas se alastram rapidamente por todas as regiões cerebrais, afetando os dois hemisférios. As convulsões focais são restritas a uma região específica do cérebro ou a um único hemisfério.

As drogas antiepilépticas convencionais podem bloquear os canais de sódio ou os canais de cálcio ou aumentar o nível do ácido gama-aminobutírico (Gaba), um neurotransmissor inibitório, para reduzir a liberação do glutamato, um neurotransmissor excitatório, evitando assim a disseminação da convulsão dentro do cérebro. As drogas antiepilépticas atuais são eficazes em aproximadamente 50% dos pacientes. No entanto, 30% da população de pacientes epilépticos apresentam convulsões refratárias aos tratamentos, independentemente do medicamento antiepiléptico adotado, e 50% da população acabarão desenvolvendo resistência aos agentes terapêuticos disponíveis atualmente. Todas as drogas existentes para tratamento da epilepsia estão associadas a numerosos efeitos colaterais (comprometimento da função motora, disfunção cognitiva, labilidade emocional). Portanto, há necessidade de desenvolvimento de opções de terapia mais eficazes (Williams, Jones e Whalley, 2014). Aliás, a FDA aprovou recentemente o CBD oral puro (Epidiolex) para tratamento de formas raras de epilepsia infantil.

ASPECTOS HISTÓRICOS DO CBD E DA EPILEPSIA

A *Cannabis* vem sendo utilizada como planta medicinal desde a antiguidade. Existem indícios de seu uso como agente antiepiléptico na Índia e possivelmente na Assíria (Russo, 2017), mas nem os antigos gregos, nem os romanos, bem como a maioria das nações do antigo Oriente Médio (até os primeiros séculos d.C.), parecem tê-la aplicado largamente para tratamento desse estado patológico (Mechoulam, 1986). No entanto, em uma época posterior, os médicos árabes a conheciam bem. Desse modo, Ibn al Badri, em um tratado sobre haxixe escrito por volta de 1464 (documento preservado em Paris na forma de manuscrito), relata que o poeta Ali ben Makki visitou o epiléptico Zahir-ad-din Muhammed, filho do camareiro da Assembleia do califado, em Bagdá, e ministrou haxixe ao relutante Zahir-ad-din como remédio. Ele ficou completamente curado, porém, para sempre dependente da droga (Rosenthal, 1972).

Durante o século XIX, foram publicados diversos relatórios médicos dissertando sobre os efeitos melhorativos dos extratos de *Cannabis* para várias formas de convulsão. Em 1839, William O'Shaughnessy (1839) descreveu o tratamento bem-sucedido de convulsões em uma criança por meio da tintura de *Cannabis*. O médico pessoal da Rainha Vitória, J. R. Reynolds, definiu a *Cannabis* como o agente mais profícuo que ele conhecia para tratamento de convulsões violentas (Reynolds, 1868). Hoje, sabemos que a *Cannabis* como um todo contém vários canabinoides cuja farmacologia é diversa; por isso é difícil a interpretação dos mecanismos de ação da planta da *Cannabis* usada integralmente (Williams, Jones e Whalley, 2014).

Estudos pré-clínicos: CBD e epilepsia

O CBD é o único fitocanabinoide isolado cujos efeitos anticonvulsivantes foram analisados tanto em estudos pré-clínicos com animais como em ensaios clínicos com seres humanos. A primeira evidência pré-clínica (Izquierdo, Orsingher e Berardi, 1973; Karler, Cely e Turkanis, 1973) mostrou que o CBD injetado (1,5-12 mg/kg, intraperitoneal) e o CBD oral (120 mg/kg) reduziram as convulsões em camundongos. Depois disso, Karler e Turkanis demonstraram que o CBD (0,3-3 mg/kg, intraperitoneal) causou aumento do limiar de indução de convulsões límbicas em ratos, assim como faz a droga antiepiléptica fenitoína; no entanto, o CBD superou a fenitoína, reduzindo também características dos registros das convulsões, como a amplitude, a duração e a propagação pós-descarga, todos eles particularidades dos registros de convulsões (Turkanis et al., 1979). Os autores concluíram que o CBD foi o mais eficaz dos medicamentos testados contra pós-descargas límbicas e convulsões. É interessante notar que as estruturas químicas do CBD e da fenitoína possuem uma relação espacial semelhante entre os dois anéis e têm estruturas cristalinas próximas. Portanto, o CBD e a fenitoína atendem aos requisitos estereoquímicos sugeridos para a ação de drogas anticonvulsivantes (Tamir, Mechoulam e Meyer, 1980), sendo o CBD a mais eficaz.

Karler e Turkanis (1980) também compararam o desenvolvimento de tolerância à atividade anticonvulsivante do THC com a do CBD em três testes de limiar de convulsão induzidos eletricamente. Muito embora tenha surgido tolerância ao THC em alguns dos testes, nenhuma tolerância foi observada em relação ao CBD.

O CBD apresenta efeitos anticonvulsivantes evidentes em modelos pré-clínicos agudos de epilepsia, porém, o mecanismo de ação não é bem compreendido. O CBD pode reduzir a excitabilidade neuronal e a transmissão neural, diminuindo, para tanto, o cálcio intracelular por meio da interação com os receptores TRPV1 ou GPR55 (Devinsky et al., 2014). Os receptores GPR55 estão situados nos terminais axônicos excitatórios, onde facilitam a liberação de glutamato quando ocorre disparo do neurônio. Como o CBD bloqueia efetivamente a ativação do GPR55, ele poderia ser um candidato ideal a agente anticonvulsivante, pelo fato de controlar seletivamente o excedente da liberação pré-sináptica de glutamato apenas dos neurônios excitatórios hiperativos, durante as convulsões epilépticas (Katona, 2015).

O CBD pode não ser tão eficaz em modelos animais de epilepsia crônica. Foi empregada uma implantação cortical de cobalto para criação de modelos de convulsões crônicas em seres humanos (Colasanti, Lindamood e Craig, 1982). Nessas condições, o CBD (60 mg/kg, intraperitoneal) foi ineficaz. Trabalhos recentes verificaram que o CBD apresenta significativa atividade antiepiléptica e anticonvulsivante em uma ampla variedade de modelos *in vitro* e *in vivo* (Jones et al., 2010). Também recentemente, foi demonstrado que a canabidivarina, uma variante propil do CBD, tem propriedades anticonvulsivantes nos mesmos modelos (Hill et al., 2012).

Esses achados pré-clínicos estabelecem a base para o teste clínico do CBD em seres humanos, especificamente para tratamento da epilepsia. Na verdade, estudos pré-clínicos constataram que o CBD é um anticonvulsivante mais seguro que o THC, além de não apresentar efeitos colaterais psicoativos ou motores do THC. Portanto, o CBD parece ser uma opção terapêutica melhor para a epilepsia do que o THC.

Ensaios clínicos de CBD para epilepsia em seres humanos

Há mais de quarenta anos, tomando como referência pesquisas pré-clínicas com animais que indicavam a eficácia do CBD para redução de crises epilépticas, Mechoulam e Carlini (1978) realizaram o primeiro ensaio clínico com base científica para verificar o potencial do CBD na diminuição de crises epilépticas. Em um estudo de pequena escala, com padrão duplo-cego e controlado por placebo, os pacientes receberam uma dose diária de 200 mg de CBD (quatro pacientes) ou placebo (cinco pacientes) durante três meses, além da medicação antiepiléptica que tomavam regularmente. Entre os pacientes do grupo CBD, dois não sofreram convulsões durante todo o período de três meses, um melhorou parcialmente e o quarto não apresentou melhora alguma. Entre os pacientes do grupo placebo, nenhuma melhora foi observada. Não houve relato de efeitos tóxicos em nenhum dos grupos. Esses resultados são muito promissores, porém, o estudo foi limitado por causa do uso de amostras pequenas. Em um estudo subsequente (Cunha et al., 1980), quinze pacientes acometidos por "epilepsia focal temporal com generalização secundária" foram divididos aleatoriamente para receber de 200 a 300 mg diários de CBD ($n = 8$) ou placebo ($n = 7$) por até quatro meses e meio, em combinação com os medicamentos regulares prescritos. Esse grupo de pacientes foi selecionado porque as medicações combinadas a eles ministradas já não mostravam eficácia no controle de seus sintomas. Em 4 dos 8 pacientes, o CBD evitou completamente os episódios de convulsão; em três deles, causou melhora parcial dos sintomas clínicos; e um paciente, foi ineficaz. O placebo não apresentou eficácia em sete pacientes e apenas uma pequena melhora em um deles. Os pacientes não relataram efeitos colaterais graves do tratamento. A despeito desses resultados iniciais promissores, compatíveis com a literatura pré-clínica em animais, só muito recentemente foram realizados outros ensaios clínicos em larga escala, com padrão duplo-cego e controlado por placebo, ensaios estes cuja realização se deu, predominantemente, em resposta ao grande número de relatos circunstanciais sobre os efeitos positivos da maconha rica em CBD em casos de epilepsia em crianças. Por que tivemos de esperar por décadas (Mechoulam et al., 2014)?

Muito embora a eficácia do CBD no tratamento da epilepsia em humanos tenha sido comprovada há quase quarenta anos, os dados publicados até recentemente sobre o uso dele como agente terapêutico contra essa doença foram obtidos com menos de setenta participantes, sendo muito pequeno o número de crianças nesse universo (Ames e Cridland, 1986). Poucos desses estudos seguiram um padrão rigoroso e poucos deles se basearam em evidências de alta qualidade (Whiting et al., 2015). Em uma época mais recente, Porter e Jacobson (2013) publicaram autorrelatos de experiências de pais que ministraram a seus filhos (dezenove ao todo) algum tipo de produto com elevado teor de CBD para epilepsia grave e refratária aos tratamentos convencionais. As doses relatadas de CBD variaram de menos de 0,5 mg/kg/dia até cerca de 30 mg/kg/dia. A maioria das famílias relatou melhora, em dez delas observaram melhora superior a 80%, e em duas, a cessação completa das convulsões. Outras declararam ter descontinuado outros medicamentos. Embora esses dados não decorram de um experimento de alta qualidade, controlado por placebo, eles revelam algumas informações inexistentes até 2013. Diversas famílias nos Estados Unidos e no Canadá obtiveram acesso a vários preparados de "óleo de cânhamo" com alto teor de CBD e baixo teor de THC. A avaliação dos resultados do uso desses preparados é difícil por causa da alta variabilidade entre os produtos, bem como à falta de consistência na dosagem e à variabilidade e imprecisão do controle de qualidade sobre a presença de outros canabinoides potencialmente ativos. Em um relatório do Colorado, embora 57% das famílias que usam esses produtos tenham relatado resultados positivos, não foram constatadas evidências de melhora no padrão da eletroencefalografia (EEG) em oito dos pacientes que supostamente apresentaram resposta positiva à droga.

Ademais, ocorreram efeitos adversos significativos, incluindo aumento das convulsões em 13% dos pacientes (Press, Knupp e Chapman, 2015). Curiosamente, famílias que se mudaram para o Colorado com o específico propósito de obter acesso a produtos de "óleo de cânhamo" relataram uma taxa mais alta de benefício do que aquelas que já moravam lá, o que sugere efeito placebo nos resultados autorrelatados.

É possível que alguns dos efeitos adversos do CBD observados nesses estudos estejam relacionados a interações com outros medicamentos antiepilépticos. Em um estudo com treze pacientes portadores de epilepsia refratária, que tomaram clobazam (uma droga antiepiléptica comum) concomitantemente, verificou-se que nove deles apresentaram redução maior que 50% nas convulsões. Houve relatos de efeitos colaterais em dez dos pacientes (77%), contudo, esses efeitos foram mitigados com a diminuição da dose de clobazam (Geffrey et al., 2015). De fato, estudos recentes com uso de modelagem farmacocinética mostram que a interação com o clobazam ministrado concomitantemente é uma explicação plausível para os efeitos "terapêuticos" do CBD na síndrome de Lennox-Gastaut e na de Dravet (Balachandran et al., 2021; Bergmann, Broekhuizen e Groeneveld, 2020).

O fenômeno do CBD (Epidiolex), um agente terapêutico aprovado pela FDA para epilepsia infantil resistente ao tratamento

O tratamento de uma forma rara e altamente resistente de epilepsia em crianças, a síndrome de Dravet, que apresenta taxa de mortalidade muito alta, é a indicação para a qual existem evidências clínicas mais robustas da eficácia do CBD. A partir do segundo ano de vida, as crianças afetadas pela síndrome de Dravet desenvolvem uma encefalopatia epiléptica cuja consequência é o comprometimento cognitivo, comportamental e motor (Devinsky et al., 2014). A pesquisa sobre um agente terapêutico contra essa doença foi agilizada pela ampla cobertura da imprensa sobre sucessos circunstanciais obtidos em 2016. Sanjay Gupta, principal correspondente médico do canal de televisão CNN, produziu dois especiais com uma hora de duração a respeito da eficácia da *Cannabis* rica em CBD no tratamento da síndrome de Dravet, uma doença que, em geral, é resistente aos medicamentos antiepilépticos convencionais.

Um dos primeiros estudos, Devinsky et al. (2016), foi um ensaio clínico aberto com a participação de 214 pacientes (com idades entre 1 e 30 anos), os quais receberam doses regulares de drogas antiepilépticas antes do estudo. Não houve grupo-controle com placebo. Todos os pacientes receberam inicialmente doses orais de CBD entre 2 e 5 mg/kg/dia, com aumento gradual até que fosse atingida a intolerância ou até uma dose máxima de 25 a 50 mg/kg/dia, dependendo do local do estudo. A principal medida foi a variação percentual na frequência das convulsões. A frequência mensal média de convulsões motoras, que era de 30 no início do estudo, apresentou redução para 15,8 durante o período de tratamento de doze semanas. Muito embora o objetivo principal do ensaio tenha sido a avaliação da segurança, o efeito da ausência de um grupo-controle com placebo é que os resultados não podem ser usados para a verificação da probabilidade de o CBD em si produzir efeitos específicos.

Em um artigo subsequente publicado no *New England Journal of Medicine*, Devinsky et al. (2017) relataram os resultados de um estudo controlado do tratamento com CBD para a síndrome de Dravet. Em um estudo duplo-cego e controlado por placebo, 120 crianças e adultos jovens, portadores da síndrome de Dravet, foram agrupados de forma aleatória para receber solução oral de CBD (20 mg/kg/dia) ou placebo, concomitantemente com o tratamento antiepiléptico-padrão. O CBD reduziu de 12,4 para 5,9 a frequência média de convulsões por mês (com 5% da amostra ficando livre de convulsões), enquanto a redução observada no grupo placebo foi de 14,9 para 14,1. Os efeitos adversos, que ocorreram com mais frequência no grupo CBD do que no grupo placebo, incluíram diarreia (31% *versus* 10%), perda de apetite (28% *versus* 5%) e sonolência (36% *versus* 10%), e levaram ao afastamento de oito pacientes do grupo CBD e apenas um do grupo placebo.

Um artigo semelhante publicado na *Lancet* (Thiele et al., 2018) avaliou a eficácia e a segurança do CBD em pacientes portadores da síndrome de Lennox-Gastaut, uma encefalopatia epiléptica que produz diversos tipos de convulsões resistentes ao tratamento tradicional, incluindo crises atônicas. Esse foi um estudo multicêntrico do qual participaram 24 centros clínicos localizados nos Estados Unidos, na Holanda e na Polônia. Um total de 171 pacientes (com idades entre 2 e 55 anos) foi alocado aleatoriamente para receber CBD (200 mg/kg, solução oral, com $n = 86$) ou a dose correspondente de placebo ($n = 85$), tendo sido mantido o tratamento antiepiléptico convencional (uma média de três medicamentos por paciente em cada grupo). O procedimento terapêutico foi realizado diariamente durante quatorze semanas, duas das quais com aumento da dose (começando em 2,5 mg/kg de CBD) e doze semanas de manutenção da dose de 200 mg/kg de CBD. Ao final do tratamento, foi adotada uma redução gradual da dose durante dez dias. O tratamento com CBD proporcionou diminuição de 43,9% em média na frequência de crises atônicas – eram no início 71,4 convulsões por paciente/mês e passaram para 31,4 durante o tratamento –, enquanto o decréscimo foi de 21,8% no grupo placebo – 74,7 no início e 56,3 durante o tratamento. Além disso, o CBD causou aumento do número de pacientes com redução superior ou igual a 50% da incidência de convulsões (44%, $n = 38$), em comparação com o placebo (24%, $n = 20$). Outros tipos de convulsões também apresentaram redução no grupo CBD (49,4% no grupo CBD, 22,9% no grupo placebo). No entanto, eventos adversos relacionados ao tratamento foram mais frequentes no grupo CBD do que no grupo placebo: diarreia (13% *versus* 4%), sonolência (14% *versus* 8%), diminuição do apetite (9% *versus* 1%) e vômitos (7% *versus* 5%). Aumentos nos testes de função hepática (mais de três vezes o limite superior de normalidade) ocorreram em vinte pacientes no grupo CBD e um no grupo placebo.

Em 2018, em virtude desses ensaios bem-sucedidos, a FDA aprovou nos Estados Unidos um produto de CBD oral puro (Epidiolex) para tratamento dessas doenças, e agora ele é comercializado na América do Norte e na Europa para a síndrome de Dravet e para a síndrome de Lennox-Gastaut. Ensaios recentes (Herlopian et al., 2020; Miller et al., 2020) deram sustentação para esse uso clínico.

CONSIDERAÇÕES FINAIS

A evidência clínica mais robusta da eficácia do CBD como agente terapêutico adjuvante está no tratamento da epilepsia infantil rara. O Epidiolex é um tratamento médico aprovado pela FDA para esses distúrbios. É fundamental a realização de mais ensaios clínicos para verificação da possibilidade de o CBD também ser um tratamento eficaz para a epilepsia na idade adulta. De fato, o *site* do NIH, www.clinicaltrials.gov, indica a existência de quarenta ensaios clínicos ativos. Aproximadamente metade desses estudos inclui participantes portadores de epilepsia infantil, e os outros abrangem todas as idades. A esperança é que os resultados desses ensaios tragam uma resposta sobre a generalidade do CBD como tratamento para epilepsia e, talvez, como agente terapêutico para crises não epilépticas.

5

Neuroproteção, proteção tecidual e câncer

Diversos artigos sobre ensaios pré-clínicos *in vitro* e *in vivo* com modelos de roedores demonstraram efeitos do CBD na neuroproteção, na proteção tecidual e até mesmo na redução de tumores (Pacher, Kogan e Mechoulam, 2020). Lamentavelmente, poucas ações foram tomadas no sentido de converter essas observações pré-clínicas em ensaios clínicos destinados a avaliar a eficácia do CBD em pacientes humanos. Neste capítulo, examinaremos a literatura existente, que se baseia principalmente em resultados de estudos *in vitro* e estudos pré-clínicos em animais.

CBD COMO MODULADOR REDOX

Antioxidantes são substâncias químicas que interagem com os radicais livres e os neutralizam; funcionalmente, são "devoradores de radicais livres". Os radicais livres (criados quando um átomo ou uma molécula ganha ou perde um elétron) são produzidos naturalmente no corpo e desempenham papel importante em muitos processos celulares normais. Em altas concentrações, no entanto, os radicais livres são maléficos para o corpo e danificam os componentes das células, inclusive o DNA, as proteínas e as membranas celulares. Os danos acarretados às células pelos radicais livres, em especial aqueles causados ao DNA, podem ter atuação significativa no desenvolvimento do câncer e de outros problemas de saúde.

Os tipos mais comuns de radicais livres formados nos tecidos vivos são aqueles que contêm oxigênio, denominados espécies reativas de oxigênio (*reactive oxygen species* – ROS). Os antioxidantes reduzem as ROS produzidas por eventos tóxicos, como a isquemia cerebral (acidente vascular encefálico – AVE). O grupo de pesquisa de Julius Axelrod (Hampson et al., 1998) demonstrou que tanto o THC como o CBD são antioxidantes neuroprotetores mais potentes do que os antioxidantes de referência clássicos testados na época. Essa ação antioxidante do CBD é responsável por muitos dos efeitos neuroprotetores discutidos neste capítulo. Parece que o CBD tem atuação importante como modulador redox na manutenção da saúde das células (Singer et al., 2015). Entre outros mecanismos potenciais, ele protege as células saudáveis dos danos causados pelas ROS, mas também pode, por meio da ativação das ROS, provocar a morte das células cancerígenas não saudáveis que se proliferam. Singer e colegas (2015) demonstraram que o tratamento com CBD combinado com a inibição do sistema natural de resposta antioxidante por Xc (subunidade catalítica SLC7A11) causa aumento de ROS por causa do sinergismo, o que resulta em efeitos antitumorais robustos. É possível que alguns dos efeitos do CBD em doenças neurológicas também possam envolver o aumento de ROS em razão desses efeitos sinérgicos.

O estresse oxidativo faz parte da fisiopatologia de inúmeras doenças do sistema nervoso. Uma revisão recente dessa literatura (di Giacomo et al., 2020) indica que os neurônios são particularmente suscetíveis a modificações redox por sua elevada taxa metabólica e sua limitada capacidade antioxidante. Os astrócitos possuem maior potencial antioxidante do que os neurônios. A sustentação astrocítica do sistema antioxidante neuronal é um mecanismo neuroprotetor fundamental contra danos oxidativos. Muito embora ainda seja limitada a compreensão que temos dos mecanismos de neuroproteção do CBD, está claro que os efeitos da droga não se limitam à modulação direta dos neurônios, mas se estendem às micróglias, aos oligodendrócitos e astrócitos (Scarante et al., 2020). Em diferentes modelos de isquemia cerebral e de neurogênese, os impactos positivos provocados pelo CBD estão fortemente relacionados à resposta dos astrócitos ao composto (Ceprian et al., 2019; Lafuente et al., 2011; di Giacomo et al., 2020).

CBD E SISTEMA IMUNE

A resposta imune é um equilíbrio delicado entre reações robustas para a defesa do corpo contra células estranhas, porém, limitada ou inexistente contra as células do próprio sistema imune (Nichols e Kaplan, 2020). Diversos tipos de células atuam em conjunto para garantir proteção contra invasores estranhos, mas também para evitar reações contra os antígenos próprios. O sistema imune inato é constituído por neutrófilos, macrófagos e outras células mieloides, componentes estes que destroem prontamente os patógenos. Quando a resposta inata é insuficiente, essas células podem ativar a resposta imune adaptativa, formada predominantemente por células T e B. As células T (células do timo) e as células B (células derivadas da medula óssea ou da bursa) são os principais componentes celulares da resposta imune adaptativa. As células T estão envolvidas na imunidade mediada por células, enquanto as células B são as principais responsáveis pela imunidade humoral (relacionada aos anticorpos).

As células T podem enviar sinais que recrutam e ativam outras células imunes ou induzir diretamente a apoptose das células infectadas. As células T também ajudam a estimular as células B, responsáveis pela produção de anticorpos para neutralização de patógenos ou intensificação da destruição de patógenos. A resposta imune inata e a ativação das células T provocam inflamação como resposta ao dano tecidual induzido pela destruição do patógeno, o que tem como consequência a produção de citocinas pró-inflamatórias. Entre as citocinas pró-inflamatórias típicas estão IL-1α, IL-1β, IL-6, TNF-α e IL-17A. Algumas citocinas são produzidas por subconjuntos específicos das células T; por exemplo, o subconjunto Th1 produz interferon-gama (IFN-γ), responsável pela citotoxicidade mediada por células, enquanto o subconjunto Th2 produz IL-4 e gera respostas mediadas por células β (Nichols e Kaplan, 2020). Outros resultantes que podem indicar a disrupção da resposta imune são o óxido nítrico ou a mieloperoxidase (MPO) produzidos das células inatas no processo de destruição dos patógenos.

As ações do CBD sobre as respostas do sistema imune podem envolver respostas inatas ou adaptativas. Tem sido sistematicamente observado que o CBD reduz a produção de citocinas, bem como produz apoptose e inibe o óxido nítrico *in vitro* (Nichols e Kaplan, 2020). A ação do CBD sobre o óxido nítrico é mediada pela supressão da enzima óxido nítrico sintase induzível (iNOS) em resposta à estimulação inflamatória. Foi demonstrado que ele elimina o fator de transcrição nuclear kappa-B (NF-κB), que é regulador da iNOS. O tratamento com CBD em modelos pré-clínicos *in vivo* mostrou diminuição da produção de IL-6 em macrófagos peritoneais estimulados com lipopolissacarídeo (LPS) (Weiss et al., 2008). O CBD também suprime os neutrófilos, por meio de sua redução em termos de quantidade e do enfraquecimento da atividade da MPO. O campo de estudos no qual tem sido examinada a maioria dos efeitos do CBD sobre o sistema imune são as células T. O CBD inibe a produção de IFN-γ em células T *in vitro* e *in vivo* (Nichols e Kaplan, 2020). Muitos dos mecanismos de ação do CBD nas células imunes inatas também são os agentes responsáveis por diminuir a ativação das células microgliais e produzir apoptose dessas células (Nichols e Kaplan, 2020). *In vivo*, o CBD reduz o acúmulo microglial na medula espinal em camundongos diabéticos, o que pode contribuir para sua capacidade de atenuação da dor neuropática (Toth et al., 2010). Existe o planejamento para um estudo intervencional, randomizado e aberto para a avaliação do CBD e do THC na ativação de células imunes em pacientes portadores de HIV (Costiniuk et al., 2019). Esse será o primeiro estudo em humanos a avaliar a tolerabilidade do CBD em pacientes humanos com HIV, bem como a ação do CBD nos marcadores inflamatórios nesses pacientes.

CBD E DOENÇAS VIRAIS

A doença causada pelo coronavírus 2019 (Covid-19), cujo agente é o betacoronavírus da síndrome respiratória aguda grave 2 (SARS-CoV-2), é uma doença respiratória que causou uma pandemia global nos últimos anos. Um número crescente de afirmações infundadas publicadas na Internet sugere que o CBD poderia ser usado para tratamento da Covid-19 em pacientes humanos, o que levou a FDA a divulgar comunicados de desaprovação (Shover e Humphreys, 2020). Como o CBD apresenta atividade anti-inflamatória e tem aprovação da FDA para tratamento de convulsões em crianças com epilepsia refratária a outros tratamentos, diversas análises sugeriram que ele poderia aliviar os sintomas da Covid-19, pelo menos nos estágios mais avançados da doença, uma fase denominada tempestade de citocinas (ver Hill, 2020; Brown, 2020; Costiniuk e Jenabian, 2020; Mamber et al., 2020). Os coronavírus fazem parte de uma grande família de vírus, mas a ação do CBD sobre essa linhagem de vírus (ou em qualquer outra) não foi investigada por meio de ensaios clínicos em humanos. (Para ter acesso a uma excelente revisão das vantagens e desvantagens do CBD como agente potencial para o tratamento da Covid-19, revisão esta baseada em resultados de estudos *in vitro* e estudos pré-clínicos, ver Malinowska et al., 2021).

As evidências obtidas pelos estudos *in vitro* levam a crer que o CBD pode reduzir a penetração do SARS-CoV-2 nas células, por meio da inibição das proteínas (enzima conversora de angiotensina 2; ACE2; e serina protease transmembranar 2: TMPRSS2) responsáveis pela entrada do vírus nas células (Wang et al., 2020). Além disso, também foi demonstrada uma ação antiviral direta do CBD em uma cultura de células Vero infectadas com SARS-CoV-2 (Raj et al., 2021). Ele apresentou um valor de IC_{50} igual a 8 μM por seu efeito inibitório sobre a replicação do SARS-CoV-2, e se mostrou pelo menos tão potente quanto o rendesivir, outro potencial composto antiviral sendo prescrito para o tratamento da Covid-19.

A eficácia do CBD como inibidor da replicação do SARS-CoV-2 nas células conta com a sustentação recente de ensaios *in vitro* e limitada comprovação *in vivo* (Nguyen et al., 2022). O CBD reduziu a replicação nas células do epitélio pulmonar humano por meio da inibição da expressão do gene viral após a penetração do vírus nas células. Além disso, ele diminuiu a concentração viral no pulmão e nos cornetos nasais de camundongos infectados com SARS-CoV-2, o que representa uma primeira evidência pré-clínica em respaldo ao uso do CBD como tratamento potencial para essa doença viral (Nguyen et al., 2022). CBDA e CBGA também demonstraram, em estudo *in vitro,* a capacidade de impedir a entrada do SARS-CoV-2 vivo em células epiteliais humanas (Van Breemen et al., 2022). Anteriormente, já houve comprovação *in vitro* de que o CBD inibe a replicação do vírus da hepatite C, mas não do vírus da hepatite B (Lowe, Toyang e McLaughlin, 2017). Por fim, um estudo pré-clínico em camundongos demonstrou a eficácia do CBD para a redução da síndrome do desconforto respiratório agudo e da tempestade de citocinas, induzidas em camundongos pelo ácido poli-inosínico-policitidílico (poli (I:C)), um análogo sintético do RNA viral de fita dupla (Khodadadi et al., 2020), resultado possivelmente decorrente da ação do CBD na atenuação da inflamação. O banco de dados hospedado em www.clinicaltrials.gov apresenta uma relação de oito ensaios clínicos nos quais está sendo avaliado o uso do CBD no contexto da Covid-19.

Muito embora alguns pacientes com Covid-19 apresentem apenas febre leve, tosse ou dor muscular, alguns têm agravamento repentino nos estágios mais avançados da doença. Nesses estágios, o SARS-CoV-2 pode desencadear uma tempestade de citocinas, o que eleva demais o nível dos mediadores pró-inflamatórios, resultando em um estado de hiperinflamação (Mehta et al., 2020). Ao mesmo tempo, relatos recentes publicados no *New England Journal of Medicine* (2021) dão conta de que tratamentos capazes de reduzir essa fase da tempestade de citocinas causada pela inflamação associada ao SARS-CoV-2, como o glicocorticoide dexametasona, produziram efeitos benéficos em pacientes que estavam recebendo ventilação invasiva ou apenas oxigênio (RECOVERY Collaborative Group, 2021). Os autores observam, no entanto:

> que os efeitos benéficos dos glicocorticoides em infecções respiratórias virais graves dependem da escolha da dose certa, no momento certo, para o paciente certo. Se esse tratamento for administrado em um momento no qual é extremamente importante o controle das replicações virais, e o nível de inflamação é pequeno, doses elevadas podem ser mais prejudiciais do que favoráveis.

Em razão de seus efeitos anti-inflamatórios, diversas análises sugeriram que o CBD também pode ser eficaz para redução da tempestade de citocinas nesses pacientes. Um estudo retrospectivo recente com 150 casos confirmados de Covid-19, em Wuhan, China, leva a crer que valores elevados de indicadores inflamatórios, como IL-6, prenunciavam desfecho com óbito (Ruan et al., 2020). A inibição da via de IL-6 pode produzir resultados benéficos nos casos graves de Covid-19 (Fu, Xu e Wei, 2020) e, de fato, o tocilizumabe, um tratamento que bloqueia o receptor de IL-6, mostrou-se promissor do ponto de vista clínico (Xu, Han et al., 2020). Curiosamente, em modelos de asma e lesão pulmonar aguda de roedores, o tratamento com CBD também reduziu os níveis séricos de citocinas, inclusive da IL-6, levantando a hipótese de que ele controla a resposta inflamatória exagerada observada nesses modelos animais

(Vuolo et al., 2015; Ribeiro et al., 2012, 2015). Mais recentemente, Anil et al. (2021) demonstraram que o CBD exibiu atividade anti-inflamatória nas células epiteliais pulmonares, reduzindo IL-6 e IL-8 (duas das citocinas que caracterizam a tempestade de citocinas em pacientes com Covid-19 grave) em uma linhagem de células alveolares. No entanto, os efeitos anti-inflamatórios do CBD foram observados apenas dentro de uma faixa de dose muito estreita, conforme demonstrado anteriormente, o que limita sua utilização potencial na terapia clínica. Não se sabe ainda se esses efeitos também seriam observados em pacientes humanos.

Muito embora o uso do CBD como tratamento anti-inflamatório pareça plausível, a redução da atividade dos mediadores inflamatórios nas situações em que se lida com vírus pode, na verdade, não ser frutífera, porque há o risco de atenuação das respostas imunes do hospedeiro a infecções virais agudas, com possibilidade de avanço da doença e até mesmo morte (Reiss, 2010; Tahamtan et al., 2016). O momento da administração do tratamento pode ser decisivo. Conforme analisado por Brown (2020), em um ensaio clínico de fase 3 do Epidiolex para distúrbios convulsivos, as infecções foram 30% mais comuns em pacientes com CBD em comparação ao placebo. Entre as infecções, as virais (11% de CBD *versus* 6% de placebo) e a pneumonia (5% de CBD *versus* 1% de placebo) apresentaram os maiores aumentos no caso do tratamento com CBD. Esse resultado leva a crer que o CBD pode, na verdade, diminuir a capacidade de combate às infecções, o que não é favorável do ponto de vista terapêutico.

Além de sua ação anti-inflamatória, o CBD também pode induzir apoptose em células de mamíferos, um processo que é considerado componente essencial das respostas do hospedeiro a infecções virais (Sledzinski et al., 2018; Orzalli e Kagan, 2017). A situação atual das evidências nesse sentido foi avaliada recentemente (Tagne et al., 2020).

À medida que os cientistas aprendem mais sobre esse novo SARS-CoV-2, podem surgir estratégias de tratamento mais eficazes. De fato, os pacientes assintomáticos de Covid-19 podem ser a melhor fonte de informações, já que eles foram infectados pelo vírus, mas seu corpo conseguiu se defender. O que há fisiologicamente diferente nesses pacientes?

CBD E ISQUEMIA CEREBRAL

No decurso de um episódio isquêmico cerebral, comumente conhecido como acidente vascular encefálico (AVE), são liberadas grandes quantidades de glutamato, um neurotransmissor excitatório, o que provoca morte neuronal por hiperestimulação dos receptores de glutamato. Essa hiperestimulação causa estresse metabólico e acúmulo de níveis tóxicos de cálcio na célula. Estudos *in vitro* e *in vivo* demonstraram que essa neurotoxicidade pode ser reduzida por meio de antioxidantes, bem como de antagonistas dos receptores de glutamato. Os antioxidantes são neuroprotetores por sua capacidade de reduzir as ROS tóxicas formadas no momento do estresse isquêmico. Foi demonstrado o potencial do efeito antioxidante do CBD (ED_{50} 2-4 μM) para impedir a morte celular produzida pelo glutamato em culturas de neurônios corticais de ratos (Hampson et al., 1998, 2000).

Também se demonstrou em um modelo *in vivo* de AVE em ratos a capacidade neuroprotetora do CBD contra a isquemia, em razão de sua ação antioxidante (Hampson et al., 2000). Em ratos anestesiados, foi feita uma sutura subindo através da artéria carótida até a artéria cerebral média (*middle cerebral artery* – MCA). A sutura que bloqueou o fluxo sanguíneo foi deixada no local durante noventa minutos e depois removida. Antes da realização de uma bateria de testes neurológicos, os animais ficaram em recuperação por um período de 48 horas. Após os testes, os ratos foram sacrificados, seus cérebros fixados e fatiados, e a área do infarto foi calculada por imagens computadorizadas. Antes da isquemia, os animais receberam por via intravenosa (IV) 5 mg/kg de CBD ou do excipiente (a solução na qual o CBD é misturado, usada como controle). Uma segunda dose de 20 mg/kg de CBD ou do excipiente foi administrada por via intraperitoneal (IP) doze horas após a cirurgia. A análise das imagens cerebrais produzidas pelo computador revelou que o tamanho da área do infarto produzido pela perda de fluxo sanguíneo teve redução de 60% nos ratos tratados com CBD em comparação com aqueles que receberam o excipiente. Além disso, os testes neurológicos revelaram que os ratos tratados com CBD sofreram dano neurológico significativamente menor do que os ratos tratados com o excipiente. Pesquisas subsequentes com gerbos mostraram que a administração de CBD (1,25-20 mg/kg, IP) cinco minutos após o evento isquêmico produziu uma curva de representação dos efeitos neuroprotetores em forma de sino e dose-dependente, e a maior eficácia é observada em 5 mg/kg (Braida et al., 2003). Também foi demonstrado que o CBD administrado imediatamente antes e três horas após um evento isquêmico reverteu o dano cerebral em camundongos, agindo como antioxidante e como agonista do receptor 5-HT_{1A} (Mishima et al., 2005); não houve manifestação de tolerância aos efeitos neuroprotetores do CBD ao longo de quatorze dias de tratamento (Hayakawa et al., 2008). Não foram realizados testes em humanos para demonstração do potencial do CBD para restauração da função em casos de isquemia cerebral.

CBD E OS EFEITOS CARDIOVASCULARES

Os efeitos neuroprotetores do CBD foram analisados recentemente (Pacher, Kogan e Mechoulam, 2020). O infarto do miocárdio, comumente conhecido como ataque cardíaco, ocorre quando o coração recebe um fluxo sanguíneo insuficiente, causando necrose (dano ao tecido cardíaco). Foi demonstrado em modelos de infarto do miocárdio em ratos e coelhos que o CBD diminui a necrose miocárdica, por meio da atenuação do estresse oxidativo e melhora dos mecanismos de defesa antioxidante (Durst et al., 2007; Feng et al., 2015). Também foram observados efeitos benéficos do CBD em modelos animais de cardiomiopatia, uma doença que causa o aumento do músculo cardíaco. Em modelos de cardiomiopatia produzida em ratos e camundongos pela droga quimioterápica tóxica doxorrubicina, o CBD melhorou a função cardíaca e atenuou a apoptose das células ao diminuir o estresse oxidativo (Hao et al., 2015; Fouad, Al-Mulhim e Gomaa, 2013). O tratamento crônico com CBD também melhorou a disfunção miocárdica e a morte celular induzidas por diabetes tipo I, ao enfraquecer a ativação do NF-κB (potencializador do fator nuclear kappa de células B ativadas), um complexo de proteínas que controla a transcrição do DNA, a produção de citocinas e a sobrevivência celular (Rajesh et al., 2010; Pacher, Kogan e Mechoulam, 2020). Esses achados pré-clínicos são o fundamento lógico para a realização de um ensaio clínico exploratório destinado a avaliar a segurança do CBD em pacientes com insuficiência cardíaca (NCT03634189).

CBD E LESÕES E DOENÇAS HEPÁTICAS E RENAIS

Foi demonstrada, em roedores, a capacidade do CBD para reduzir a lesão hepática de isquemia e reperfusão e a lesão hepática induzida pelo consumo excessivo de álcool (Mukhopadhyay et al., 2011). Por meio da atenuação dos principais marcadores inflamatórios, o CBD diminuiu a extensão da inflamação hepática, assim como o estresse oxidativo e a morte celular. Além disso, ele melhorou a função cognitiva em um modelo animal com camundongos acometidos por encefalopatia hepática produzida por ligadura do ducto biliar (Magen et al., 2009). Um estudo randomizado e parcialmente cego com duração de 9 semanas (8 semanas de tratamento e 1 semana de acompanhamento de segurança) avaliou os efeitos do CBD em participantes humanos portadores de níveis elevados de triglicerídeos hepáticos (gordura hepática de 5% ou mais), clinicamente diagnosticados com esteatose hepática (www.clinicaltrials.gov, NCT01284634: GW Pharmaceuticals). Doses de CBD variando de 200 a 800 mg/dia reduziram os níveis de triglicerídeos hepáticos em relação à medição inicial entre os pacientes tratados com CBD, mas não entre aqueles tratados com placebo.

CBD, INFLAMAÇÃO E COLITE

Os efeitos anti-inflamatórios do CBD observados na maioria dos modelos são mediados pela atenuação da infiltração ou proliferação de células T, assim como ativação microglial e consequente estresse oxidativo e resposta inflamatória (Pacher, Kogan e Mechoulam, 2020). Dados promissores de ensaios pré-clínicos justificaram a realização de um ensaio clínico humano em pacientes com colite ulcerativa, aos quais foi administrado um extrato botânico rico em CBD. Muito embora o desfecho principal (a porcentagem de pacientes em remissão após o tratamento) não tenha sido alcançado (CBD 28%, placebo 26%), o CBD reduziu de fato alguns sintomas da colite ulcerativa (Irving et al., 2018). (Ver também o Capítulo 7 sobre os efeitos do CBD na inflamação do trato gastrointestinal e na síndrome do intestino irritável.)

CBD E DOENÇAS AUTOIMUNES

Uma resposta imune (ou ataque imunológico) anormal às células normais do corpo pode afetar diversos sistemas orgânicos e provocar uma doença autoimune. Existem cerca de oitenta doenças autoimunes conhecidas e o mecanismo da maioria delas ainda não foi totalmente esclarecido. Tem ampla aceitação o entendimento de que algumas doenças autoimunes são desencadeadas por infecções que, por sua vez, ativam a produção de anticorpos não integralmente específicos para o agente infeccioso e que acabam interagindo com outras proteínas. Também estão envolvidos os fatores ambientais e a genética. Foi demonstrado que o CBD atua sobre algumas doenças autoimunes. (Para ter acesso a uma revisão recente, ver Nichols e Kaplan, 2020.) A seguir, apresentamos os dados publicados sobre algumas doenças autoimunes (ou semelhantes a elas). Os dados publicados sobre psoríase, esclerose múltipla e artrite são apresentados em outras partes deste livro.

Diabetes tipo 1

Nessa doença, o sistema imune destrói as células beta das ilhotas de Langerhans, responsáveis pela produção de insulina no pâncreas. Weiss e colegas (2006) relataram que o CBD reduziu a incidência de diabetes em camundongos fêmeas, jovens e não obesas com propensão a diabetes (*nonobese diabestes-prone* – NOD). Ele também produziu significativa redução dos níveis plasmáticos das citocinas pró-inflamatórias IFN-γ e TNF-α, bem como diminuiu a produção de citocinas associadas a Th1 *in vitro* e aumentou as citocinas IL-4 e IL-10 associadas a Th2. Em uma publicação posterior, o mesmo grupo (Weiss et al., 2008) mostrou que a administração de CBD (cinco injeções semanais durante quatro semanas) a camundongos NOD fêmeas, com 11 a 14 semanas de idade, que se encontravam em um estágio latente de diabetes ou apresentavam sintomas iniciais da doença, atenuou as manifestações da enfermidade. O diabetes foi diagnosticado em apenas 32% dos camundongos do grupo tratado com CBD, em comparação com 86 e 100%, respectivamente, do grupo tratado com o excipiente e do grupo que não recebeu tratamento. Além disso, o nível da citocina pró-inflamatória IL-12 produzida pelos esplenócitos apresentou expressiva redução, enquanto o nível do anti-inflamatório IL-10 ficou significativamente aumentado após o tratamento com CBD. O exame histológico das células do pâncreas dos camundongos tratados com CBD revelou mais ilhotas intactas do que dos grupos-controle. Os autores sugerem que o CBD, que se sabe ser seguro em seres humanos, poderia ser usado como agente terapêutico para o tratamento do diabetes tipo 1.

Os aspectos positivos dessas observações são corroborados pelos dados obtidos por Lehmann et al. (2016), que utilizaram métodos experimentais diferentes dos do grupo de Weiss et al. O grupo de Lehmann et al. administrou doses diárias de 5 mg/kg de CBD durante dez semanas a camundongos NOD fêmeas com sete semanas de idade. A ativação de leucócitos e a densidade capilar funcional foram quantificadas por meio de microscopia intravital. Eles constataram que o tratamento com CBD reduziu a inflamação pancreática precoce em diabetes tipo 1. Dados os resultados positivos obtidos em ratos por dois grupos diferentes, que empregaram métodos diferentes, o CBD deveria ter sido testado em pacientes humanos. No entanto, nenhum trabalho clínico foi relatado. Mais uma vez, o que estamos esperando?

Também foi constatada melhora proporcionada pelo CBD em comportamentos semelhantes à depressão e à ansiedade em camundongos com diabetes tipo 1 (Chaves et al., 2020). Essa observação pode ser relevante no caso de pacientes humanos acometidos por diabetes tipo 1, pois neles a depressão e a ansiedade são pelo menos duas vezes mais intensas do que em indivíduos saudáveis.

Doença do enxerto contra o hospedeiro (GvHD)

Os transplantes de medula óssea são tratamentos médicos importantes em certos tipos de câncer. No entanto, os glóbulos brancos doados, que permanecem dentro do enxerto, identificam o hospedeiro como um tecido estranho e podem atacar as células do corpo do receptor, causando GvHD (*graft versus host disease*). Esse efeito pode ser considerado uma reação autoimune reversa e é importante obstáculo para o sucesso do transplante alogênico de células hematopoiéticas (*allogeneic hematopoietic cell transplantation* – aloHCT).

Como o CBD é um potente agente anti-inflamatório e imunossupressor, foi levantada a hipótese de que ele seria capaz de diminuir a incidência e a gravidade da GvHD após um aloHCT (Yeshurun et al., 2015). Um grupo de 48 pacientes adultos participou de um ensaio clínico, no qual foram submetidos a um aloHCT. A profilaxia para GvHD se deu por meio da administração de ciclosporina e de um período curto de metotrexato; para os pacientes que receberam o transplante de um doador que não é da família, também foi ministrada uma dose baixa de globulina anticélula T. O CBD foi administrado por via oral, em uma dose de 300 mg/dia, começando sete dias antes do transplante e terminando no dia 30. Houve acompanhamento médio de dezesseis meses. Nenhum dos pacientes desenvolveu GvHD agudo durante o período em que tomou CBD. Em uma comparação entre pacientes que receberam e que não receberam CBD, constatou-se que os que receberam desenvolveram um grau significativamente menor de GvHD (incluindo doença muito grave). Os autores concluem que a combinação de CBD com a profilaxia-padrão de GvHD é uma estratégia segura e promissora para a redução da incidência de GvHD agudo. Uma empresa farmacêutica (Kalytera Therapeutics) publicou que está desenvolvendo tratamento com CBD para GvHD.

Hepatite autoimune experimental

A administração de CBD inibiu a hepatite experimental (Hegde, Nagarkatti e Nagarkatti, 2011), bem como todos os marcadores de inflamação associados. A hepatite aguda foi provocada pela injeção de concanavalina A (ConA) em camundongos do tipo C57BL/6. A doença se caracterizou por aumento significativo da aspartato transaminase, bem como pela indução de citocinas inflamatórias e infiltração de células mononucleares no fígado. A administração de CBD foi feita após a de ConA. Demonstrou-se que o mecanismo envolve a indução, pelo CBD, de células supressoras derivadas de mieloides (*myeloid-derived supressor cells* – MDSCs), o que impede a proliferação de células T e, portanto, confere proteção significativa contra a hepatite induzida por ConA. Também foi demonstrado que uma MDSC contém a hepatite por intermédio do receptor vaniloide TRPV1. Camundongos com deficiência de TRPV1 não tiveram essa proteção. Os autores concluem que "o CBD, que desencadeia MDSCs por meio da ativação dos receptores vaniloides TRPV1, pode vir a ser uma nova modalidade terapêutica para tratamento de doenças inflamatórias".

Miocardite autoimune

Lee e colegas (2016) relataram os resultados de um estudo sobre os efeitos do CBD em um modelo consolidado de miocardite autoimune experimental (*experimental autoimmune myocarditis* – EAM) em camundongos, uma doença autoimune caracterizada pela inflamação do coração. A doença foi induzida por meio da imunização com miosina cardíaca, que provocou inflamação mediada por células T, morte celular de cardiomiócitos, fibrose e disfunção miocárdica. As características observadas da EAM foram: intensa infiltração miocárdica de células T, profunda resposta inflamatória e fibrose acompanhada de acentuado enfraquecimento das funções cardíacas sistólica e diastólica. O tratamento crônico com CBD, em camundongos, atenuou em grande medida a resposta inflamatória e a lesão mediadas por células T $CD3^+$ e $CD4^+$, bem como a fibrose miocárdica e a disfunção cardíaca. Os autores concluem que "o CBD pode representar um novo recurso terapêutico promissor para o tratamento da miocardite autoimune e, possivelmente, de outras doenças autoimunes e transplante de órgãos".

A condição de diversas doenças autoimunes

Doença de Crohn Pacientes que usam *Cannabis* em diversas formas relataram que ela tem efeito positivo no controle de sua doença. No entanto, como a quantidade de CBD na *Cannabis* medicinal é muito variável, não se pode projetar conclusões. Naftali e colegas (2017) demonstraram que a administração de CBD oral puro (10 mg, duas vezes ao dia, durante oito semanas) a pacientes com Crohn produziu resultados negativos. Mas vale salientar que a dose de CBD administrada foi bastante baixa. (Para uma análise, ver Naftali 2020. Ver também o Capítulo 7 para uma discussão sobre os efeitos do CBD na síndrome do intestino irritável.)

Lúpus eritematoso sistêmico O lúpus eritematoso sistêmico (LES) é uma doença autoimune crônica que causa inflamação e dano tecidual em órgãos como a pele, o cérebro, os pulmões e os rins. O efeito do CBD (dose diária de 25 mg/kg, subcutâneo, começando às quatorze semanas de idade) na progressão da doença em um modelo murino de LES foi avaliado ao longo de vinte semanas (Katz-Talmor et al., 2018). O CBD causou progressão da doença glomerular com significativo aumento na proteinúria. Observou-se tendência a uma sobrevida menor. A conclusão dos autores foi que o CBD acelerou a progressão da doença. Essa ocorrência não foi observada em estudos murinos nem clínicos de outras doenças e parece ser específica do LES.

CBD E DOENÇAS NEURODEGENERATIVAS

As doenças neurodegenerativas que acometem o sistema nervoso central (SNC), entre elas a esclerose múltipla (EM), a doença de Alzheimer (DA), a doença de Parkinson (DP) e a doença de Huntington (DH), são caracterizadas pela perda progressiva de subpopulações neuronais específicas, com impacto sobre regiões específicas do cérebro, da medula espinal e dos sistemas de neurotransmissores, produzindo diferentes sintomas clínicos. Atualmente, não existe cura para nenhum desses transtornos. Há evidências *in vitro* e *in vivo* que atestam o papel promissor que os canabinoides podem ter no alívio dos sintomas ou no retardamento da progressão dessas doenças; no entanto, são limitadas as evidências que indiquem sua possível eficácia no tratamento delas.

Esclerose múltipla (EM)

A EM é uma doença inflamatória que atinge o cérebro e a medula espinal e se caracteriza pela infiltração de linfócitos, o que causa danos à mielina e aos axônios. Durante a fase inicial da doença, a inflamação é apenas temporária e ocorre remielinização, com consequente surto de recuperação dos pacientes. No entanto, ao longo do tempo, uma ativação microglial generalizada causa neurodegeneração crônica, fazendo a incapacitação do paciente aumentar de forma progressiva. Os medicamentos disponíveis atualmente para tratamento da EM podem reduzir a frequência de novos episódios, mas não conseguem reverter o curso da doença (Pryce e Baker, 2014).

A *Cannabis* ganhou papel de destaque para controle de alguns dos sintomas da EM, entre eles, incontinência urinária, tremores e espasticidade (Pryce e Baker, 2014); de fato, o nabiximol (Sativex [2,7 mg THC: 2,5 mg CBD/*spray*]) foi aprovado na Europa e no Canadá para tratamento da espasticidade e da dor neuropática decorrentes da EM. Há mais de uma década, foram realizados diversos ensaios controlados para a avaliação da segurança e da eficácia do nabiximol contra os sintomas da EM (Friedman, French e Maccarrone, 2019). Foi feito um estudo com 160 pacientes acometidos por EM e escolhidos aleatoriamente, para comparação de nabiximol *versus* placebo no tratamento de vários sintomas da EM (espasticidade, espasmos, problemas de bexiga, tremores e dor). Não houve diferença geral no resultado do conjunto de sintomas, mas 37 pacientes indicaram melhora na espasticidade (Wade et al., 2004). Um segundo estudo com 337 pacientes acometidos por espasticidade moderada a grave relatou redução dos sintomas (escala numérica de avaliação reportada pelo paciente) na comparação entre nabiximol e placebo (Collin et al., 2010). A revisão baseada em evidências da Academia Americana de Neurologia concluiu que houve uma provável eficácia do nabiximol na redução dos sintomas de espasticidade relatados pelo paciente, porém, não em termos de medidas objetivas de espasticidade (Novotna et al., 2011). Em um terceiro ensaio clínico com seres humano, para estudo dos sintomas da EM, os pacientes foram submetidos a um tratamento de fase A durante quatro semanas para identificação daqueles que responderam ao tratamento com nabiximol (aproximadamente metade dos participantes), e esses foram então agrupados aleatoriamente para receber nabiximol ou placebo na fase B. Nesta segunda fase, os pacientes que receberam nabiximol apresentaram redução de 30% ou mais na espasticidade em comparação com os que receberam placebo (Novotna et al., 2011; Markova et al., 2019). Mais recentemente, em um quarto estudo, 15 pacientes com EM progressiva foram comparados com 14 participantes saudáveis de um grupo-controle, antes e durante um tratamento-padrão com nabiximol, usando escalas clínicas para espasticidade e dor, bem como medidas neurofisiológicas diretas por eletromiografia (Vecchio et al., 2020). Muito embora os grupos não apresentassem diferenças significativas nas variáveis neurofisiológicas antes do tratamento, as medidas de espasticidade e dor por escalas clínicas e escalas neurofisiológicas tiveram resultado melhor nos pacientes com EM durante o tratamento. Esses resultados sugerem a possibilidade de que um subconjunto de pacientes com EM experimente alívio dos sintomas da doença com uso do nabiximol.

A despeito dessas descobertas positivas em relação ao nabiximol para pacientes com EM, não foram realizados estudos clínicos em seres humanos sobre a ação do CBD sozinho para esses sintomas. Como as evidências pré-clínicas sugerem que a espasticidade dos membros posteriores em modelos de EM com camundongos é reduzida pelos agonistas do receptor CB_1 e aumentada pelos antagonistas desse mesmo receptor, é provável que seja o THC o agente ativo do Sativex responsável pela redução desses sintomas (Wilkinson et al., 2003). No entanto, uma descoberta pré-clínica recente em camundongos leva a crer que o tratamento diário com propilenoglicol em creme com 1% de CBD puro pode produzir efeitos neuroprotetores contra a encefalite autoimune (EAI), um modelo de EM (Giacoppo et al., 2015). O tratamento começou quando apareceram os primeiros sintomas da doença, e os camundongos foram observados diariamente para identificação de sinais de EAI (paralisia dos membros posteriores) e perda de peso. Um mês após a indução da EAI, os tecidos da medula espinal e do baço foram examinados. Os resultados indicaram que o tratamento com CBD reduziu a paralisia dos membros posteriores e a desmielinização linfocítica nos tecidos da medula espinal, além do que diminuiu a liberação de citocinas pró-inflamatórias e os marcadores de lesão oxidativa, levando a crer que o CBD sozinho pode ser útil no tratamento da EM e dos sintomas a ela associados. (Ver também o Capítulo 7 para uma discussão mais aprofundada sobre dor na EM.)

Doença de Alzheimer (DA)

A DA é caracterizada por um declínio da função cognitiva e intelectual com impactos sobre a vida cotidiana. O cérebro de pacientes portadores de DA mostra acúmulo da proteína beta-amiloide em placas senis extracelulares em diversas regiões do cérebro, particularmente o hipocampo, o córtex cerebral pré-frontal e a amígdala. Um segundo marcador da DA é a presença de emaranhados neurofibrilares intracelulares formados pela proteína tau hiperfosforilada. Acredita-se que esses distúrbios da função cerebral sejam consequência da neuroinflamação e do estresse oxidativo (Ahmed et al., 2015; Watt e Karl, 2017).

Inúmeros estudos *in vitro* e *in vivo* demonstraram que os agonistas canabinoides (como o THC) reduzem a neurotoxicidade da beta-amiloide por meio dos mecanismos de ação dos receptores CB_1 e CB_2. Após a administração subcrônica de três semanas, também se observou a ação do CBD como inibidor da ativação microglial induzida por β-amiloide tanto *in vitro* como *in vivo* (Martin-Moreno et al., 2011). O CBD inibiu a toxicidade do peptídeo β-amiloide *in vitro* e *in vivo*, bem como a hiperfosforilação da proteína tau *in vitro* em uma linhagem celular de neurônios (Aso et al., 2015). Finalmente, ele também diminuiu o comprometimento da memória causado por β-amiloide em modelos de camundongos (Aymerich et al., 2018; Martin-Moreno et al., 2011). Mais recentemente, descobriu-se que a administração crônica de CBD (5 mg/kg, IP, diariamente durante três semanas) reverteu a deficiência no reconhecimento de objetos em camundongos fêmeas transgênicos com DA (APPxPS1) (Coles et al., 2020). No entanto, não foram realizados ensaios clínicos em humanos para estudo do CBD como tratamento para pacientes com essa doença.

Doença de Parkinson (DP)

A DP é caracterizada pela degeneração progressiva dos neurônios dopaminérgicos da substância negra, degeneração esta que pode ser desencadeada por predisposição genética em combinação com fatores ambientais desconhecidos (Fernandez-Ruiz et al., 2014). Ela é uma doença motora que afeta de 1 a 2% da população com idade igual ou superior a 65 anos. Os agonistas dos receptores CB_1 e CB_2 se mostraram promissores em diversos modelos *in vitro* e *in vivo*. São muito limitadas as evidências pré-clínicas da eficácia do CBD na restauração dos níveis de dopamina em modelos de DP em ratos, havendo um estudo que mostra eficácia do CBD na restauração dos níveis de dopamina, enquanto outro aponta que ele foi ineficaz (Aymerich et al., 2018). Não foram publicados dados do tratamento com CBD para DP em ensaios clínicos com seres humanos, mas houve publicação recente de um estudo aberto, com aumento gradual da dose para avaliação da segurança e da tolerabilidade do CBD (Epidiolex) na DP (Leehey et al., 2020). A dose de CBD começou com

5 mg/kg/dia, passando para 20 e 25 mg/kg/dia, e foi depois mantida por 10 a 15 dias. Todos os treze pacientes acometidos com DP relataram efeitos adversos leves, incluindo diarreia, sonolência e fadiga. Em cinco participantes, houve elevação das enzimas hepáticas na dose mais alta. Dez dos pacientes que completaram o estudo apresentaram melhora no distúrbio do movimento, bem como no sono. É necessária a realização de ensaios clínicos randomizados para investigação de diversas formas de *Cannabis* no tratamento da doença.

Doença de Huntington (DH)

A DH é uma doença neurodegenerativa progressiva e hereditária. Uma mutação sofrida pelo gene da huntingtina (IT15) causa danos aos neurônios do corpo estriado, o que tem como consequência distúrbios motores e cognitivos. Os primeiros ensaios clínicos com CBD para tratamento da disfunção motora não tiveram sucesso (Fernandez-Ruiz et al., 2014; Consroe et al., 1991), apesar das evidências *in vitro* de que ele pode ter ação neuroprotetora nessa doença, agindo como antioxidante e reduzindo a lesão oxidativa (Fernández-Ruiz et al., 2014). Um ensaio clínico de pequena escala, com padrão duplo-cego, randomizado, cruzado e controlado por placebo (NCT01502046), do qual participaram 26 pacientes portadores de DH, não demonstrou ação benéfica do nabiximol (Sativex: 2,7 mg de THC/2,5 mg de CBD, em *spray* oromucoso, durante doze semanas) nas funções motoras, cognitivas, comportamentais ou funcionais em comparação ao placebo (Lopez-Sendon Moreno et al., 2016). Ensaios clínicos realizados até o momento não respaldam o uso do CBD no tratamento da DH em humanos.

Conclusão: CBD e doenças neurodegenerativas

Não há ensaios clínicos adequadamente controlados sobre o uso do CBD em humanos para tratamento de quaisquer doenças neurodegenerativas, e são muito limitadas as evidências pré-clínicas de sua eficácia no tratamento desses distúrbios. Os dados pré-clínicos mais promissores dizem respeito ao tratamento da DA, porém, é importante enfatizar que esses dados são limitados e restritos a estudos pré-clínicos *in vitro* e *in vivo*. O Sativex (THC:CBD) é um tratamento aprovado no Canadá e na Europa para tremores e dor neuropática em pacientes com EM; no entanto, as evidências pré-clínicas levam a crer que a substância terapeuticamente benéfica para essa doença é o THC, e não o CBD.

CBD E DOENÇAS DE PELE

Houve revisões recentes (Nickles e Lio, 2020) do uso do CBD em dermatologia (trata-se de esperança ou euforia?). A literatura atual indica que ele pode ser benéfico no tratamento de doenças de pele, particularmente acne, prurido crônico (coceira na pele) e dermatite atópica, mas os estudos tendem a ser de pequena escala e carecem de um planejamento rigoroso. Há necessidade de ensaios randomizados e controlados, de alta qualidade, para plena avaliação da eficácia e segurança dos compostos do CBD, antes de sua promoção para tratamento de doenças dermatológicas.

Nos EUA, os produtos contendo CBD podem ser comprados via *on-line*, no balcão e em dispensários de *Cannabis*.[1] Eles têm sido comer-

---

1 N.R.C.: No Brasil, os produtos derivados de *Cannabis* podem ser adquiridos por meio de farmácias, de importação (Anvisa), de associações de pacientes, do SUS (em alguns estados brasileiros), de autocultivo (por meio de *Habeas Corpus*). Todas as formas de acesso devem reunir relatório e prescrição médica, além de outros documentos.

cializados para os consumidores como produtos anti-inflamatórios e analgésicos. Há quem o propale como cura para acne, eczema, psoríase e prurido. E outros, ainda, alardeiam seu valor cosmético para redução do envelhecimento da pele, aumento da hidratação da pele e até aumento da hidratação dos cabelos. De fato, esses produtos receberam o aval de celebridades, tendo o mercado global de cosméticos para pele um valor estimado entre 135 bilhões e 155 bilhões de dólares em 2021 (Jhawar et al., 2019). Contudo, muitas dessas argumentações são infundadas. Até agora, foram publicados poucos ensaios clínicos em humanos que avaliem a eficácia do CBD para tratamento de doenças de pele; mas, no momento, o *site* do NIH, www.clinicaltrials.gov relaciona quatro ensaios relevantes com seres humanos: NCT04045314: CBD e 1% de óleo de cânhamo na hidratação e no eritema (vermelhidão) da pele; NCT04045119: creme facial contendo CBD e óleo de cânhamo para hidratação da pele e pele com propensão à acne; NCT03573518: avaliação do BTX 1503 (formulação de CBD) em pacientes com acne vulgar de moderada a grave; NCT03824405: estudo da segurança, tolerabilidade e eficácia do BTX 1204 (formulação de CBD) em pacientes com dermatite atópica moderada (eczema). Ainda não foram publicados resultados de nenhum desses ensaios.

Questões regulatórias relativas a produtos de CBD disponíveis comercialmente

A liberação dos produtos de CBD nos Estados Unidos se dá em nível estadual, e eles são considerados legais se comercializados em estados que permitem a maconha medicinal e recreativa, ou, em todos os estados se extraídos do cânhamo. No entanto, no nível federal, a questão da legalidade do CBD é mais complexa. Os compostos psicoativos com potencial de vício são regulados pela agência Drug Enforcement Administration (DEA) e pela lei *Controlled Substances Act*. A maconha e todos os seus componentes canabinoides têm sido tradicionalmente classificados como substâncias da classe I, não havendo atualmente liberação delas para uso em tratamento médico, além do serem consideradas de alto potencial de vício. No entanto, com a recente aprovação do Epidiolex para tratamento da epilepsia infantil, a FDA deixou claro que não coloca o CBD em uma categoria equivalente à maconha. Além disso, o Departamento de Agricultura e a lei *Farm Bill* afirmam que o CBD extraído do cânhamo é considerado legal. Assim sendo, muitos proponentes argumentam que o CBD, em especial o derivado do cânhamo, é legal e deve estar amplamente disponível.

Nos EUA, esse conflito entre os regulamentos estaduais e federais criaram confusão em médicos, pacientes e consumidores. Ainda, a ampla disponibilidade de produtos contendo CBD, somada a essa indeterminação sobre a legalidade do produto, torna a controvérsia ainda maior. As empresas de cosméticos para pele continuam oferecendo produtos aos consumidores como se fossem legais; no entanto, a segurança e a ficácia desses produtos não foram validadas pela FDA e, portanto, carecem de aprovação regulatória. Os produtos diferem em termos de pureza, concentração e origem do CBD (Jhawar et al., 2019).

Administração transdérmica do CBD

O CBD oral tem baixa biodisponibilidade (13 a 19%; Mechoulam, Parker e Gallily, 2002), o que leva a crer que a administração transdérmica pode ser preferível, especialmente no caso de tratamento de doenças da pele. No entanto, o CBD tem uma molécula altamente lipofílica e tende a se acumular na camada superior da pele, o estrato córneo, com baixa permeabilidade para as camadas mais profundas (Lodzki et al., 2003). O transporte para camadas mais internas requer aprimoramento eficiente da permeação. Uma técnica voltada à melhoria da capacidade de permeação é o uso de etossomas, que são nanovesículas fosfolipídicas empregadas para administração dérmica e transdérmica de moléculas (Touitou et al., 2000). Um sistema de administração transdérmica etossomal de CBD (6 mg) foi aplicado por meio de um adesivo transdérmico no abdome de camundongos *nudes*, durante um período de 72 horas, tendo produzido acúmulo significativo de CBD na pele e no músculo subjacente. O estado estacionário foi alcançado em 24 horas, com a dose aproximada de 45 mg/kg acumulada no plasma em 12 horas e 87 mg/kg após o ciclo de 72 horas. A administração etossomal de CBD evitou a inflamação e o edema induzidos pela injeção subplantar (pata traseira) de carragenina aplicada nesses camundongos. Portanto, quando administrado em etossomas, o CBD passa através da pele e, desse modo, é possível sua utilização como tratamento anti-inflamatório transdérmico.

Psoríase e eczema

Os queratinócitos são o tipo de célula predominante na epiderme (camadas externas da pele) e se originam na camada basal (quarta camada da epiderme). Essas células produzem queratina e são responsáveis pela formação da barreira epidérmica impermeável à água, por meio da produção de lipídios. Os queratinócitos sofrem diferenciação à medida que atravessam as camadas externas da pele até chegar à superfície desta. Sua principal função é servir de barreira contra a invasão microbiana, viral, fúngica e parasitária, bem como exercer proteção contra a radiação UV e minimizar a perda de calor, soluto e água. Quando ocorre uma proliferação acentuada dos queratinócitos, existe a possibilidade de desenvolvimento da psoríase – uma doença inflamatória comum da pele, que se manifesta por lesões desagradáveis na epiderme. A psoríase também é acompanhada pelo aumento da expressão de mediadores pró-inflamatórios na pele. Como são conhecidas as propriedades anti-inflamatórias do CBD e existem relatos de sua ação inibidora em linhagens celulares tumorigênicas de proliferação rápida, ele foi submetido a testes para avaliação de sua capacidade de inibir a proliferação de células de queratinócitos humanos (Wilkinson e Williamson, 2007). As células foram banhadas em CBD ou excipiente durante 72 horas. Constatou-se que o CBD inibe a proliferação de células hiperproliferativas de queratinócitos humanos dependente da concentração, com valores médios de IC_{50} iguais a 2 μM. Portanto, o CBD reduz a proliferação de queratinócitos humanos *in vitro* (Wilkinson e Williamson, 2007), o que sugere a possibilidade de sua aplicação como tratamento para a psoríase.

Também foi investigada a ação do CBD sobre a expressão dos genes de diferenciação da pele em células de queratinócitos humanos (Pucci et al., 2013). Ele causou significativa redução da expressão dos genes de células de queratinócitos humanos por meio do aumento da metilação do DNA do gene da queratina-10. Esses resultados levam a crer que o CBD atua como repressor transcricional capaz de controlar a proliferação e a diferenciação celular.

Recentemente, o efeito do CBD sobre o equilíbrio redox e o metabolismo dos fosfolipídios em queratinócitos isolados da pele de pacientes com psoríase ou voluntários saudáveis e irradiados com UVA/UVB foi objeto de estudo (Jarocka-Karpowicz et al., 2020). Observou-se que ele reduz parcialmente o estresse oxidativo nos queratinócitos de indivíduos saudáveis e, em contrapartida, tende a aumentar o estresse oxidativo nos queratinócitos de pacientes com psoríase, sobretudo após a irradiação com UV. Essas mudanças induzidas pelo tratamento com CBD podem ser o mecanismo celular do efeito que ele produz na psoríase. Empregando uma abordagem da biologia de sistemas, Casares et al. (2020) descreveram os efeitos do CBD em queratinócitos humanos primários no nível molecular. Uma análise funcional revelou vias reguladas pelo CBD que estão envolvidas na diferenciação de queratinócitos e de células epidérmicas, bem como no crescimento da pele, entre outros processos. Constatou-se que o CBD induz a expressão de diversas vias antioxidantes nos queratinócitos e regula os resultados fisiológicos e fisiopatológicos da exposição a oxidantes nessas células da pele. Todas essas descobertas *in vitro* sugerem que o CBD tem potencial para ser testado em ensaios pré-clínicos e, mais à frente, ensaios clínicos em humanos como um novo recurso terapêutico para algumas doenças de pele, incluindo a psoríase. No entanto, o único estudo pré-clínico *in vivo* realizado para avaliar a ação do CBD sobre os queratinócitos em camundongos demonstrou que houve *aumento* (em vez de redução) do nível de alguns genes pró-proliferação (queratina 16 e 17) indicados na hiperproliferação na psoríase (Casares et al., 2020). Assim sendo, os autores recomendam que o uso de CBD na psoríase deve ser feito com cautela em razão de seus efeitos pró-proliferativos observados *in vivo*, mas também sugerem que suas descobertas indicam um possível benefício do CBD em outras doenças de pele, como o eczema. Com toda a certeza, é necessária a realização de outros estudos pré-clínicos antes de o CBD ser avaliado em testes clínicos com seres humanos para o tratamento de psoríase ou de outras doenças de pele.

Acne vulgar

A doença de pele humana mais comum é a acne vulgar. Os tratamentos atuais para a acne têm como alvo diversas fases patogenéticas da doença, incluindo a superprodução de sebo, a proliferação indesejada de sebócitos e a inflamação. No momento, vêm sendo realizadas pesquisas sobre o sistema endocanabinoide cutâneo em busca de novos recursos terapêuticos. O sistema endocanabinoide da pele regula o crescimento e a diferenciação das células cutâneas, bem como a produção de sebo, além do que, exerce uma ação anti-inflamatória (Olah et al., 2014). De fato, a anandamida é produzida nas glândulas sebáceas humanas e atua na produção de sebócitos lipídicos (sebo).

Com a utilização de células de glândulas sebáceas humanas (SZ95), foi feita uma avaliação da ação do CBD na produção de sebócitos. O composto (1-10 μM) normalizou a síntese lipídica excessiva em sebócitos humanos induzida por um agente pró-acne (Olah et al., 2014). Além da ação lipostática, outro efeito desejado de um agente antiacneico seria a inibição do crescimento indesejado de sebócitos. O CBD diminuiu a proliferação de sebócitos humanos induzida por um agente pró-acne; no entanto, não reduziu a quantidade de sebócitos na linha de referência. Assim, ele diminuiu a proliferação, mas não a viabilidade dessas linhagens celulares. A possibilidade de esses achados *in vitro* serem transpostos para células de glândulas sebáceas humanas *in situ* é de fundamental importância clínica. Com uso de um modelo que reproduz a função da glândula sebácea humana, o CBD evitou completamente o efeito lipogênico da anandamida, bem como reduziu a lipogênese basal. Ainda, ele suprimiu a expressão do marcador de proliferação, MK167, o que levanta a hipótese de sua eficácia na proteção contra a proliferação de sebócitos da acne (Olah et al., 2014). Constatou-se que o efeito antilipostático e o efeito antiproliferação do CBD nos sebócitos são mediados por sua ação nos canais iônicos do receptor de potencial transitório vaniloide tipo 4 (TRPV4), pois relatos anteriores mostraram que o CBD age sobre esse receptor (De Petrocellis et al., 2012).

Essas promissoras descobertas *in vitro* sugerem que o CBD tem potencial para ser um tratamento contra a acne vulgar. Deve-se ter em mente que a administração tópica seria preferível, assim como o uso de excipientes apropriados já utilizados no tratamento-padrão vigente contra a acne. Por causa de sua alta lipofilicidade, supõe-se que o CBD penetre na pele de preferência pela via transfolicular e se acumule nas glândulas sebáceas (Lodzki et al., 2003); no entanto, não existe atualmente um modelo animal pré-clínico para avaliação da eficácia do CBD *in vivo* no tratamento da acne. Além disso, não foram publicados ensaios clínicos humanos no padrão randomizado, duplo-cego e controlado por placebo, sobre a eficácia do CBD para essa doença de pele.

Proteção contra radiação UV

A exposição à radiação solar UV é um fator causador de fotodano cutâneo agudo, bem como de fotoenvelhecimento crônico e fotocarcinogênese. A radiação ultravioleta (UVA e UVB) costuma provocar desequilíbrio redox, com transformação em oxidação, como resultado do aumento da geração de espécies reativas de oxigênio (ROS) que, quando produzidas em excesso, podem causar danos celulares. Um campo que tem sido alvo de permanente interesse é o potencial do CBD para redução do impacto da radiação UV nociva (Jastrzab, Gegotek e Skrzydlewska, 2019). O CBD é um composto cuja ação anti-inflamatória e antioxidante é conhecida. Há relatos de que ele aumenta a atividade das enzimas antioxidantes em queratinócitos irradiados com UV. Recentemente, demonstrou-se que o CBD consegue reverter o metabolismo dos queratinócitos da pele produzido pela irradiação UVA e UVB em ratos *nude* (Atalay et al., 2021). No entanto, não existem evidências obtidas em ensaios clínicos em humanos que indiquem a eficácia do CBD como protetor contra a radiação UV.

Melanoma

O câncer de pele, a forma mais comum de câncer, pode ser do tipo melanoma e não melanoma. O melanoma maligno, um tumor sólido formado por células produtoras de pigmento na pele, é a forma mais letal de câncer de pele. Novos avanços na pesquisa de tratamentos para esse câncer agressivo incluem imunoterapia e terapias cujo alvo são as mutações do gene BRAF no melanoma. No entanto, ele continua sendo um tipo de câncer de pele de difícil tratamento, além do que, as terapias atuais geram efeitos colaterais significativos. O CBD foi avaliado por sua ação potencialmente benéfica no tratamento de melanoma em um modelo experimental de câncer em camundongos (Simmerman et al., 2019). Células de melanoma murino (B16F10) foram injetadas em camundongos por via subcutânea, e o tamanho do tumor em crescimento foi medido ao longo do tempo por meio de um paquímetro. No momento em que esse tamanho chegou a 3 mm, medidos no diâmetro maior, foi iniciado o tratamento. Quando o tumor atingiu 12 mm, os camundongos foram sacrificados, marcando o ponto-final do experimento. O tratamento incluiu controle por placebo, CBD (5 mg/kg, IP) e cisplatina, um tratamento anticancerígeno comum. O CBD aumentou o tempo decorrido até o tumor atingir 12 mm e reduziu a velocidade de crescimento do melanoma em relação ao placebo, mas a cisplatina foi mais eficaz que o CBD. A cisplatina, no entanto, ao contrário do CBD, produz sabidamente efeitos colaterais consideráveis que afetam a qualidade de vida. Essas descobertas são promissoras e indicam a necessidade de ensaios clínicos em humanos para avaliação do potencial do CBD como tratamento combinado contra melanoma, possivelmente em conjunto com imunoterapia ou terapia focada no BRAF.

CBD no crescimento do cabelo

Muito embora o mercado ofereça diversos xampus e condicionadores com infusão de CBD, existem poucas evidências indicando que eles sejam absorvidos pelo cabelo; ao contrário, é mais provável que sejam absorvidos pela pele do couro cabeludo. Portanto, haveria necessidade de que o xampu ou o condicionador permanecesse no couro cabeludo por tempo suficiente para ser absorvido. Esses produtos são preconizados como capazes de fortalecer o cabelo, evitar a quebra e o efeito de arrepiamento dos fios (*frizz*) e até mesmo promover o crescimento capilar. Até o momento, apenas um estudo *in vitro* avaliou o efeito do

CBD no crescimento do cabelo, usando folículos pilosos do couro cabeludo humano e queratinócitos de cabelos arrancados de indivíduos dermatologicamente saudáveis. Os resultados sugerem que o CBD em baixas concentrações (menos de 1 μM) tem efeitos irrisórios no ciclo de crescimento do cabelo; porém, em concentrações mais altas (10 μM ou mais) diminui, na verdade, o crescimento do cabelo, sendo este último efeito potencialmente atraente para redução de pelos indesejados (Szabó et al., 2020). Portanto, a ação do CBD no crescimento do cabelo, pelo menos no caso de indivíduos dermatologicamente saudáveis, pode estar intimamente relacionada à quantidade do composto presente no xampu ou no condicionador e à quantidade que realmente penetra no couro cabeludo.

Conclusão: CBD e pele

Apesar do considerável volume de afirmações encontradas na Internet em defesa do potencial do CBD para melhorar a qualidade da pele e reduzir doenças dermatológicas, a maioria das evidências científicas provém de estudos *in vitro* com linhagens de células. Ainda não foram desenvolvidos modelos animais pré-clínicos confiáveis e válidos para a avaliação experimental das alegações relativas à maioria dessas doenças. Somente agora começam a ser realizados ensaios clínicos em humanos, havendo quatro atualmente publicados em www.clinicaltrials.gov; no entanto, não foram postados nem publicados resultados desses estudos.

CÂNCER

Existe um volume considerável de evidências *in vitro* e um número mais limitado resultante de ensaios pré-clínicos *in vivo* sugerindo que o CBD exibe ações pró-apoptóticas e antiproliferativas em diversas linhagens tumorais, inclusive câncer de mama, carcinoma de próstata e colorretal e adenocarcinoma gástrico em humanos, além de glioma e células tireoidianas transformadas de rato (Ligresti, De Petrocellis e Di Marzo, 2016). O CBD também pode ter propriedades antimigratórias, anti-invasivas, antimetastáticas e talvez antiangiogênicas (Kovalchuk e Kovalchuk, 2020; Pisanti et al., 2017; Massi et al., 2013). A eficácia do CBD decorre de sua capacidade excepcional para atingir diversas vias celulares que controlam a tumorigênese, por meio da modulação de diferentes vias de sinalização intracelular, dependendo do tipo de câncer.

CBD e câncer de mama

O CBD conseguiu inibir de maneira efetiva e seletiva o crescimento de diferentes linhagens celulares do tumor de mama, com um IC_{50} de cerca de 6 μM, sem causar inibição do crescimento de células não cancerígenas (Ligresti et al., 2006). Além disso, ele inibiu o crescimento de tumores de mama decorrentes da injeção em camundongos de células de câncer de mama humano, assim como impediu a infiltração de metástases pulmonares derivadas dessas células. O mecanismo responsável por esses efeitos envolveu a ativação direta de TRPV1 e/ou a ativação indireta de CB_2, bem como a indução de estresse oxidativo. Um estudo posterior constatou que, além de impedir a proliferação, o CBD também demonstrou ação sobre a progressão, a invasão e a metástase das células, todas elas características importantes no controle do câncer (McAllister et al., 2007). Foi demonstrado que o CBD atua de forma dependente da concentração para induzir a morte celular tanto nas células de câncer de mama receptoras positivas de estrogênio como nas receptoras negativas de estrogênio, tendo sido poucos os efeitos sobre células mamárias não tumorais, o que resulta em apoptose e autofagia (morte celular) seletivas de células cancerígenas, por meio de aumento na produção de ROS.

CBD e glioma

O CBD também reduz os gliomas, que são tumores cerebrais de origem glial considerados uma das neoplasias mais devastadoras. Eles apresentam elevada taxa de proliferação e são agressivamente invasivos e resistentes à radiação e à quimioterapia. A primeira evidência da capacidade do CBD para diminuir a proliferação de células de glioma foi obtida *in vitro* em uma linhagem celular de camundongos (Jacobsson et al., 2000) e, depois disso, em uma linhagem celular humana (Massi et al., 2004). Em um ensaio *in vivo* com camundongos imunodeficientes, também foi demonstrada a capacidade do CBD para reduzir o crescimento do glioma (Massi et al., 2004). O efeito antitumoral do composto envolveu a indução do estresse oxidativo por meio do aumento da produção precoce de ROS; o efeito antiproliferativo foi revertido por intermédio do antioxidante tocoferol. É importante ressaltar que o CBD não conseguiu induzir a produção de ROS em células normais. Posteriormente, observou-se que o tratamento com uma combinação de CBD e THC *in vitro* reduziu a viabilidade das células de glioma humano, tendo provocado aumento da autofagia e da apoptose (Torres et al., 2011), assim como a redução do crescimento de tumores de glioma em camundongos.

CBD, leucemia e linfoma

Foi demonstrado que o CBD induz a apoptose em uma linhagem celular de leucemia humana sem causar danos às células não cancerígenas (Gallily et al., 2003). Também se constatou que, por meio do aumento da produção de espécies reativas de oxigênio e da ativação de receptores CB_2, ele induz a apoptose tanto *in vitro* como *in vivo* em linhagens de células de leucemia murina e humana (McKallip et al., 2006). De fato, as leucemias e os linfomas humanos expressam níveis significativamente mais elevados de receptores CB_2 em comparação com outras linhagens de células tumorais, o que leva a crer que esses tumores, advindos do sistema imune, podem ser particularmente sensíveis aos efeitos do CBD mediados pelo CB_2 (Massi et al., 2013).

CBD e câncer de pulmão

O câncer de pulmão é agressivo e não responde bem à terapia convencional. Existem evidências *in vitro* de que o CBD pode minimizar a capacidade invasiva das células do carcinoma pulmonar humano, que expressam os receptores CB_1 e CB_2, assim como os receptores TRPV1 (Ramer e Hinz, 2017). Além disso, estudos *in vivo* com camundongos demonstraram a inibição das metástases das células do câncer pulmonar após tratamento com CBD, levantando a hipótese de que o CBD pode ser uma opção terapêutica para esse tipo de câncer.

CBD e câncer de tireoide

O câncer de tireoide é a doença endócrina maligna mais comum. Em estudo *in vitro* com células de câncer de tireoide de ratos, o CBD produziu ação antiproliferativa (Ligresti et al., 2006) e induziu a apoptose (Lee et al., 2008), por meio da indução de estresse oxidativo e da ativação de ROS.

CBD e câncer de cólon

Pesquisas pré-clínicas *in vitro* e *in vivo* sugerem a possibilidade de o CBD ser usado como tratamento para o câncer de cólon. Por meio de um modelo de câncer de cólon em camundongo (Izzo et al., 2009), foi demonstrado que o CBD reduz o desenvolvimento de pólipos (crescimento celular anormal na superfície interna do cólon, que é a origem de quase todos os tipos de câncer de cólon) e de tumores.

CBD e angiogênese

A angiogênese é a formação de novos vasos sanguíneos a partir de outros já existentes. O desenvolvimento do câncer depende desse processo, que representa outro promissor alvo terapêutico na busca de um mecanismo inibidor do crescimento dos tumores cancerígenos. Foi demonstrado que, por meio da modulação direta das células endoteliais, os canabinoides, vistos coletivamente, agem como fatores antiangiogênicos. Também se observou ação do CBD na diferenciação das células endoteliais *in vitro*, bem como na indução de efeitos antiangiogênico *in vivo* (Massi et al., 2013).

CBD como inibidor da vesícula extracelular

Um artigo recente trouxe a avaliação do potencial do CBD para agir como inibidor de vesícula extracelular (VE) (Kosgodage et al., 2018). As VE são mediadoras primordiais da transferência de proteínas e material genético na comunicação celular. Por meio da liberação de VE, os cânceres produzem efluxo de drogas, sinalização pró-oncogênica, invasão e imunossupressão. Demonstrou-se que os inibidores de VE aumentam a sensibilidade das células cancerígenas à quimioterapia. O CBD age como inibidor de VE. O potencial dele para modificar o perfil de VE em células de glioblastoma (a forma mais comum e agressiva de tumor cerebral maligno primário em adultos) na presença e na ausência de temozolomida (um tratamento quimioterápico) foi alvo de avaliação (Kosgodage et al., 2019). Em comparação com o contexto de controle, as células tratadas com CBD liberaram VE contendo níveis mais baixos de marcadores pró-oncogênicos e níveis mais elevados de marcadores antioncogênicos. Esses efeitos do CBD foram mais significativos do que o do medicamento quimioterápico temozolomida sozinho. Esses resultados levantam a hipótese de que o CBD pode agir como adjuvante para aumentar a eficácia do tratamento do câncer do tipo glioblastoma, por meio da modulação de VE.

CBD e ensaios com câncer humano

Tendo como ponto de partida estudos pré-clínicos que demonstraram um efeito sinérgico de combinações de THC/CBD e do fármaco quimioterápico temozolomida em células de glioma (Torres et al., 2011), um estudo de fase 2 em pequena escala, randomizado e controlado, do qual participaram 21 pacientes diagnosticados com glioblastoma recorrente, investigou os efeitos de Sativex/nabiximol em comparação com placebo associado a temozolomida. Os resultados preliminares demonstraram aumento de um ano na sobrevida (83% *versus* 53%). Um estudo clínico avaliou o efeito do CBD de grau farmacêutico em um conjunto diverso de pacientes portadores de câncer, durante um período de quatro anos. Foram observadas respostas clínicas em 92% dos 119 casos com tumores sólidos, incluindo a redução das células tumorais circulantes em muitos casos e a diminuição do tamanho do tumor em outros casos, sem constatação de efeitos adversos. Essas descobertas preliminares são animadoras, porém, não foram realizados estudos no padrão duplo-cego e controlado por placebo para demonstração da eficácia do CBD em nenhum tipo de câncer humano (Kenyon, Liu e Dalgleish, 2018). Atualmente, o *site* www.clinicaltrials.gov lista apenas dois ensaios clínicos para tratamento do câncer com CBD. Um deles é um estudo multicêntrico, randomizado, duplo-cego e controlado por placebo, que visa a avaliar a eficácia do CBD combinado com o tratamento-padrão, em participantes portadores de mieloma múltiplo, glioblastoma multiforme e tumores malignos gastrointestinais (ensaio NCT-3607643). Ele é realizado no Southwest Cancer Center em Orlando, Flórida (PI Sara Katta, financiado pela Leaf Vertical), mas ainda não está recrutando pacientes. O outro, descrito como "CBD puro como agente único para tumor sólido" (NCT02255292), por

Yakir Rotenberg no Hadassah Medical Center em Israel, foi postado em 2014, mas ainda não está recrutando participantes.

Conclusão: CBD e câncer

Diversos estudos pré-clínicos *in vitro* e *in vivo* com utilização de uma variedade de linhagens de células cancerígenas e de modelos em camundongos sugerem a possibilidade de o CBD controlar tanto o crescimento como a disseminação do câncer. Os efeitos anticancerígenos desse composto parecem ser seletivos para células cancerígenas, pelo menos *in vitro*, uma vez que ele não afeta linhagens de células normais. A eficácia do CBD está associada à sua capacidade de alcançar diversas vias celulares e diferentes sinais intracelulares, dependendo do tipo de câncer. O efeito mais comum do CBD é o aumento da produção de ROS, promovendo a morte das células cancerígenas, o que parece ser o desencadeador de sua ação favorável em todos os tipos de células cancerígenas (Singer et al., 2015). O papel dos receptores canabinoides como mediadores dos efeitos anticancerígenos do CBD é mais controverso. Algumas evidências *in vitro* levam a crer que antagonistas específicos dos receptores canabinoides podem ajudar no caso do câncer de pulmão, da leucemia e do câncer de cólon, mas não no glioma e no câncer de mama. Esses resultados de estudos *in vitro* e pré-clínicos *in vivo* sugerem que o CBD pode ser uma alternativa clínica a ser levada em consideração para tratamento do câncer (Massi et al., 2013); no entanto, para nenhuma forma de câncer foram realizados estudos randomizados e adequadamente controlados, em seres humanos, visando à comparação do CBD com tratamentos conhecidos. Nós esperamos que, nos próximos cinco anos, sejam conduzidos diversos ensaios clínicos novos para a avaliação da eficácia do CBD no tratamento do câncer em humanos.

CONSIDERAÇÕES FINAIS

Os dados pré-clínicos *in vitro* e *in vivo* disponíveis atualmente levantam a hipótese de que o CBD pode ter ação neuroprotetora e protetora tecidual, mas faltam dados clínicos fundamentais de estudos em humanos, que corroborem cada uma dessas indicações. O CBD pode ser importante opção de tratamento neuroprotetor contra AVE, lesões cardíacas e hepáticas e distúrbios intestinais. Estudos pré-clínicos em animais também sugerem a possibilidade de ele ser um tratamento profícuo nas doenças autoimunes, como diabetes, hepatite e miocardite. Ainda, o CBD pode desempenhar papel relevante na proteção contra as doenças neurodegenerativas DA, EM e DH. No entanto, não foram realizados ensaios clínicos em humanos, no padrão randomizado e controlado por placebo, para avaliação da eficácia dele no tratamento de qualquer um desses distúrbios. No entanto, dados promissores de ensaios clínicos em humanos sugerem que ele pode diminuir a reação autoimune observada na doença do enxerto contra o hospedeiro, em pacientes transplantados.

As evidências quanto ao uso do CBD para tratamento de doenças de pele são quase exclusivamente limitadas àquelas obtidas com células *in vitro*. São bastante promissoras essas evidências *in vitro* que indicam a possibilidade de o CBD reduzir a proliferação de queratinócitos no eczema e na psoríase e de sebócitos na acne vulgar; no entanto, ainda não houve a avaliação em nenhum modelo animal pré-clínico da eficácia do CBD *in vivo* para tratamento dessas doenças de pele. Além do mais, não foram publicados ensaios clínicos em humanos, no padrão randomizado, duplo-cego e controlado por placebo, sobre a eficácia do CBD no tratamento de doenças de pele.

Nas últimas décadas, importantes estudos investigaram a segurança, a eficácia e a aplicabilidade clínica da *Cannabis* e dos canabinoides em modelos pré-clínicos e clínicos de câncer. Esses compostos também foram avaliados com vistas à sua utilização no tratamento de sintomas associados ao câncer, como náuseas e vômitos (tema tratado no próximo capítulo). Pesquisas *in vitro* e estudos pré-clínicos *in vivo* muito limitados indicam que o CBD exibe ações pró-apoptóticas e antiproliferativas em diversas linhagens tumorais, inclusive câncer de mama, carcinoma de próstata e colorretal e adenocarcinoma gástrico em humanos, além de glioma e células tireoidianas transformadas de rato. O CBD também pode ter propriedades antimigratórias, anti-invasivas, antimetastáticas e, possivelmente, antiangiogênicas. A maioria das drogas disponíveis para uso clínico contra o câncer induz toxicidade sistêmica nos pacientes, o que pode restringir a utilidade terapêutica de muitas delas. O CBD, por sua vez, tem um nível relativamente baixo de toxicidade para esses pacientes. A questão que se apresenta é se ensaios clínicos em humanos corroboram algumas das evidências *in vitro* e pré-clínicas *in vivo* sobre a eficácia do CBD para pacientes em tratamento quimioterápico contra o câncer, conforme analisado neste capítulo.

6

Náuseas, vômitos e apetite

Náuseas e vômitos são sintomas comuns que podem ocorrer como efeito colateral de medicamentos ou tratamentos (como no caso da quimioterapia ou da radioterapia contra o câncer) ou por causa de um distúrbio (como na doença de Crohn). A náusea é descrita como um sentimento subjetivo de instabilidade estomacal acompanhado da sensação de vômito iminente. Muito embora possa ocorrer com a náusea, a êmese, popularmente conhecida como vômito, é um processo distinto que envolve a expulsão do conteúdo do estômago pela boca.

A perda de apetite e a subnutrição também costumam estar associadas a doenças graves, como o câncer. A caquexia – um distúrbio causador de drástica perda de peso, de massa muscular e de gordura corporal – afeta pessoas que estão nos estágios terminais de doenças graves. Apesar dos tratamentos disponíveis e da possibilidade de controle dos sintomas, os pacientes com câncer podem ainda ser acometidos por náuseas, vômito, perda de apetite e/ou caquexia, o que tem impacto significativo em sua qualidade de vida. Diante dessas necessidades não atendidas pelos tratamentos existentes, faz-se necessária a busca de terapias complementares ou alternativas, como os canabinoides.

NÁUSEAS E VÔMITOS INDUZIDOS POR QUIMIOTERAPIA OU RADIAÇÃO

Náuseas e vômitos são efeitos adversos que geralmente acometem os pacientes oncológicos em decorrência de quimioterapia ou radiação, apesar do uso dos tratamentos antieméticos em vigor (Navari e Aapro, 2016). Esses sintomas afetam o resultado do tratamento e a qualidade de vida do paciente, tornando clara a necessidade de meios terapêuticos capazes de controlar náuseas e vômitos.

Existem três tipos de náuseas e vômitos induzidos pela quimioterapia. Os episódios que ocorrem dentro de 24 horas após a administração inicial do agente anticancerígeno são classificados como *agudos*, enquanto aqueles que se manifestam 24 horas após essa administração (muitas vezes atingindo o pico em dois ou três dias sua administração) são categorizados como *tardios*. Se as fases aguda e tardia não forem adequadamente controladas, é possível a ocorrência de náuseas e vômitos *antecipatórios*, episódios que sozinhos ou em conjunto são desencadeados pela chegada à clínica de tratamento do câncer. Esse evento decorre de uma associação assimilada entre os sinais suscitados pela clínica (como os percebidos pela visão ou pelo olfato) e a última experiência de náusea e vômito provocada pelo agente anticancerígeno administrado.

Embora a neurobiologia do vômito seja bem compreendida, a náusea é menos clara. Os agentes tóxicos da quimioterapia (ou da radiação) estimulam as células enterocromafins no intestino. Esse processo causa liberação de serotonina, que então se liga aos receptores de serotonina 3 (5-HT_3) dos nervos aferentes vagais do intestino, desencadeando episódios agudos de vômito. Em contrapartida, a fase tardia do vômito acontece por causa da liberação da substância P pelos neurônios dos sistemas nervosos central e periférico. A substância P ativa os receptores da neuroquinina-1 (NK1), o que tem por consequência o vômito tardio.

O protocolo convencional para controle de náuseas e vômitos inclui um sistema de três medicamentos, formado por um antagonista do receptor 5-HT_3 (ondansetrona, dolasetrona e granisetrona), um antagonista do receptor NK1 (aprepitanto, fosaprepitanto e rolapitanto) e um corticosteroide (dexametasona), com adição do fármaco ansiolítico olanzapina para agentes quimioterápicos altamente tóxicos. Muito embora esses medicamentos sejam eficientes no controle do vômito, sua eficácia é bastante limitada na redução da náusea aguda e tardia (Hickok et al., 2003; Poli-Bigelli et al., 2003), e nenhum deles é eficaz na amenização da náusea antecipatória. A náusea (aguda, tardia e antecipatória) continua sendo um sintoma problemático para os pacientes oncológicos e evidencia a necessidade de avaliação de tratamentos alternativos, como a *Cannabis* e os compostos canabinoides. Maida e Daeninck (2016) fornecem excelente visão geral do uso de canabinoides para controle dos sintomas em pacientes oncológicos.

Neste capítulo, nosso foco são as evidências relacionadas à planta de *Cannabis* inteira (na qual o CBD está presente) e ao nabiximol (que contém THC e CBD na proporção de 1:1), bem como em alguns estudos que avaliaram o CBD sozinho, por causa de sua ação antináusea e antiemética, com comprovações no nível de ensaios *in vitro*, *in vivo* e em humanos. Em seguida, nós discutimos os efeitos do CBD sobre o apetite e o peso, dado que pacientes com câncer, bem como aqueles que sofrem de diversas doenças crônicas, como a aids, experimentam perda de apetite e de peso corporal e subnutrição. Finalmente, o capítulo faz uma breve abordagem da hiperêmese por canabinoide, uma síndrome caracterizada por episódios graves de náuseas e vômitos em usuários crônicos de *Cannabis*, principalmente a que contém altas doses de THC.

PARTICIPAÇÃO DE CBD E 5-HT EM NÁUSEAS E VÔMITOS: RESULTADOS *IN VITRO*

A ação dos antagonistas do receptor 5-HT_3, normalmente prescritos para pacientes em tratamento de quimioterapia, ocorre por meio da diminuição da transmissão de 5-HT, o que leva a crer que outras drogas que tenham a capacidade de reduzir a transmissão de 5-HT também exerçam efeito antináusea ou antivômito. De fato, estudos *in vitro* investigaram a ação do CBD sobre os receptores 5-HT.

Por meio de células de sapo com expressão dos receptores 5-HT_{3A} de camundongos e de seres humanos, os pesquisadores analisaram os efeitos do CBD sobre os receptores 5-HT (Yang et al., 2010). O CBD apresentou ação inibitória e reverteu as correntes induzidas por 5-HT de forma dependente da concentração (IC_{50} = 0,6 μM). Muito embora a potência do 5-HT não tenha sofrido alteração, o CBD provocou redução de sua eficácia, sugerindo que ele causa modulação alostérica dos receptores 5-HT_3. Essa ligação alostérica do CBD ao receptor 5-HT_3 seria responsável pela diminuição da sinalização do 5-HT (como também ocorreria com um antagonista do receptor 5-HT_3), e, possivelmente, essa sinalização reduzida de 5-HT seria um mecanismo das propriedades antináusea e antieméticas do CBD.

Outro receptor que diminui a sinalização de 5-HT é o autorreceptor 5-HT_{1A}, localizado no corpo celular e nos dendritos dos neurônios 5-HT, onde exercem retroalimentação negativa no disparo subsequente (Blier et al., 1998). Ou seja, a ativação do autorreceptor 5-HT_{1A} provoca inibição da liberação posterior de 5-HT e, portanto, tem potencial para amenizar náuseas e/ou vômito. Estudos preliminares constataram que o CBD (em uma concentração bastante alta de 16 μM) provocou ativação dos receptores humanos 5-HT_{1A} transfectados em células de ovário de hamster chinês (Russo et al., 2005). Foi realizado um ensaio *in vitro* para estudo da ligação do CBD em concentrações mais baixas aos receptores

5-HT_{1A} nas membranas do tronco encefálico de ratos (Rock et al., 2012). O CBD (em concentração de 100 nM, mas não de 10 nM nem 1 μM) reforçou a capacidade do 8-OH-DPAT, um agonista do receptor 5-HT_{1A}, para induzir a ligação. Além disso, o CBD não atuou como agonista direto no receptor 5-HT_{1A} e não conseguiu alterar a velocidade com que o 8-OH-DPAT se dissocia dos pontos de ligação nessas membranas (Rock et al., 2012). Esses achados, em conjunto, levantam a hipótese de que o CBD pode ter uma ação indireta, por meio da intensificação da atividade do 5-HT endógeno no receptor 5-HT_{1A}.

O CBDA, um precursor ácido do CBD, também intensificou a ligação de 8-OH-DPAT aos receptores 5-HT_{1A}, porém, essa ação aconteceu em uma faixa muito mais ampla de concentrações (de 0,1 a 100 nM) em comparação com o CBD (Bolognini et al., 2013). A versão de éster metílico do CBDA, o HU-580 (de 0,01 a 10 nM), potencializou a ligação de 8-OH-DPAT aos receptores 5-HT_{1A} humanos (Pertwee et al., 2018). Esse resultado sugere que o CBD (assim como o CBDA e o HU-580) pode inibir náuseas e/ou vômito por meio da ativação dos receptores 5-HT_{1A}, essencialmente aumentando a capacidade do 5-HT endógeno para se ligar a esses autorreceptores e interromper a liberação posterior do 5-HT, o indutor da indisposição.

PARTICIPAÇÃO DE CBD E 5-HT EM NÁUSEAS E VÔMITOS: RESULTADOS *IN VIVO*

Efeitos antieméticos

As espécies comuns de laboratório usadas para triagem de potenciais compostos antieméticos são os musaranhos, os furões e os gatos. Esses animais vomitam em reação à administração de toxinas como o cloreto de lítio (LiCl) e o agente quimioterápico cisplatina, assim como em resposta ao movimento de rotação (vômito induzido pelo movimento).

Em macacos-esquilo, a administração conjunta de CBD (3 mg/kg, intramuscular – IM) amenizou a êmese induzida por uma dose elevada de THC (1 mg/kg, IM) (Withey et al., 2021).

O musaranho-almiscarado doméstico, *Suncus murinus*, foi utilizado para estudo dos efeitos antieméticos do CBD sobre o vômito provocado por toxinas e pelo movimento. No musaranho, o CBD produz um efeito bifásico, de tal modo que doses baixas (5, 10 mg/kg, IP – intraperitoneal, SC – subcutâneo) reduzem o vômito induzido por toxinas (Rock et al., 2011; 2012), enquanto doses altas (25, 40 mg/kg, IP) potencializam essa reação (mas não a produzem por si só) (Kwiatkowska et al., 2004; Parker, Kwiatkowska et al., 2004). A ação antiemética do CBD é mediada pelo receptor 5-HT_{1A} (Rock et al., 2012), mas não pelo receptor CB_1 (Kwiatkowska et al., 2004). O tratamento reiterado com CBD (5 mg/kg, SC, por sete dias) manteve sua eficácia antiemética em musaranhos, sugerindo que eles não se tornaram tolerantes à ação antiemética do CBD (Rock, Sullivan, Collins et al., 2020).

Em comparação com o CBD, o CBDA (0,1 e 0,5 mg/kg, IP) causou acentuada atenuação do vômito provocado por toxinas (Bolognini et al., 2013), e dados recentes, ainda não publicados, sugerem que, ao contrário do CBD, o CBDA (20 mg/kg, IP) não potencializa o vômito induzido por toxinas. Quando doses antieméticas ineficazes de CBD (2,5 mg/kg, IP) ou de CBDA (0,05 mg/kg, IP) foram combinadas com uma dose antiemética sublimiar de THC (1 mg/kg, IP), foram observados efeitos sinérgicos (Rock e Parker, 2015).

Essas descobertas indicam que o CBD e o CBDA são compostos antieméticos eficazes contra o vômito induzido por toxinas em musaranhos, efeito provavelmente mediado pela ação nos receptores 5-HT_{1A}. É possível que o CBD tenha uma janela terapêutica estreita. Isso sugere que doses mais baixas de CBD ou CBDA podem reduzir o vômito induzido por toxinas. Ainda não houve um estudo para verificação da hipótese de a versão metil do CBDA ser mais potente na atenuação da êmese.

O CBD (0,5, 1, 2, 5, 10, 20 e 40 mg/kg, IP) se mostrou ineficaz na redução do vômito induzido por movimento em musaranhos (Cluny et al., 2008), enquanto o CBDA (0,1 e 0,5 mg/kg, IP) se revelou eficaz (Bolognini et al., 2013). Essa inconsistência entre a capacidade do CBD para reduzir o vômito provocado por toxinas, mas não o que é induzido por movimento, pode ser consequência das diferentes vias neuronais envolvidas na indução da êmese, bem como da variação na intensidade do mal-estar. O vômito induzido por movimento pode ser mais agudo e, para vencê-lo, é possível que haja necessidade de uso de um antiemético mais potente, como o CBDA.

Efeitos antináusea

A triagem de compostos antináusea exige um modelo pré-clínico da náusea que seja confiável. Os roedores não vomitam, mas, ainda assim, recebem do intestino os mesmos sinais em resposta a agentes indutores do mal-estar (como LiCl), e, pode-se supor, também sentem a náusea que geralmente precede o vômito (Billig, Yates e Rinaman, 2001), o que faz deles um modelo ideal de náusea em roedores. Parker e colegas apresentaram volume considerável de evidências de que o *gaping* condicionado – ampla abertura da boca e da mandíbula, com exposição dos incisivos inferiores – em ratos, descrito pela primeira vez por Grill e Norgren (1978), é uma medida identificadora da náusea (Parker, 2014). O *gaping* condicionado é gerado apenas por manipulações que produzem vômito em outras espécies, e os tratamentos capazes de amenizar náuseas e vômitos em outras espécies evitam, invariavelmente, o *gaping* condicionado. Essas reações de *gaping* condicionado não se manifestam apenas em resposta a sabores associados à náusea (um modelo de náusea aguda em roedores), mas também em resposta a sugestões contextuais associadas à náusea (um modelo de náusea antecipatória experimentada por pacientes em tratamento quimioterápico quando retornam à clínica;

Limebeer et al., 2008). Nós apresentamos primeiramente evidências pré-clínicas do efeito antináusea do CBD (também de CBDA e HU-580) em episódios de náusea aguda e, em seguida, evidências nos casos de náusea antecipatória.

Em um modelo de náusea aguda em roedores, o CBD (5 mg/kg, SC ou IP) atenuou o *gaping* condicionado, o que pode ser indicativo de um efeito antináusea agudo (Rock et al., 2012; Parker, Mechoulam e Schlievert, 2002; Parker e Mechoulam, 2003). Recentemente, a relação dose-resposta foi ampliada, demonstrando uma janela terapêutica mais abrangente para o efeito antináusea do CBD – de 0,5 a 5 mg/kg (IP) –, e ausência de ação antináusea em 0,1, 20 e 40 mg/kg (IP) (Rock, Sullivan, Pravato et al., 2020). É importante ressaltar que essas doses mais elevadas de CBD não causaram *gaping* condicionado, mas foram simplesmente ineficazes. O efeito antináusea do CBD se manteve quando ele foi administrado de forma repetida (5 mg/kg, SC, doses diárias durante sete dias ou mais de quatro tratamentos semanais; Rock, Sullivan, Collins et al., 2020). A combinação de doses ineficazes de CBD (0,5 mg/kg, SC, ou 0,1 mg/kg, IP) com doses ineficazes do agonista 8-OH-DPAT do receptor 5-HT_{1A} (Rock et al., 2012) ou THC (0,1 mg/kg, IP; Rock, Sullivan, Pravato et al., 2020) conseguiu reduzir de forma sinérgica o *gaping* condicionado. Esse resultado sugere que o CBD pode ser administrado em doses baixas juntamente com baixa dosagem de outros compostos antináusea, para agir sobre o *gaping* condicionado.

Tudo indica que os efeitos do CBD no modelo de *gaping* condicionado agudo sejam mediados por sua ação sobre os receptores 5-HT_{1A} (Rock et al., 2012). Quando injetado no núcleo dorsal da rafe (uma região do cérebro responsável pelo 5-HT do prosencéfalo e local onde ficam os autorreceptores somatodendríticos 5-HT_{1A}), o CBD (10 µg) reduziu o *gaping* condicionado, um efeito que foi bloqueado por meio da administração de um antagonista do receptor 5-HT_{1A} (Rock et al., 2012). O córtex insular interoceptivo (*interoceptive insular córtex* – IIC), uma região fundamental do prosencéfalo, responsável por mediar a náusea, recebe projeções do núcleo dorsal da rafe. Quando o indutor da indisposição LiCl é administrado a ratos, é detectada uma elevação seletiva do nível de 5-HT no IIC, e o CBD (5 mg/kg, IP) consegue reduzir a elevação do nível de 5-HT (Limebeer et al., 2018). Esse resultado sugere a possibilidade de que as propriedades antináusea do CBD sejam catalisadas por sua ação sobre os autorreceptores somatodendríticos 5-HT_{1A} no núcleo dorsal da rafe, ação esta que reduz o disparo de neurônios 5-HT com projeções para o IIC. Essa inibição impede a elevação do nível de 5-HT no IIC provocado pelo LiCl. Em resumo, o 5-HT no IIC promove a sensação de náusea, que pode ser evitada por meio do CBD.

O CBDA (0,5, 1, 5, 10, 100 μg/kg, IP) causou forte redução do *gaping* condicionado nesse modelo de náusea aguda (Rock e Parker, 2013) por meio de uma ação mediada pelo receptor 5-HT_{1A} (Rock, Limebeer e Parker, 2015; Bolognini et al., 2013). Quando administrado por via oral, o CBDA (2,5, 10, 20 μg/kg) também reduziu o *gaping* condicionado, mas não nas dosagens de 0,5 e 1 μg/kg (Rock et al., 2016). A exemplo do ocorrido com o CBD, o tratamento reiterado com CBDA (1 μg/kg, SC) manteve a capacidade deste para reduzir o *gaping* condicionado (Rock, Sullivan, Collins et al., 2020). Combinações de uma dose ineficaz de CBDA (0,1 μg/kg, IP) com uma dose ineficaz de metoclopramida (um antagonista do receptor de dopamina usado como antiemético, antecessor dos antagonistas do receptor 5-HT_3; Rock e Parker, 2013), mais ondansetrona, antagonista do receptor 5-HT_3 (1,0 μg/kg; Rock e Parker, 2013), THCA (Rock, Sullivan, Pravato et al., 2020) ou THC (Rock, Limebeer e Parker, 2015; Rock et al., 2016) produziram um efeito antináusea intensificado. Finalmente, demonstrou-se que o HU-580 (0,1 e 1 μg/kg) é mais eficaz que o CBDA na amenização da náusea aguda, também por meio de um mecanismo do receptor 5-HT_{1A} (Pertwee et al., 2018), além do que mantém sua eficácia com dosagens repetidas (Rock, Sullivan, Collins et al., 2020). Esse resultado sugere que deve ser investigado o potencial uso desses canabinoides em tratamentos antináusea para controle de estados crônicos, sem desenvolvimento de tolerância.

Em um modelo de náusea antecipatória em roedores, o CBD (1 e 5 mg/kg, mas não 10 mg/kg, IP) reduziu o *gaping* condicionado estimulado pelo contexto (Rock et al., 2008) e o CBDA (1, 10 e 100 μg/kg, IP) produziu diminuição mais forte (Rock, Limebeer e Parker, 2015; Bolognini et al., 2013; Rock et al., 2014). Em uma dosagem extremamente baixa - de 0,01 μg/kg (IP) -, o HU-580 se mostrou mais eficaz do que o CBDA na redução do *gaping* condicionado estimulado pelo contexto (Pertwee et al., 2018), e esses efeitos antináusea do CBDA e do HU-580 foram mediados pelo receptor 5-HT_{1A} (Bolognini et al., 2013; Pertwee et al., 2018). A combinação de doses ineficazes de CBDA (0,1, 1 e 10 μg/kg, IP) com doses ineficazes de THC (1 e 10 mg/kg, IP) ou THCA (5 μg/kg, IP) intensificou a inibição da náusea antecipatória (Rock, Limebeer e Parker, 2015; Rock et al., 2014). A administração oral de CBDA (10 μg/kg) também amenizou a náusea antecipatória (Rock et al., 2016), e a associação de doses orais ineficazes de CBDA (0,1 ou 1 μg/kg) e THC (0,1 ou 1 mg/kg; Rock et al., 2016) promoveu inibição acentuada do *gaping* condicionado.

Juntos, os efeitos contra a náusea aguda e a náusea antecipatória do CBD (com maior eficácia do CBDA e mais ainda do HU-580) levam a crer que o uso potencial desses compostos para tratamentos antináusea justifica pesquisas mais aprofundadas. Sua eficácia na redução da náusea antecipatória é particularmente importante, porque ainda não estão disponíveis tratamentos específicos para esse distúrbio. Evidências pré-clínicas sugerem que doses baixas de CBD (bem como de CBDA e HU-580) podem ser combinadas com outros compostos antieméticos visando a uma ação sinérgica para redução da náusea de forma mais eficaz, potente e, talvez, específica.

NÁUSEAS E VÔMITOS EM SERES HUMANOS

Relatos circunstanciais de pacientes acometidos por câncer que deram testemunho da contribuição da *Cannabis* fumada para o controle de náuseas e vômitos justificaram a realização de estudos da eficácia da substância por parte de oncologistas. Relatos também apontaram que o uso de *Cannabis* antes de uma sessão de quimioterapia diminuía a náusea antecipatória (Wilkie, Sakr e Rizack, 2016). Com base nisso, foram conduzidos nas décadas de 1970 e 1980 inúmeros ensaios com pacientes de quimioterapia, a fim de analisar o dronabinol e a nabilona, e esses estudos foram também objeto de diversas metanálises e revisões sistemáticas (Whiting et al., 2015; Tramer et al., 2001; Machado Rocha et al., 2008). Essas revisões sugerem que o dronabinol e a nabilona foram superiores ao placebo e tão eficazes quanto os antieméticos disponíveis na época ou até superiores a eles. Em 1985, a nabilona (Cesamet), um análogo sintético do THC, ativo oralmente, foi licenciada para tratamento de náuseas e vômitos causados pela quimioterapia, bem como para estimulação do apetite.

Um artigo da Academia Nacional de Ciências (2017) indicou que havia evidências conclusivas da eficácia dos canabinoides administrados por via oral para o tratamento de náuseas e vômitos induzidos pela quimioterapia. Relatórios de médicos de cuidados paliativos que discutem com seus pacientes de câncer o uso de *Cannabis* indicam que aproximadamente 50% deles têm intenção de usar *Cannabis* para o controle de suas náuseas (Panozzo et al., 2020). De fato, um levantamento feito com pacientes canadenses acometidos por câncer apontou que 34% daqueles que relataram uso de *Cannabis* o faziam para controle da náusea (Martell et al., 2018). Apesar de os pacientes terem percepção da eficácia da planta da *Cannabis* e buscarem informações, ainda há carência de dados que respaldem o uso da planta para redução de náuseas e vômitos.

Nabiximol (THC + CBD) como tratamento para náuseas e vômitos

Um estudo piloto de fase 2, no padrão randomizado, duplo-cego e controlado por placebo, avaliou o nabiximol (dose média diária de 13 mg THC + 12 mg CBD durante quatro dias, começando dentro de duas horas após a administração da quimioterapia) como terapia adjuvante em dezesseis pacientes adultos em tratamento quimioterápico (Duran et al., 2010). Realmente, 71% dos pacientes não relataram vômito tardio (contra 22% no grupo placebo) e 57% não reportaram náusea tardia (contra 22% no grupo placebo), contudo, não foram relatadas diferenças no período agudo. Não foram observadas mudanças significativas em nenhum dos grupos em termos de pressão arterial, peso, temperatura, hematologia ou química do sangue. Não houve diferenças nas medidas de qualidade de vida. Esse estudo sugere que a adição de nabiximol aos regimes de tratamento de pacientes em quimioterapia traz benefícios antieméticos e antináusea, mas deve ser interpretado com cautela por causa do tamanho pequeno da amostra.

Um ensaio multicêntrico de fase II, randomizado, duplo-cego e controlado por placebo avaliou a administração oral de THC + CBD (THC 2,5 mg + CBD 2,5 mg, três vezes ao dia, dos dias 1 até 5, e um ciclo de placebo similar ao tratamento ativo em um estudo cruzado) na forma de extrato para prevenção de náuseas e vômitos induzidos pela quimioterapia (Grimison et al., 2020). Em comparação com o placebo, a adição do extrato de *Cannabis* ao regime antiemético produziu significativa redução do vômito e de náuseas, além de melhorar a pontuação da qualidade de vida (Grimison et al., 2020). Houve relatos de eventos adversos como sedação, tontura e desorientação, muito embora 85% dos participantes tenham preferido o extrato em lugar do placebo. Com base nesses resultados, o grupo continua recrutando participantes para o componente paralelo de fase 3 do estudo.

CBD como tratamento para náuseas e vômitos

Apenas um relato de caso examinou a ação do tratamento com CBD (100-450 mg/dia, cápsula oral, durante dois anos) sobre a náusea induzida por quimioterapia (Dall'Stella et al., 2019). No decorrer do período de tratamento contra o câncer, dois pacientes do sexo masculino acometidos por gliomas relataram baixa ocorrência de náusea ou fadiga e até conseguiram praticar esportes. É importante ressaltar que esses pacientes também não apresentaram evidências de progressão da doença no período de, pelo menos, dois anos, e não exibiram qualquer anormalidade bioquímica significativa no hemograma nem no plasma. Muito embora esses resultados pareçam promissores, é necessária a realização de estudos prospectivos, randomizados e controlados por placebo, com um número maior de participantes, para a adequada avaliação dos efeitos do CBD no controle de náuseas e vômitos em pacientes com câncer.

Náuseas e vômitos como efeitos colaterais do tratamento com CBD

O vômito pode ser apresentado como efeito adverso associado à terapia com CBD. Um estudo com 607 pacientes portadores de epilepsia resistente ao tratamento revelou que não houve relatos de vômito entre aqueles que receberam a menor dose de CBD (2-10 mg/kg/dia) como tratamento adjuvante, mas ocorreu aumento da incidência de vômito para as doses mais altas (acima de 40 mg/kg/dia; Szaflarski et al., 2018). Esses achados sugerem que os vômitos podem ser uma consequência das doses mais elevadas de CBD, mas essa hipótese é de difícil verificação, porque os pacientes não deixaram de tomar os outros medicamentos anticonvulsivantes durante esses estudos. É possível que o CBD (talvez em doses mais altas) possa produzir vômitos, mas também é plausível que esse efeito seja resultado de sua interação com um tratamento adjuvante. Além disso, não se pode verificar se o produto do CBD é de fato CBD e se está livre de contaminantes. Uma metanálise de eventos adversos associados ao tratamento com CBD que foram relatados em ensaios clínicos randomizados (doze ensaios forneceram dados de 803 participantes) não encontrou aumento significativo da probabilidade de ocorrência de náuseas ou vômito naqueles tratados com CBD, em comparação com o grupo placebo (Chesney et al., 2020).

MODULAÇÃO DO APETITE E DO PESO CORPORAL PELO CBD

Caquexia é um termo comum que descreve os sintomas de debilitação que podem surgir em decorrência de doenças crônicas, como HIV/Aids e câncer. Em pacientes oncológicos, esse estado pode ser agravado pela perda de apetite e pela subnutrição. Os dados que respaldam o uso de *Cannabis* e canabinoides na estimulação do apetite são conflitantes, havendo alguns estudos que apresentam benefícios em termos de estimulação do apetite e ganho de peso, enquanto outros não mostram efeitos benéficos ou, até mesmo, indicam diminuição do apetite.

Estudos *in vitro*

Um estudo examinou a ação dos níveis reguladores do CBD sobre os fatores responsáveis pelo controle da ingestão de alimentos. Células hipotalâmicas Hypo-E22 de ratos e tecidos isolados do hipotálamo desses animais foram expostos ao CBD (1, 10, 100 e 1.000 nM; di Giacomo et al., 2020). O resultado observado foi uma forma de modulação desses fatores de ingestão de alimentos que sugere o desencadeamento da perda de apetite (di Giacomo et al., 2020). São necessárias pesquisas mais aprofundadas sobre esses efeitos.

Estudos pré-clínicos

Estudos demonstraram que o tratamento com CBD em roedores produz efeitos divergentes sobre a ingestão de ração-padrão para roedores e a ingestão de soluções doces, como sacarose ou sacarina. É necessária a realização de mais estudos para análise dessas descobertas conflitantes.

O artigo mais antigo a respeito da ação do CBD sobre o apetite, produzido por Sofia e Knobloch (1976), sugeria uma redução do apetite induzida pelo CBD. O artigo revelou que uma dose aguda e elevada de CBD (50 mg/kg, IP) diminuiu o consumo de ração e de água por ratos (Sofia e Knobloch, 1976). Da mesma forma, a administração aguda de uma dose moderada de CBD (4,4 mg/kg, oral) provocou a redução do consumo de ração por ratos, e doses mais baixas de CBD (0,044 e 0,44 mg/kg, oral) não produziram efeito em ratos nutridos (Farrimond, Whalley e Williams, 2012). Além disso, a administração repetida de CBD (2,5 e 5 mg/kg, IP, durante quatorze dias) causou em ratos nutridos diminuição do ganho de peso corporal dependente da dose (Ignatowska-Jankowska, Jankowski e Swiergiel, 2011). Finalmente, o tratamento com CBD (20 mg/kg, IP) duas vezes ao dia, no período da adolescência (25-45 dias), provocou pequeno ganho de peso em camundongos fêmeas (Kaplan et al., 2021). No conjunto, esses estudos levam a crer que o CBD pode reduzir o apetite em ratos (e talvez em camundongos fêmeas) que têm acesso a uma ração-padrão para roedores.

Em contrapartida, não foram relatados quaisquer efeitos da administração de CBD sobre a ingestão de alimentos. O CBD (1, 10 e 20, IP) não alterou a ingestão de alimentos em ratos nutridos nem em não nutridos (Scopinho et al., 2011). Do mesmo modo, o CBD na dose de 10 mg/kg, IP, não produziu efeito sobre o consumo de alimentos ou a ingestão de água em camundongos nutridos (Riedel et al., 2009), enquanto a dosagem 3, 10, 30 e 100 mg/kg, IP, do CBD não gerou efeito sobre a ingestão de alimentos por camundongos não nutridos (Wiley et al., 2005). Em contrapartida, o tratamento reiterado com altas doses de CBD (30 mg/kg, mas não 3 e 10 mg/kg, IP, diariamente durante quatorze dias) causou aumento do ganho de peso em ratos diabéticos (Chaves et al., 2020). No conjunto, esses resultados ambíguos não demonstram um papel claro do CBD na ingestão de alimentos, contudo, no geral, sugerem um efeito de redução do apetite (ou nenhuma ação sobre o apetite) para a ração-padrão de roedores. Em um estado patológico, como o diabetes, uma dose elevada e repetida de CBD (mas não doses mais baixas) promoveu ganho de peso.

Quando os roedores tiveram também acesso a uma solução doce, uma dose aguda de CBD (50 mg/kg, IP) despertou preferência pela sacarose doce, porém, não estimulou o apetite total, pois os ratos fizeram uma compensação consumindo menos ração no total (Sofia e Knobloch, 1976). Em contrapartida, uma dose baixa de CBD (2,5 mg/kg, IP, diariamente, durante quatorze dias) não alterou a resposta de preferência dos ratos por sacarina doce (O'Brien, Limebeer et al., 2013), mas não se sabe se uma dose elevada de CBD alteraria essas respostas. Muito embora o CBDA (0,05-5 mg/kg oral), uma potente versão ácida do CBD, não tenha produzido modificação do comportamento alimentar normal em ratos (Brierley et al., 2016), uma dose de 0,01 mg/kg, IP e oral, aumentou a resposta de preferência pela sacarina doce (Solinas et al., 2013; Rock et al., 2016), o que leva a crer que, talvez, uma dose elevada de CBD também possa aumentar a predileção por soluções doces. Essas descobertas sugerem que, em vez de estimular o apetite em geral, o CBDA (e talvez doses mais altas de CBD) é capaz de estimular a predileção particular por alimentos doces e altamente palatáveis. Uma questão cuja resposta ainda precisa ser buscada é se o CBD desperta nos seres humanos a predileção por alimentos doces, como parece fazer em ratos.

Um estudo recente examinou o uso de óleo de CBD por via oral em cães saudáveis e avaliou o peso corporal e a ingestão de alimentos. Nesse ensaio randomizado, cego e controlado por placebo, cães saudáveis receberam uma formulação de óleo de CBD (1, 2, 4 ou 12 mg/kg; do extrato de *Cannabis*) ou de placebo, por via oral, uma vez ao dia, durante 28 dias (Vaughn, Paulionis e Kulpa, 2021). Durante o período de quatro semanas de tratamento, houve pequena redução média do peso corporal em todos os grupos (inclusive no grupo placebo; –0,7%), e as maiores reduções do peso corporal – ocorridas nos grupos que receberam 1 mg/kg de CBD (–4,4%), 2 mg/kg (–5,7%), 4 mg/kg (–4,7%), mas não no grupo de 12 mg/kg de CBD (–2,3%) – não são explicadas por mudanças no consumo de alimentos ou na atividade diária. Não está claro se a perda de peso corporal foi provocada pelo CBD ou pelo óleo de triglicerídeos de cadeia média (TCM) no qual o composto foi misturado, embora Vaughn, Kulpa e Paulionis (2020) tenham demonstrado que o TCM, e não o óleo de girassol, pode provocar redução da ingestão de alimentos em cães. Apesar de esse estudo paralelo, randomizado, controlado por placebo e cego ter demonstrado redução na ingestão de alimentos por cães saudáveis tratados com óleo de CBD e óleo de TCM, os pesos corporais permaneceram estáveis ao longo de todo o estudo. Esses achados sugerem que, em cães, a dose de CBD e o excipiente em que ele é misturado são fatores relevantes na mediação do apetite e da perda de peso corporal. Também é importante observar que essa perda de peso corporal foi constatada em cães saudáveis aos quais o CBD e os TCM foram administrados por via oral, resultado que pode ser exacerbado em cães portadores de doenças que já estejam afetando seu apetite e/ou peso corporal.

Estudos com seres humanos

Em geral, os dados de usuários de *Cannabis* sugerem incremento do apetite e do ganho de peso em diversas enfermidades, contudo, um artigo da Academia Nacional de Ciências (2017) apontou que as evidências existentes são insuficientes para respaldar ou refutar a conclusão de que a *Cannabis* ou os canabinoides sejam um tratamento eficaz contra a caquexia associada ao câncer. Houve constatação de aumento do apetite ou ganho de peso em pacientes com doença de Crohn que fumavam cigarros de *Cannabis* (115 mg de THC e menos de 0,5% de CBD, duas vezes ao dia, durante oito semanas; Naftali et al. 2013); em pacientes com câncer avançado tratados com cápsulas de *Cannabis* por via oral (THC 9,5 mg e CBD 0,5 mg, 1 ou 2 vezes ao dia, durante 6 meses; Bar-Sela et al., 2019); e em pacientes portadores de aids que fumavam *Cannabis* (Haney et al., 2005; 2007).

Entretanto, foi levantada a hipótese de que o estímulo do apetite nesses estudos tenha sido provocado pelo THC contido na planta inteira de *Cannabis* e não pelo CBD, já que a nabilona e o dronabinol demonstraram capacidade de aumentar o apetite e/ou promover ganho de peso em doenças como anorexia nervosa, câncer de pulmão, HIV/aids e doença de Alzheimer (Turcott et al., 2018; Andries et al., 2015, 2014; DeJesus et al., 2007; Wilson, Philpot e Morley, 2007; Volicer et al., 1997). O dronabinol é aprovado pela FDA dos EUA para o tratamento da debilitação causada pelo HIV. Realmente, a autodeclarada estimulação do apetite foi maior com quimiotipos de THC mais potentes (Brunt et al., 2014). Ao visualizar fotos de alimentos (em comparação com objetos neutros, como chaves de carro), fumantes chapados de quimiotipos ricos em CBD se mostraram menos interessados nas fotos de alimentos do que os fumantes de quimiotipos ricos em THC (Morgan, Freeman et al., 2010). Também houve relatos de aumento do apetite ou incremento do ganho de peso em decorrência do tratamento com nabiximol em pacientes acometidos por dor crônica (Ueberall, Essner e Mueller-Schwefe, 2019), abstinência de *Cannabis* (Allsop et al., 2014) e doença de Huntington (Saft et al., 2018). Um pequeno estudo piloto ($n = 21$) prospectivo, aberto, de dois braços, com doses crescentes de óleo de CBD (100 mg/mL, oral, faixa de dose de 50 a 600 mg/dia) ou óleo de THC (10 mg/mL, oral, faixa de dose de 2,5 a 30 mg/dia) em pacientes submetidos a cuidados paliativos relatou melhora geral do apetite, mas não apontou se essa melhora foi mais prevalente no grupo THC ou no grupo CBD (Good et al., 2020). Um levantamento feito entre pacientes submetidos a cuidados paliativos ambulatoriais na Flórida indicou que 50% dos que usavam produtos de THC e 29% dos que usavam produtos de CBD relataram aumento do apetite (Highet et al., 2020).

Um pequeno número de estudos levanta a hipótese de que a terapia com CBD pode de fato reduzir o apetite dos pacientes. Uma metanálise recente dos eventos adversos associados ao tratamento com CBD em ensaios clínicos randomizados (doze ensaios forneceram dados de 803 participantes) sugere que a probabilidade de diminuição do apetite é 3,5 vezes maior no caso dos pacientes tratados com CBD em comparação com os do grupo placebo (Chesney et al., 2020). Esse efeito adverso foi relatado com mais frequência em pacientes acometidos pela síndrome de Dravet e síndrome de Lennox-Gastaut, e tratados com CBD, e é possível que seja dependente da dose, com redução do apetite provocada pelas doses mais altas (Devinsky, Patel, Cross, Villanueva, Wirrell, Privitera, Greenwood, Roberts, Checketts, VanLandingham e Zuberi, 2018). É difícil ter certeza se esse é um efeito decorrente do próprio tratamento com CBD ou de uma interação entre o CBD e os outros medicamentos anticonvulsivantes que os pacientes também estavam tomando no período dos estudos. Os médicos devem levar em consideração esse evento adverso potencial ao prescrever as doses de CBD.

SÍNDROME DE HIPERÊMESE CANABINOIDE E POTENCIAL ALÍVIO PELO CBD

A síndrome de hiperêmese canabinoide está associada ao uso prolongado de *Cannabis*, em especial *Cannabis* com elevado teor de THC, e é caracterizada por episódios cíclicos de náuseas e vômitos, acompanhados de dor abdominal (Allen et al., 2004). Para ter acesso a uma excelente análise, ver DeVuono e Parker, 2020. As drogas antieméticas convencionais são ineficazes para esses pacientes (Richards, 2017), mas a aplicação no abdome do creme de capsaicina (que contém o componente químico picante da pimenta malagueta) (Dezieck et al., 2017) e o recurso de banhos quentes podem amenizar os sintomas (Wallace, Martin e Park, 2007). A desregulação dos receptores TRPV1 pode ser um dos fatores que contribuem para o desenvolvimento dessa síndrome, pois esses receptores são ativados pelos dois tratamentos (Rudd et al., 2015; Richards, 2017). Como o CBD também ativa o receptor TRPV1 (De Petrocellis et al., 2012), seu uso poderia ser avaliado para tratamento da síndrome de hiperêmese canabinoide ou, em vez disso, o fumo de quimiotipos de *Cannabis* com maior teor de CBD (e, portanto, menor teor de THC) poderia ter um papel preventivo. De fato, o tratamento com CBD foi eficaz em um modelo pré-clínico de náusea induzida por THC em roedores (DeVuono et al., 2020). Um estudo recente com 28 pacientes acometidos pela síndrome de hiperêmese canabinoide revelou mutações em genes que afetam os neurotransmissores, o sistema endocanabinoide e o complexo do citocromo P450 associado ao metabolismo dos canabinoides (Russo et al., 2021). Muito embora ainda bastante preliminares, essas potenciais mutações genéticas podem servir de sinal diagnóstico para a identificação daquelas pessoas com possível maior suscetibilidade a desenvolver essa síndrome. São necessárias outras pesquisas que busquem entender as consequências do uso de doses elevadas de *Cannabis*, bem como o papel que o CBD pode desempenhar nessa síndrome.

CONSIDERAÇÕES FINAIS

Vômitos, e principalmente náuseas, são sintomas controlados com dificuldade em pacientes oncológicos. A perda de apetite também é fator importante no tocante ao bem-estar desses pacientes. A ação dos compostos antieméticos convencionais se dá por meio da diminuição da transmissão de 5-HT, e, de acordo com estudos *in vitro* e *in vivo*, o

CBD (assim como CBDA e HU-580) também podem produzir efeitos antináusea e antieméticos mediante ação semelhante sobre o receptor 5-HT_{1A}.

Em modelos animais, os efeitos antieméticos do CBD em musaranhos parecem ocorrer dentro de uma janela terapêutica estreita, e doses baixas a moderadas conseguem amenizar o vômito, mas doses mais altas aumentam o efeito emético induzido por toxinas. Essa constatação indica um possível uso de doses mais baixas de CBD para tratamento de vômitos induzidos por toxinas. Em ratos, o CBD reduz a náusea aguda (em um amplo espectro de doses, sem ocorrência de náusea em doses mais altas), bem como a náusea antecipatória. CBDA e HU-580 produzem acentuada redução da náusea aguda e da náusea antecipatória em ratos. Evidências pré-clínicas também sugerem que doses baixas de CBD (bem como de CBDA e HU-580) podem ser associadas a outros compostos antieméticos e, desse modo, atuar sinergicamente na diminuição de náuseas agudas e antecipatórias. Essa pode ser uma vantagem terapêutica importante, já que doses mais baixas desses medicamentos têm menor probabilidade de causar efeitos adversos. Os resultados levam a crer que, nesse modelo animal, o tratamento reiterado com CBD não leva ao enfraquecimento da resposta aos efeitos antináusea e antieméticos.

Ensaios clínicos em humanos sugerem que o THC e seus análogos reduzem as náuseas e o vômito induzidos pela quimioterapia, contudo, apenas um relato de caso avaliou a ação do CBD em dois pacientes que receberam quimioterapia e radiação, se bem que, com efeitos antináusea promissores. Esses resultados devem ser interpretados com cautela, porque ainda é necessária a realização de estudos randomizados e controlados por placebo.

Os efeitos do CBD sobre o apetite e o peso corporal são ambíguos. Descobertas *in vitro* sugerem que a modulação dos fatores de ingestão de alimentos causada pelo CBD vai na direção de uma possível perda do apetite; e resultados pré-clínicos levam a crer que ele tem condições de reduzir o apetite (ou não produzir efeito algum) em ratos que consomem uma ração-padrão para roedores. Contudo, quando os ratos têm acesso a soluções doces, o CBD pode levar ao desenvolvimento de uma predileção, sugerindo uma preferência específica por soluções doces, em vez de uma ação geral sobre o apetite. Além disso, é difícil a interpretação da ação do CBD sobre a ingestão de alimentos e o peso corporal em cães saudáveis, porque o próprio óleo que serve de excipiente para a administração desses compostos pode afetar os parâmetros de avaliação. São necessárias outras pesquisas que possam elucidar esses achados.

Em seres humanos, o tratamento com *Cannabis* está associado à estimulação do apetite e ao ganho de peso, mas é provável que esse efeito seja mediado pelo THC e não pelo CBD. De fato, o tratamento com CBD pode produzir o evento adverso de diminuição do apetite, um efeito que foi relatado em pacientes com síndrome de Dravet e síndrome de Lennox-Gastaut e pode ser decorrente da administração de doses elevadas de CBD. Finalmente, a síndrome de hiperêmese canabinoide, caracterizada por episódios cíclicos de náusea e vômito em usuários crônicos de *Cannabis* com alto teor de THC, é tratada por meio de banhos quentes e creme de capsaicina – tratamentos que ativam os receptores TRPV1. Como o CBD também ativa esses receptores, novas pesquisas podem investigar a possibilidade de ele ser um tratamento potencial para essa síndrome torturante. Em contrapartida, o consumo de quimiotipos de *Cannabis* com maior teor de CBD pode evitar a ocorrência da síndrome. Pesquisas prospectivas devem avaliar o papel que o CBD pode desempenhar na amenização de náuseas e vômitos induzidos pela quimioterapia, bem como dos fatores modificadores do apetite e da síndrome de hiperêmese canabinoide.

Alguns ensaios clínicos em andamento visam a analisar os efeitos dos canabinoides sobre os sintomas associados à quimioterapia. Um ensaio clínico registrado (NCT03984214) avalia atualmente a eficácia do dronabinol na melhora dos sintomas induzidos pela quimioterapia (como amenizar náuseas e vômitos e aumentar o apetite) em pacientes com câncer de pâncreas. Além disso, dois ensaios clínicos registrados (NCT03664141 e NCT04001010) estão avaliando os efeitos do óleo de *Cannabis* (dose inicial de 1,2 mg de CBD + 1,2 mg de THC) sobre o apetite, em pacientes com doença renal terminal, ou da inalação de THC + CBD sintético sobre o ganho de peso e a qualidade de vida, em pacientes com câncer avançado. Um estudo randomizado, duplo-cego e controlado por placebo (NCT03948074), conduzido por Pippa Hawley na British Columbia Cancer Agency investigará o uso de extratos do óleo de *Cannabis* (alto THC/baixo CBD, baixo THC/alto CBD, quantidades iguais de THC/CBD) para tratamento de sintomas associados ao câncer, incluindo náuseas, dor, ansiedade e distúrbios do sono. Além disso, um estudo conduzido por Jens Rikardt Andersen da Universidade de Copenhague (NCT04585841) fará o monitoramento dos efeitos do CBD sobre a massa magra corporal durante o período de quimioterapia, bem como sobre o controle de náuseas e vômitos. Esses importantes ensaios clínicos serão uma fonte de informações mais detalhadas acerca da ação do CBD no controle dos sintomas associados ao tratamento do câncer.

7
Dor e inflamação

Muito embora nossa capacidade natural de sentir dor possa parecer algumas vezes altamente indesejável, ela tem, na verdade, função protetora e essencial para nossa sobrevivência. Dor e inflamação são a resposta do corpo às lesões. Elas nos ajudam a evitar ferimentos e lesões de maior gravidade. A dor decorre da ativação de agentes pró-inflamatórios, como as citocinas – incluindo interleucinas (IL), fator de necrose tumoral alfa (TNF-α) e interferon gama (IFN-γ) –, que provocam uma resposta imune e promovem a inflamação. A produção excessiva e crônica dessas citocinas inflamatórias contribui para o desenvolvimento das doenças inflamatórias. (Ver Capítulo 5 sobre os efeitos do CBD no sistema imune, inclusive inflamação e doenças inflamatórias.)

Há diferentes formas de classificação da dor e da inflamação; por exemplo, agudas ou crônicas. A dor e a inflamação agudas podem ser consequência de cirurgias, de traumas (como um osso fraturado ou um corte) ou de tensão muscular. Sua duração pode chegar a semanas ou meses, mas geralmente terminam quando a causa subjacente é tratada ou curada. Em contrapartida, a dor e a inflamação crônicas são persistentes e duram pelo menos três meses, prolongando-se além do tempo normal de cicatrização dos tecidos.

A dor e a inflamação também podem ser classificadas como nociceptivas ou neuropáticas. Dor e inflamação nociceptivas são sentidas em consequência de lesão ou dano aos tecidos (por exemplo, ao torcer o tornozelo ou ao fechar a porta do carro sobre os dedos), enquanto dor e inflamação neuropáticas são resultantes de lesão ou doença dos nervos. As pessoas experimentam dor neuropática quando são acometidas por herpes-zóster ou depois de uma lesão do nervo ciático ou da medula espinal. Os pacientes que sofrem com dores neuropáticas costumam apresentar sintomas como alodinia (dor decorrente de um estímulo que normalmente não provoca dor) e hiperalgesia (dor excessiva resultante de um estímulo que, via de regra, provocaria dor mais leve).

Há três classes principais de medicamentos que são normalmente usados para tratamento da dor e da inflamação: acetaminofeno (Tylenol®), anti-inflamatórios não esteroides – como ácido acetilsalicílico e ibuprofeno – e opioides. As drogas anti-inflamatórias não esteroides combatem a dor por meio da redução da inflamação, enquanto os opioides impedem que os sinais da dor cheguem ao cérebro. Cada uma dessas drogas está associada a diferentes efeitos colaterais e apresenta graus de eficácia diversos. Muito embora os opioides promovam efeito analgésico (alívio da dor) mais forte, eles têm significativo potencial viciante, o que levanta a necessidade de desenvolvimento de alternativas a essa classe de medicamentos. Também é importante a identificação de drogas capazes de intensificar os efeitos analgésicos dos opioides (conhecidos como efeitos poupadores de opioide), o que proporcionaria aos pacientes condições de conseguirem efeito analgésico semelhante com uso de uma dose menor de opioides.

É de grande relevância a verificação da possibilidade de a *Cannabis* medicinal ou canabinoides específicos, como o CBD, serem utilizados no lugar dos opiáceos como analgésicos ou de atuarem como compostos poupadores de opioide. Foi recomendado que os pacientes tenham cautela na ingestão de CBD em combinação com outros medicamentos, porque ele inibe diversas isoenzimas do citocromo P450 (Balachandran, Elsohly e Hill, 2021). No tratamento da dor crônica, esse cuidado é especialmente importante, porque os analgésicos convencionais são metabolizados pelas isoenzimas P450, CYP2D6 e CYP3A4. O CBD inibe as isoenzimas CYP2D6 e CYP3A4 e, dessa forma, pode causar elevação dos níveis corporais de drogas que são normalmente metabolizadas por elas. De fato, estudos *in vitro* sugerem que o CBD inibe a degradação da heroína opiácea (Qian, Gilliland e Markowitz, 2020), o que pode resultar em níveis mais elevados de heroína no corpo quando a ingestão é feita com CBD. Essa observação sugere que existe uma base biológica para a possibilidade de o CBD produzir efeitos poupadores de opioide ao elevar os níveis de opioides no corpo; no entanto, um estudo cruzado, duplo-cego e controlado por placebo (Manini et al., 2015) que avaliou a segurança e a farmacocinética do CBD (400 ou 800 mg, cápsula oral) administrado com fentanila intravenosa, em dezessete participantes saudáveis, não corroborou essa conclusão. O CBD mostrou boa tolerância, mas não produziu alterações farmacocinéticas significativas na administração conjunta com fentanila. Não foram reportados eventos adversos graves, como depressão respiratória ou comprometimento cardiovascular em nenhum dos participantes. Um relato de caso de um paciente de 13 anos acometido por câncer e dor crônica sugere que o tratamento com CBD pode ter aumentado os níveis séricos de metadona. Um médico constatou sonolência e fadiga, acompanhadas por um nível sérico de metadona de 271 ng/mL, em uma paciente que usava metadona em conjunto com um produto de CBD (Madden, Tanco e Bruera, 2020). Ao interromper o CBD, o nível sérico caiu para 125 ng/mL e houve redução da sonolência e da fadiga. O potencial de interações do CBD com opiáceos é clinicamente importante e merece um estudo mais aprofundado. Aqui, partimos da revisão de estudos pré-clínicos que investigam os efeitos do CBD sobre a dor, levando a uma discussão dos poucos ensaios clínicos que começaram a avaliar a ação potencial do CBD no alívio da dor.

CBD E DOR: ESTUDOS PRÉ-CLÍNICOS

Modelos animais de dor são usados para avaliar os efeitos de potenciais compostos terapêuticos, classificados de acordo com os resultados comportamentais. Há limitações na aplicação desses modelos a pacientes acometidos pela dor. Por exemplo, em contraposição à diversidade existente na história de dor de pacientes, as linhagens de roedores empregadas são geneticamente muito semelhantes e, via de regra, são formadas apenas por machos, o que não reflete a população de sujeitos. Outras limitações incluem a utilização de animais jovens e saudáveis e a abrangência estreita dos calendários de dosagem e testes, que contemplam os estágios anteriores, em lugar dos estágios avançados da doença.

CBD e modelos de dor aguda

Em roedores, a avaliação da dor aguda é feita tipicamente pela aplicação de estímulos como calor (na cauda ou na pata) ou pressão (na pata). A resposta ao calor é avaliada por meio da medida da latência da resposta de retirada da pata ou da cauda (no teste da placa quente ou no teste do movimento reflexo da cauda). No caso da pressão, é medida a força necessária para produzir a resposta de retirada da pata em reação à aplicação de pressões gradualmente crescentes (teste de pressão da pata de Randall-Selitto ou filamentos de Von Frey). Se um composto causa aumento dessa latência (o animal demora mais tempo para perceber o estímulo doloroso) ou da força necessária (é preciso mais força para o animal perceber o estímulo doloroso), entende-se que esse composto produz efeito analgésico.

A administração sistêmica de CBD, por via oral ou injeção, em camundongos e ratos não apresenta efeito analgésico nos testes de dor aguda via calor e pressão da pata (Sofia, Vassar e Knobloch, 1975; Karniol e Carlini, 1973; Varvel et al., 2006; Britch et al., 2017; Chesher et al., 1973; Silva et al., 2017); no entanto, foi constatado que o CBD potencializa a ação analgésica do THC (Varvel et al., 2006; Britch et al., 2017) ou da morfina (Neelakantan et al., 2015) em alguns desses modelos. Essa potencialização causada pelo CBD da analgesia induzida por THC é acompanhada por aumento dos níveis elevados de THC no sangue, provavelmente em virtude da capacidade do CBD de inibir o metabolismo do THC (Varvel et al., 2006; Britch et al., 2017). Em contrapartida, o tratamento reiterado com CBD (10 mg/kg, intraperitoneal – IP, duas vezes ao dia, durante quatro dias) diminuiu, na verdade, a ação antinociceptiva do THC no teste de pressão da pata e no teste do movimento reflexo da cauda, tendo sido detectados níveis séricos de THC mais elevados nos ratos tratados com CBD e THC (Greene et al., 2018). É possível que a elevação sustentada dos níveis de THC no sangue em decorrência do tratamento reiterado com THC e CBD provoque desregulação do sistema endocanabinoide com consequente redução da analgesia.

Um estudo que avaliou a dor aguda por meio do teste da placa quente demonstrou um efeito antinociceptivo do creme tópico de CBD (5%) em ratos (Yimam et al., 2021). Nesse estudo, os ratos tratados com creme de CBD apresentaram aumento de 38,4% na latência da resposta de retirada da pata em comparação com o excipiente, indicativo de um efeito de alívio da dor. Em contrapartida, no tratamento com 5% de ibuprofeno, houve aumento de 22,4%. Finalmente, quando injetado diretamente na substância cinzenta periaquedutal ventrolateral (uma região do cérebro envolvida na modulação da nocicepção), o CBD (1,5 e 3 nM, mas não 6 nM) promoveu aumento da latência do movimento reflexo da cauda, um efeito analgésico (Maione et al., 2011). Esse efeito foi bloqueado por um antagonista do receptor CB_1, o que levanta a hipótese de envolvimento do receptor CB_1 (Maione et al., 2011). Esse envolvimento do receptor CB_1 não decorre de uma ativação direta pelo CBD, mas, provavelmente, da conhecida capacidade do CBD para inibir a FAAH (De Petrocellis, 2012), elevando assim a anandamida (e outras amidas de ácidos graxos), o que, por sua vez, ativa o receptor CB_1; no entanto, descobertas recentes levam a crer que o CBD pode não inibir a FAAH em células humanas (Criscuolo et al., 2020). A ação analgésica do CBD também foi bloqueada pelo WAY100635, um antagonista do receptor 5-HT_{1A}, indicando possível envolvimento também do receptor 5-HT_{1A} (Maione et al., 2011). Em contrapartida, quando administrado diretamente no líquido cefalorraquidiano dos ventrículos cerebrais por meio de injeção intracerebroventricular (infusão ICV), a fim de evitar a barreira hematoencefálica e ser distribuído por todo o cérebro, o CBD (3 nmol, ICV) não produziu efeitos analgésicos no teste do movimento reflexo da cauda; contudo, quando administrado em conjunto com morfina (6 nmol, ICV), o CBD potencializou o efeito analgésico desta substância (Rodriguez-Munoz et al., 2018). Tomados em conjunto, esses resultados sugerem que a injeção sistêmica de CBD é ineficaz quando aplicada isoladamente em modelos de dor aguda, porém, sua aplicação combinada com THC ou morfina pode potencializar a ação analgésica dessas substâncias, embora o tratamento reiterado possa diminuir esse efeito benéfico. A administração tópica do CBD ou aquela feita diretamente na substância cinzenta periaquedutal ventrolateral (uma região do cérebro envolvida na modulação da nocicepção) pode ter ação analgésica, levantando a hipótese de que, no caso da administração sistêmica, as doses de CBD necessárias para a produção de efeitos analgésicos agudos podem não chegar às regiões do cérebro críticas para a dor.

A ação de análogos do CBD foi avaliada em dois estudos com modelos de dor aguda em animais. Os análogos do enantiômero (+) do CBD reduziram a analgesia no teste da placa quente, sem produzir efeitos psicoativos costumeiramente induzidos pelos agonistas do receptor CB_1

(Fride et al., 2004). Além disso, um análogo fluorado do CBD (HUF-101) causou acentuada redução da dor no teste da placa quente (Silva et al., 2017). Tanto um antagonista do receptor CB_1 como um antagonista do receptor CB_2 bloquearam o efeito analgésico do HUF-101 no teste da placa quente (Silva et al., 2017). Ademais, o HUF-101 não produziu os efeitos psicoativos normalmente induzidos por agonistas do CB_1 (Silva et al., 2017). Esses resultados sugerem certa complexidade dos efeitos do HUF-101 nesse modelo, havendo participação dos receptores CB_1 e CB_2. Sem dúvida, a atividade do CBD nesses receptores é complexa. Ele pode atuar como agonista indireto dos receptores canabinoides, aumentando o tônus do sistema endocanabinoide, da mesma maneira que pode agir como agonista parcial no receptor CB_2 (Tham et al., 2019) e como modulador alostérico negativo dos receptores CB_1 e CB_2 (Martinez-Pinilla et al., 2017). Além de tudo, a interação do CBD com o receptor CB_2 se torna ainda mais complexa pelo fato de sua atividade agonista parcial depender da expressão e da densidade dos receptores na área relevante, bem como da atividade tônica do sistema endocanabinoide (Mlost, Bryk e Starowicz, 2020). (Para ter acesso a uma revisão detalhada dos diversos mecanismos de ação que medeiam os efeitos do CBD em modelos de dor, ver Mlost et al., 2020). Essas descobertas sugerem que o CBD, assim como esses seus análogos, é um composto analgésico promissor para alívio da dor aguda, sem efeitos intoxicantes, e, portanto, é recomendada sua avaliação nesse sentido.

CBD e indução de dor e inflamação agudas por ácido acético, formalina ou fenilbenzoquinona

Modelos que empregam a aplicação ou a injeção de produtos químicos (como a formalina) responsáveis por provocar uma inflamação aguda ou uma inflamação de curto prazo também podem ser usados para mensuração da dor. Nesses modelos, quando a toxina é injetada na pata, a quantificação do tempo decorrido na ação de levantar ou lamber a pata é tomada como parâmetro da reação espontânea à dor, sendo utilizado um composto analgésico que reduz essa reação. No caso da injeção intraperitoneal de uma toxina, o parâmetro de avaliação é a reação de contorção, com uso de um composto analgésico que reduz essa reação.

Em geral, a injeção sistêmica ou a dosagem oral de CBD em camundongos e ratos não produz efeito analgésico no teste de dor e inflamação agudas induzidas por formalina ou ácido acético (Sofia, Vassar e Knobloch, 1975; Finn et al., 2004; Welburn et al., 1976; Booker et al., 2009; Yimam et al., 2021), contudo, um pequeno número de estudos demonstrou que o CBD (30, 90 mg/kg, IP, ou 10 mg/kg, via oral, ou 5,6, 56 mg/kg, IP) conseguiu diminuir as contorções abdominais provocadas pelo ácido acético (Silva et al., 2017; Foss et al., 2021) ou pela fenilbenzoquinona (Formukong, Evans e Evans, 1988) em camundongos. É possível que a dor induzida no caso destes últimos ensaios tenha sido menos intensa e pôde ser controlada por meio do CBD. Além disso, os análogos do enantiômero (+) do CBD, assim como o CBD fluorado (HUF-101) e o KLS-13019 – outro análogo do CBD – também reduziram a dor no teste da formalina (Fride et al., 2004) ou no teste do ácido acético (Silva et al., 2017; Foss et al., 2021). Em conjunto, esses estudos indicam resultados ambíguos em termos da eficácia do CBD em modelos de dor de curto prazo e de inflamação aguda. A ineficácia do CBD pode ser consequência de um nível incontrolável de dor em alguns modelos.

CBD E MODELOS DE DOR NEUROPÁTICA

Um tipo comum de dor crônica é a dor neuropática decorrente de uma lesão de nervo. Ela está relacionada a uma percepção exagerada da dor, a qual pode se apresentar na forma de aumento da sensibilidade a estímulos normais (hiperalgesia) ou a estímulos que via de regra não provocariam dor (alodinia). Esses estímulos podem ser mecânicos (toque de um objeto na pele) ou térmicos (aplicação de calor ou frio). Essa maior sensibilidade à dor torna mais breves as latências da resposta de retirada da pata ou provoca aumento do número de elevações ou lambidas da pata em resposta aos estímulos. Os compostos analgésicos reduzem essa sensibilidade acentuada à dor, resultando em latências mais longas da resposta de retirada da pata (ou menos elevações ou lambidas da pata).

O primeiro modelo animal de dor neuropática foi o de lesão por constrição crônica do nervo ciático, procedimento no qual são colocadas ligaduras ao redor do nervo ciático a fim de obstruir o fluxo sanguíneo, o que provoca aumento da sensibilidade à dor na pata traseira. Desde então, foram desenvolvidos modelos animais de dor neuropática baseados na administração de substâncias tóxicas, como os agentes quimioterápicos. Além disso, foram também criados diversos modelos que mimetizam a dor provocada pela lesão da medula espinal, que também resulta em hiperalgesia e alodinia. Há também o desenvolvimento recente de modelos animais de dor neuropática periférica relacionada a doenças, incluindo a dor associada à neuropatia diabética. Nós analisamos as evidências existentes sobre a ação do CBD em cada um desses modelos de dor neuropática.

Modelo de dor neuropática de lesão por constrição crônica ou parcial do nervo ciático

A maior parte dos estudos em animais sobre dor neuropática tem como base a lesão traumática do nervo ciático. No modelo de dor neuropática por constrição crônica, o tratamento agudo com CBD (30 mg/kg, subcutâneo – SC, 100 mg/kg, via oral) reduziu a sensibilidade à dor mecânica ou ao frio (Casey, Atwal e Vaughan, 2017; Mitchell et al., 2021). Da mesma forma, a administração reiterada de CBD (2,5-20 mg/kg, via oral, por sete dias; 5 mg/kg, SC, por sete dias; 1 mg/15 mL de gelatina por três semanas) após cirurgia de constrição crônica ou parcial reduziu a sensibilidade à dor mecânica e à térmica (De Gregorio et al., 2019; Comelli et al., 2008; Costa et al., 2007; Abraham et al., 2019). Os efeitos do CBD foram totalmente bloqueados por um antagonista seletivo do TRPV1 (mas não pelos antagonistas dos receptores CB_1 ou CB_2; Comelli et al., 2008; Costa et al., 2007; De Gregorio et al., 2019). Esses resultados sugerem que a ativação do TRPV1 pelo CBD pode resultar em dessensibilização do receptor, com a consequente amenização dos sintomas da dor neuropática.

Uma modificação do modelo de lesão parcial do nervo ciático, constrição por torniquete, tem como resultado um modelo de lesão de menor duração. Usando esse modelo de dor neuropática causada por torniquete do ciático, foi constatada redução da sensibilidade térmica em ratos machos por ação do CBD (aproximadamente 0,4 mg/kg, via oral, por quatorze dias, começando 24 horas após a cirurgia), ou da versão de éster metílico de CBDA, HU-580 (1 µg/kg, IP, por quatorze dias começando 24 horas após a cirurgia); contudo, os compostos não mostraram eficácia nas fêmeas (Zhu et al., 2020; Linher-Melville et al., 2020). Esses resultados evidenciam a necessidade de uma comparação entre os efeitos do CBD e do CBDA em modelos de dor neuropática por lesão do nervo ciático em roedores machos e fêmeas, bem como em outros modelos de dor. Essas descobertas iniciais em relação ao CBDA podem ser um indicativo de que doses mais altas de CBDA (e talvez de CBD) sejam necessárias para alívio da dor em fêmeas.

Modelo de dor neuropática induzida por quimioterapia

Os agentes quimioterápicos podem causar danos aos nervos periféricos, provocando dor e desconforto e, muitas vezes, impedindo que os pacientes recebam doses efetivas de quimioterapia durante o tratamento. Essa lesão produz hiperalgesia e alodinia. Quando administrados em animais, os agentes quimioterápicos também causam intensificação da sensibilidade à dor, o que viabiliza estudos da prevenção, bem como tratamento da dor neuropática induzida por quimioterapia.

O paclitaxel, usado para tratar diversos tipos de câncer, incluindo os tumores de ovário e de mama, também provoca aumento da sensibilidade à dor em animais tratados com o medicamento. O CBD (1-20 mg/kg, IP, por até quatorze dias) evitou, em camundongos, o aumento induzido pelo paclitaxel da sensibilidade à dor mecânica ou ao frio (Ward et al., 2011, 2014; King et al., 2017), e essa ação foi bloqueada por um antagonista do receptor 5-HT_{1A}, mas não por um antagonista dos receptores CB_1 ou CB_2 (Ward et al., 2014). Curiosamente, a combinação de uma dose ineficaz muito baixa de CBD (0,3 mg/kg, por quatro dias) com uma dose ineficaz muito baixa de THC (0,3 mg/kg, por quatro dias) produziu um efeito sinérgico e evitou a ocorrência de sensibilidade mecânica induzida por paclitaxel (King et al., 2017). O KLS-13019 (2,5 mg/kg, IP ou via oral, por quatro dias), um análogo estrutural do CBD que apresenta biodisponibilidade superior à do próprio CBD, evita o desenvolvimento de sensibilidade mecânica induzida pelo paclitaxel (a exemplo do CBD; Foss et al., 2021). Além disso, muito embora o tratamento com CBD não tenha revertido uma neuropatia periférica já desenvolvida, o KLS-13019 (2,5 mg/kg, IP ou oral, por três dias) conseguiu revertê-la (Foss et al., 2021). Portanto, por causa de sua ação sobre o receptor 5-HT_{1A}, o CBD pode ser eficaz (sozinho ou administrado com uma dose muito baixa de THC) na prevenção da sensibilidade à dor induzida pelo paclitaxel. O KLS-13019, um análogo estrutural do CBD, também pode evitar e reverter a neuropatia periférica nesse modelo animal.

Agentes quimioterápicos à base de platina, entre eles a cisplatina e a oxaliplatina, são comumente usados no tratamento de câncer de ovário e câncer colorretal. Esses agentes produzem sensibilidade mecânica que pode persistir por mais de dez anos (Strumberg et al., 2002). O CBD (10 mg/kg, IP) evitou a sensibilidade mecânica induzida por oxaliplatina (King et al., 2017); e a combinação de uma dose ineficaz muito baixa de THC (0,16 mg/kg, IP) com uma dose ineficaz muito baixa de CBD (0,16 mg/kg, IP), agiu de forma sinérgica e evitou a sensibilidade mecânica induzida por oxaliplatina (King et al., 2017). Em outro estudo, o CBD (2 mg/kg, IP) atenuou, mas não evitou, a sensibilidade mecânica induzida pela cisplatina (Harris et al., 2016).

Além de causar dor neuropática, a cisplatina também pode produzir lesões renais. O CBD (10 mg/kg, IP) reduziu a inflamação e a lesão renal quando administrado antes da cisplatina em um modelo de nefropatia induzida por cisplatina em camundongo (Pan et al., 2009). Também foi observada a redução de diversos marcadores de nefrotoxicidade em animais tratados com CBD, o que demonstra uma ação benéfica do composto no combate aos efeitos colaterais induzidos pela cisplatina.

A vincristina, normalmente usada no tratamento da leucemia e de linfomas, produz intensa sensibilidade à dor mecânica. A terapia com CBD (1,25-10,0 mg/kg, IP, por sete dias) foi ineficaz na prevenção da sensibilidade mecânica induzida por vincristina em camundongos (King et al., 2017). É possível que a ineficácia do CBD tenha sido causada pela administração de uma dose inadequada do composto usado no estudo ou pela expressão de um nível de dor avassalador nesses camundongos. Em resumo, o tratamento adjuvante com CBD pode ser eficaz na prevenção ou na atenuação de algumas formas de dor neuropática induzidas por quimioterapia em modelos animais. Se o CBD conseguir evitar ou reduzir a dor associada a esses tratamentos, os pacientes com câncer terão melhores condições de tolerar as doses ideais desses agentes quimioterápicos, com o consequente reflexo em termos de melhores perspectivas de superação da doença.

Modelo de dor neuropática por lesão da medula espinal

A lesão da medula espinal pode prejudicar a transmissão dos sinais sensoriais, provocando o surgimento da dor neuropática, com sintomas de alodinia, hiperalgesia e dor espontânea. Chega a até 45% o número de pacientes com lesão da medula espinal que experimenta dor neuropática, em geral dentro do período de três meses após a lesão (Norrbrink Budh et al., 2003). Essa dor costuma ser tratada por meio de anticonvulsivantes, antidepressivos ou opioides, contudo, alguns desses tratamentos também geram efeitos colaterais danosos.

O CBD (1,5 mg/kg, IP, durante dez semanas) atenuou o desenvolvimento da sensibilidade térmica após a lesão da medula espinal (Li et al., 2018). Além disso, o tratamento com CBD foi associado a uma diminuição das citocinas pró-inflamatórias, o que levanta a hipótese de que ele tenha ação anti-inflamatória (Li et al., 2018). Também se observou a relação do tratamento com CBD a uma diminuição em outras moléculas de sinalização (como as células T) envolvidas na ativação da resposta imune (Li et al., 2018). Diante da constatação de que o tratamento com CBD atenuou o aumento da sensibilidade térmica e protegeu contra a inflamação e contra uma resposta imune patológica, seu uso como terapia adjuvante da dor neuropática provocada pela lesão da medula espinal pode vir a ser objeto de avaliação.

Dor neuropática associada ao diabetes

A dor neuropática associada ao diabetes é caracterizada por sensações de formigamento, queimação, fisgadas e pontadas nas mãos e nos pés. A dor pode ser constante e acompanhada de uma sensibilidade dolorosa mais acentuada. Os tratamentos farmacológicos disponíveis, como os anticonvulsivantes e os antidepressivos, controlam os sintomas, no entanto, seus resultados são insatisfatórios para muitos pacientes. Em camundongos, o diabetes pode ser desencadeado pela injeção de estreptozotocina, que mata as células nas ilhotas secretoras de insulina e dá início à doença em uma semana. Nos camundongos diabéticos, a sensibilidade térmica tátil se manifesta dentro de três meses após a injeção de estreptozotocina.

O tratamento com CBD (1,2 mg/kg, intranasal, ou 20 mg/kg, IP, durante três meses), iniciado uma semana após a indução do diabetes, limitou o desenvolvimento de sensibilidade térmica e mecânica em camundongos (Toth et al., 2010). Na realidade, o efeito analgésico do CBD se manteve em avaliações complementares ao longo de dois meses, mesmo depois da interrupção do tratamento com o composto. Esse tratamento também evitou o desenvolvimento de características moleculares do diabetes (Toth et al., 2010). Contudo, quando administrado a camundongos nos quais essa dor neuropática já estava estabelecida, o CBD não conseguiu reduzir a hipersensibilidade térmica à alodinia tátil (Toth et al., 2010). Essas descobertas preliminares levam a crer que, se administrado em um estágio inicial do diabetes, o CBD pode ser eficaz na prevenção da dor neuropática diabética em camundongos.

Mais recentemente, usando o modelo de diabetes induzido por estreptozotocina em ratos, Jesus et al. (2019) demonstraram que, quando administrado 28 dias depois do início do diabetes, o CBD (0,3, 3 mg/kg, IP) diminuiu a sensibilidade mecânica. Esse efeito foi bloqueado pelo antagonista do receptor 5-HT_{1A}, mas não o foi por um antagonista dos receptores CB_1 ou CB_2. Quando administrado quatorze dias após o início do diabetes, o tratamento reiterado com CBD (0,3 ou 3 mg/kg, IP, por quatorze dias) induziu uma atenuação sustentada da sensibilidade mecânica nos ratos diabéticos (Jesus et al., 2019). A análise dos níveis de serotonina na medula espinal desses ratos revelou que o CBD (0,3 mg/kg, IP, durante quatorze dias) conseguiu restaurar os níveis mais baixos de serotonina na medula espinal dos ratos. Tomados em conjunto, esses resultados indicam possível eficácia do CBD no tratamento da dor neuropática associada ao diabetes com mediação de seus efeitos pelo sistema serotoninérgico. As diferenças entre as espécies podem explicar os efeitos discrepantes do CBD. Em camundongos, parece que ele só é eficaz no alívio da dor neuropática quando administrado em um estágio inicial da progressão da doença, enquanto, em ratos, pode haver uma janela de tempo mais ampla, dentro da qual o início do tratamento com CBD ainda pode trazer resultados benéficos.

CBD e dor pós-operatória

A incisão cirúrgica feita no pé de um rato causa sensibilidade mecânica confiável e quantificável, que perdura por vários dias após a cirurgia, o que proporciona um modelo de dor pós-operatória em roedores. Com uso desse modelo, observou-se que, quando realizada 24 horas após a cirurgia, a administração sistêmica do CBD (3 e 10 mg/kg, IP) ou a injeção no córtex cingulado anterior rostral (uma região do cérebro envolvida no processamento da dor; 40 nmol), reduziu a sensibilidade mecânica (Genaro et al., 2017). Esses resultados levam a crer que o CBD pode amenizar a dor pós-operatória nesse modelo animal e que o córtex cingulado anterior rostral pode ser uma importante região do cérebro envolvida nesse tipo de dor.

CBD E MODELOS DE DOR INFLAMATÓRIA

Modelos animais de dor inflamatória costumam usar diversos tipos diferentes de agentes causadores de irritação, que são injetados na pele, na pata, no músculo, nas articulações e nos órgãos viscerais para produzir dor inflamatória aguda. Esses modelos geram inflamação no local da injeção, assim como intensificam a sensibilidade à dor, e têm sido úteis na avaliação de potenciais compostos analgésicos/anti-inflamatórios, como o CBD.

Dor inflamatória induzida por carragenina

A carragenina, um irritante inflamatório comumente utilizado, é normalmente injetada na pata para produzir inflamação aguda que se converte em inflamação crônica no período de duas semanas. A injeção de carragenina também aumenta a sensibilidade a estímulos térmicos e mecânicos no local da aplicação. Esse modelo tem sido usado para compreensão da dor inflamatória e, provavelmente, simula distúrbios associados a lesões dos tecidos, como entorses e distensões.

A administração, em ratos, de uma dose oral única de CBD (10, 20 e 40 mg/kg, uma hora após a carragenina) diminuiu a sensibilidade mecânica, bem como o inchaço físico (edema) da pata, medido entre 2 e 6 horas após a carragenina (Yimam et al., 2021). Além disso, a redução da sensibilidade à dor e da inflamação, observada em ratos tratados com 40 mg/kg de CBD por via oral, foi semelhante àquela proporcionada por 100 mg/kg de ibuprofeno. Quando administradas diariamente após o início da inflamação por carragenina, doses baixas de CBD (5 e 7,5 mg/kg, via oral, por três dias) reduziram a sensibilidade térmica em ratos, e doses elevadas (10, 20 e 40 mg/kg, via oral, por três dias; 10 mg/kg, via oral, uma vez) conseguiram eliminá-la (Costa, Colleoni et al., 2004; Costa, Giagnoni et al., 2004). O CBD (7,5-40 mg/kg, via oral) também diminuiu o inchaço da pata após uma única administração (Costa, Colleoni et al., 2004). Um antagonista seletivo do receptor TRPV1 bloqueou o efeito analgésico do CBD (10 mg/kg, via oral), ação que não ocorreu com um antagonista seletivo dos receptores CB_1 ou CB_2 (Costa, Colleoni et al., 2004), o que indica a importância do TRPV1 no efeito analgésico do CBD. O tratamento com CBD também inibiu a superprodução de mediadores pró-inflamatórios em ratos tratados com carragenina (Costa, Giagnoni et al., 2004). Esses resultados levam a crer que o CBD tem atividade anti-inflamatória quando administrado após o início da inflamação, o que indica um possível efeito terapêutico importante, que pode ser benéfico nas doenças inflamatórias.

O CBDA, precursor ácido do CBD, também apresenta efeitos analgésicos em modelos pré-clínicos. Rock et al. (2018) demonstraram que a administração de CBD (10 mg/kg, via oral) antes da carragenina reduziu a sensibilidade térmica em ratos, ação que o CBDA também apresentou, porém, em doses muito mais baixas. O CBDA (10 μg/kg, IP, ou 1, 100 μg/kg, via oral) administrado antes da carragenina (mas não depois dela) diminuiu a sensibilidade e mostrou ação anti-inflamatória (Rock, Limebeer e Parker, 2018). Os efeitos analgésicos do CBDA foram bloqueados por um antagonista do receptor TRPV1. Curiosamente, a combinação de doses ineficazes de CBDA e THC (100 μg/kg THC + 0,1 μg/kg CBDA, via oral) apresentou efeito mais acentuado na redução da sensibilidade térmica e da inflamação. Desse modo, o CBDA sozinho, bem como doses muito baixas da combinação de CBDA e THC, produz efeitos anti-inflamatórios e ameniza a sensibilidade à dor causada por estímulos térmicos nesse modelo animal de inflamação.

Quando administrada antes da carragenina, a versão fluorada do CBD, o HUF-101 (3, 10, 30 mg/kg, IP), produziu acentuada redução da sensibilidade mecânica, enquanto foram necessárias doses mais altas de CBD (30, 90 mg/kg, IP) para uma redução equivalente da sensibilidade mecânica em camundongos (Silva et al., 2017). A ação do CBD e do HUF-101 foi bloqueada pelos antagonistas dos receptores CB_1 e CB_2 (Silva et al., 2017). Considerados em conjunto, esses resultados indicam que o HUF-101 e o CBDA produzem efeitos analgésicos com doses menores do que o CBD. Além disso, há indicativos de que alguns dos efeitos analgésicos do CBD (bem como do HUF-101 e do CBDA) envolvem a ativação do TRPV1 ou dos receptores canabinoides. Em alguns casos, a ação do CBD também foi bloqueada por antagonista do receptor CB_1, provavelmente por meio da inibição da FAAH pelo CBD, com a consequente elevação dos níveis do canabinoide endógeno anandamida, que se liga prontamente aos receptores CB_1. De fato, em camundongos, a inibição da FAAH também diminui a sensibilidade mecânica induzida por carragenina via receptor CB_1 (Grim et al., 2014). Além disso, o CBD atua como agonista parcial (Tham et al., 2019) e modulador alostérico negativo do receptor CB_2 (Martinez-Pinilla et al., 2017), o que também pode contribuir para seus efeitos analgésicos nesses modelos.

Dor inflamatória induzida por adjuvante completo de Freund

O adjuvante completo de Freund, normalmente injetado na pata ou em uma articulação específica, provoca inflamação mais crônica do que a induzida pela carragenina, inflamação esta que é também acompanhada de sensibilidade térmica e mecânica. Esse modelo é empregado rotineiramente para a avaliação de novos compostos contra dores inflamatórias, como a dor da osteoartrite, que afeta mãos, joelhos, quadris e costas, quando há rompimento da cartilagem nas articulações.

Depois da injeção do adjuvante completo de Freund na pata traseira de ratos, o tratamento com CBD (20 mg/kg, via oral, por sete dias), iniciado no dia 7 após o começo da inflamação, reduziu a sensibilidade térmica e mecânica (Costa et al., 2007). Com o uso desse mesmo modelo, o CBD (2,5, 10 mg/kg, IP) reduziu a sensibilidade mecânica ou diminuiu o inchaço da pata (tanto em ratos machos como fêmeas) quando administrado de forma aguda ou reiterada imediatamente após o início da inflamação (bem como duas vezes ao dia durante mais três dias; Britch et al., 2020). Essa ação analgésica e anti-inflamatória do CBD ocorreu associada a uma inibição de mediadores pró-inflamatórios ativados durante a inflamação (Britch et al., 2020).

A injeção de adjuvante completo de Freund diretamente na articulação do joelho causa inchaço da articulação e sensibilidade térmica na pata. A administração de CBD (6,2, 62,3 mg/dia, gel transdérmico, início três dias após a indução da artrite do joelho, durante quatro dias) diminuiu a sensibilidade térmica da pata e o inchaço da articulação (Hammell et al., 2016). O CBD também produziu redução dos biomarcadores pró-inflamatórios, assim como da infiltração de células imunes e do espessamento patológico da sinóvia (a membrana que reveste as articulações) observado na artrite. A análise do plasma indicou que a administração transdérmica de CBD era detectável no sangue. Isso sugere que o CBD transdérmico pode ser um candidato à avaliação para tratamento de articulações acometidas pela artrite.

Além do adjuvante completo de Freund, o colágeno também pode ser injetado na base da cauda para indução da artrite reumatoide em camundongos. A artrite induzida por colágeno provoca inflamação articular que pode ser tratada via bloqueio das citocinas pró-inflamatórias (como TNF-α), presentes em larga medida nas articulações artríticas de camundongos. O tratamento com CBD (5 mg/kg, IP, diariamente, por dez dias, depois de desencadeada a artrite) reduziu o inchaço e a rigidez da articulação, bem como, em 34% desses camundongos, houve restauração das articulações à condição normal (Malfait et al., 2000). A terapia diária com CBD oral (25 mg/kg) também foi eficaz em retardar a progressão da artrite quando administrada durante quatro semanas depois do desencadeamento da doença (Malfait et al., 2000). A membrana sinovial que reveste as articulações é o ponto mais crítico de produção de citocinas na artrite, e sabe-se que as células sinoviais de camundongos acometidos por artrite induzida por colágeno produzem espontaneamente, no décimo dia, grande quantidade de TNF-α, quando colocadas em cultura. O CBD (5, 10 mg/kg, IP) reduziu a produção de TNF-α pelas células sinoviais, além de conter a elevação induzida por toxina do TNF-α no soro sanguíneo (Malfait et al., 2000). Esses resultados sugerem que o efeito benéfico do CBD na artrite pode ser consequência da ação anti-inflamatória que reduz o TNF-α na membrana sinovial da articulação.

MODELOS DE OSTEOARTRITE

A osteoartrite pode ser induzida pela injeção de monoiodoacetato de sódio na articulação do joelho, o que gera sensibilidade na pata traseira de ratos. Quatorze dias após o surgimento da artrite, o tratamento com

300 μg de CBD (dose aplicada na articulação do joelho) reduziu a sensibilidade mecânica, e esse efeito foi bloqueado por um antagonista do TRPV1 (Philpott, O'Brien e McDougall, 2017). Além disso, a injeção de CBD na articulação do joelho diminuiu a inflamação (Philpott, O'Brien e McDougall, 2017). A administração profilática de CBD (300 μg na articulação do joelho) durante três dias também atenuou a manifestação de sensibilidade mecânica e evitou perda de mielina nervosa (Philpott, O'Brien e McDougall, 2017). Esse resultado leva a crer que a injeção local de CBD pode reduzir a inflamação e a sensibilidade mecânica quando administrada profilaticamente ou depois do surgimento da artrite.

Dois estudos randomizados, cruzados, controlados por placebo e cegos do ponto de vista tanto dos veterinários como dos proprietários, avaliaram o efeito analgésico do óleo de CBD em cães acometidos por osteoartrite (Gamble et al., 2018; Mejia et al., 2021). O óleo de CBD (2 mg/kg, via oral, duas vezes ao dia, durante quatro semanas) reduziu a dor e aumentou a atividade locomotora nos dezesseis cães, conforme avaliação dos veterinários (Gamble et al., 2018). Os proprietários não relataram ocorrência de efeitos colaterais; no entanto, o exame de sangue revelou aumento da fosfatase alcalina durante o tratamento com CBD. Esse aumento pode ser atribuído ao metabolismo oxidativo do fígado mediado pelo citocromo P450, o que torna recomendável o monitoramento dos valores das enzimas hepáticas nos animais de estimação (e nos pacientes humanos). Em contrapartida, o óleo de CBD (2,5 mg/kg, via oral, duas vezes ao dia, durante seis semanas) não levou à identificação de alterações na análise da locomoção, assim como na medida da atividade física (via acelerometria) e nas medidas de dor, conforme indicação dos proprietários (Mejia et al., 2021). A ausência de efeitos nesse estudo pode ser decorrente da grande variabilidade detectada nos níveis de CBD, que oscilaram de 66 a 860 ng/mL. Os eventos adversos associados à administração de CBD incluíram aumento das enzimas hepáticas em quatorze cães. Esses estudos apresentam inúmeras limitações, entre elas a curta duração da coleta de dados, o tamanho pequeno das amostras, a falta de um período para eliminação de efeitos residuais de tratamentos anteriores (*washout*), o uso de óleo de cânhamo como base para o grupo placebo e a utilização assistemática de outros analgésicos. São necessárias pesquisas mais detalhadas.

CBD E OUTROS MODELOS ANIMAIS DE DOENÇAS INFLAMATÓRIAS

Lesão cerebral hipóxico-isquêmica

Uma lesão cerebral hipóxico-isquêmica é consequência de um volume insuficiente de fluxo sanguíneo que chega ao cérebro, como acontece depois de uma parada cardíaca. Essa lesão também pode ocorrer em recém-nascidos privados de oxigênio durante ou após o nascimento. Atualmente, a lesão cerebral decorrente de uma hipóxia-isquemia em recém-nascidos é tratada com hipotermia, mas só há redução da mortalidade em casos leves. Portanto, um avanço nos resultados dos pacientes exige terapias complementares. Os pesquisadores que investigam novos tratamentos para a lesão cerebral hipóxico-isquêmica neonatal costumam usar porcos ou ratos recém-nascidos. Após a lesão, o resultado da avaliação de alterações na atividade cerebral, assim como da quantificação dos danos cerebrais, dos fatores pró-inflamatórios e do desempenho comportamental dos animais tratados com a droga pode ser comparado àquele dos animais do grupo-controle.

Em porcos recém-nascidos, a administração de CBD (1 mg/kg, IV) feita trinta minutos depois da lesão cerebral hipóxico-isquêmica promoveu a recuperação da atividade cerebral durante o período de observação de seis horas e reduziu o número de neurônios danificados no cérebro (Pazos et al., 2013). Ele também produziu diminuição dos níveis da citocina IL-1, o que sugere um efeito anti-inflamatório (Pazos et al., 2013). Todos os efeitos benéficos do CBD foram mediados por sua ação sobre o receptor CB_2 (possivelmente por causa de sua atividade como agonista parcial; Tham et al., 2019) ou por sua atuação como modulador alostérico negativo do receptor CB_2 (Martinez-Pinilla et al., 2017) e dos receptores 5-HT_{1A} (Pazos et al., 2013). Além disso, quando administrado quinze minutos depois da lesão cerebral hipóxico-isquêmica, o CBD (0,1 mg/kg, IV) também restaurou a atividade cerebral, reduziu as convulsões e diminuiu as lesões nas células cerebrais em porcos recém-nascidos (Alvarez et al., 2008). Ademais, em um modelo com rato recém-nascido, a administração de CBD (1 mg/kg, SC) dez minutos após a lesão cerebral hipóxico-isquêmica reduziu a inflamação e o tamanho da lesão, além de melhorar o desempenho comportamental (Pazos et al., 2012). Na combinação com hipotermia (o tratamento aprovado atualmente), o CBD (1 mg/kg, IV) promoveu incremento dos efeitos anti-inflamatórios (minimizando o aumento de TNF-α), reduziu a morte neuronal e restaurou a atividade cerebral em porcos recém-nascidos (Lafuente et al., 2016; Barata et al., 2019). A janela terapêutica na qual se observam os efeitos benéficos do CBD parece se estender até dezoito horas após a lesão cerebral hipóxico-isquêmica (Mohammed et al., 2017). Consideradas em conjunto, essas descobertas levam a crer que a administração de CBD como tratamento adjuvante da hipotermia (em um período de dezoito horas depois da hipóxia-isquemia) pode ter ação neuroprotetora em modelos animais de lesão cerebral hipóxico-isquêmica.

Inflamação do trato gastrointestinal

O intestino é formado por uma barreira de permeabilidade seletiva que permite a absorção de nutrientes e água, mas impede a passagem de substâncias nocivas, como as toxinas inflamatórias conhecidas pelo nome de lipopolissacarídeos. A inflamação compromete essa barreira intestinal, deixando-a mais permeável, o que possibilita a entrada de toxinas na circulação sistêmica, provocando estados patológicos como a doença inflamatória intestinal (DII). A DII, que inclui a doença de Crohn e a colite ulcerativa, é um distúrbio crônico, recidivante e remitente caracterizado por respostas inflamatórias excessivas no trato gastrointestinal, o que provoca lesões, bem como distúrbios secretórios e de motilidade. Esse funcionamento irregular pode provocar sangramento gastrointestinal, diarreia, espasmos abdominais e desnutrição. A DII é normalmente tratada com o uso de esteroides ou ácido 5-aminossalicílico (5-ASA, mesalazina ou mesalamina). Ela pode ser controlada por meio de medicamentos que mantêm a remissão, mas não são curativos, o que destaca a necessidade de novas terapias. Curiosamente, uma análise retrospectiva de 298 usuários de *Cannabis* portadores de colite ulcerativa – em comparação com um número correspondente de pacientes acometidos por colite e não usuários de *Cannabis* – revelou uma incidência menor de remoção cirúrgica parcial ou total de cólon e reto, assim como internações hospitalares mais curtas e uma tendência a menor prevalência de obstrução intestinal (Mbachi et al., 2019). Esses resultados sugerem que o uso de *Cannabis* pode atenuar algumas das complicações associadas à colite. O papel específico do CBD nesses benefícios ainda precisa ser avaliado.

Com o objetivo de avaliar a ação anti-inflamatória do CBD, dez adultos saudáveis receberam 30 mg de CBD em pó, via oral, ou placebo, e o sangue foi coletado noventa minutos depois. Esse sangue foi então estimulado com lipopolissacarídeo bacteriano a fim de induzir uma resposta inflamatória. O tratamento com CBD eliminou o marcador pró-inflamatório TNF-α nessas amostras de sangue (Hobbs et al., 2020), sugerindo efeito anti-inflamatório da substância nesses adultos saudáveis.

Ao tratar as células de uma linhagem celular de carcinoma de cólon humano (células Caco-2) ou tecido de cólon humano com citocinas sabidamente pró-inflamatórias, como TNF-α e IFN-γ, os pesquisadores podem provocar uma inflamação. O grau de inflamação pode ser avaliado por meio da medida dos níveis de outros fatores pró-inflamatórios e pela identificação da existência ou não de alteração desses níveis em decorrência do tratamento das células com um composto como o CBD. De fato, o CBD (10 μM) evitou a resposta inflamatória no tecido do cólon humano, reduzindo a produção de citocinas pró-inflamatórias (IL-8, IL-6 e MCP-1), uma ação mediada pelos receptores CB_2 e TRPV1 (Couch et al., 2017).

Para medir as alterações da permeabilidade intestinal, a administração de ácido etilenodiaminotetracético às células Caco-2 induz aumento da permeabilidade, cuja medida é feita mediante alterações na resistência elétrica, um índice da integridade da barreira celular em experimentos com cultura de células. Se a aplicação de um composto como o CBD consegue reverter o aumento da permeabilidade induzido pela toxina, esse composto pode ser benéfico no tratamento do aumento da permeabilidade intestinal decorrente da DII. De fato, o CBD (10 μM) acelerou a reversão do aumento da permeabilidade induzido por citocinas em células Caco-2, e esse efeito foi bloqueado por um antagonista do receptor CB_1, mas não por um antagonista do receptor CB_2 (Alhamoruni et al., 2012, 2010; Couch et al., 2019). É provável que o CBD bloqueie indiretamente o aumento da permeabilidade intestinal associado aos endocanabinoides anandamida e 2-AG (Alhamoruni et al., 2010, 2012) graças à sua ação como modulador alostérico negativo no receptor CB_1 e não em razão de uma ação direta no receptor CB_1.

Em roedores, a DII pode ser induzida quimicamente mediante a administração de agentes inflamatórios, como os lipopolissacarídeos ou o ácido sulfônico, o que causa a manifestação imediata da inflamação. Quando administrado durante três dias antes do agente inflamatório, o CBD (5, 10 mg/kg, IP, doses diárias, por seis dias) reduziu a lesão do cólon em camundongos (Borrelli et al., 2009). E quando administrado trinta minutos antes, e por um período de até quatro dias depois da inflamação induzida pela toxina, o CBD (1, 10, 20 mg/kg, IP, ou 20 mg/kg, por via intrarretal) controlou a reação inflamatória no intestino (reduziu a expressão de TNF-α e/ou os níveis de IL-6), evitando a ocorrência de danos intestinais (De Filippis et al., 2011; Jamontt et al., 2010; Wei et al., 2020; Schicho e Storr, 2012). Curiosamente, a associação de dose baixa de CBD (10 mg/kg, IP), com dose baixa de Δ^9-THC (5 mg/kg, IP), intensificou a redução da inflamação e dos danos do cólon em ratos (Jamontt et al., 2010). Além disso, o CBD (1 mg/kg, IP, administrado trinta minutos antes da indução da colite) minimizou os distúrbios intestinais (Wei et al., 2020). Consideradas em conjunto, essas descobertas com base em estudos com linhagens de células, com tecido do cólon humano e com animais sugerem que o CBD pode reduzir a inflamação e os danos do cólon, assim como reverter as alterações da permeabilidade do intestino, todos eles sintomas da DII.

CBD e portadores da síndrome do intestino irritável (SII)

Cinco estudos avaliaram a ação do CBD sobre a permeabilidade ou a inflamação intestinal em seres humanos. O primeiro, um ensaio randomizado, duplo-cego e controlado por placebo examinou o efeito de uma dose de 600 mg de CBD, via oral, na excreção de sondas de açúcar (como parâmetro *in vivo* da permeabilidade intestinal) após inflamação induzida por ácido acetilsalicílico em trinta voluntários saudáveis (Couch et al., 2019). O CBD evitou o aumento da permeabilidade intestinal induzido pelo ácido acetilsalicílico, o que sugere possível ação do composto no sentido de restaurar a permeabilidade intestinal e seu provável benefício para pacientes com SII.

Quatro ensaios clínicos avaliaram a eficácia do CBD em pacientes com SII. Um estudo randomizado e controlado por placebo com 25 pacientes acometidos pela doença de Crohn revelou que o CBD (10 mg, via oral, duas vezes ao dia, durante oito semanas) não melhorou o quadro patológico (Naftali et al., 2017), porém, é possível que a dose bastante baixa de CBD usada nesse estudo não tenha sido suficiente para debelar essa inflamação crônica. De fato, um estudo-piloto randomizado, duplo-cego e controlado por placebo, do qual participaram sessenta pacientes com SII, demonstrou que o tratamento com uma dose mais alta de CBD (50 mg, cápsula oral, duas vezes ao dia, por dez semanas) reduziu a gravidade da doença e melhorou a qualidade de vida relatada pelos pacientes, muito embora nenhuma diferença tenha sido observada nas taxas de remissão entre os grupos de CBD e de placebo (Irving et al., 2018). Outro ensaio randomizado, cruzado, duplo-cego e controlado por placebo não identificou efeitos do CBD ministrado na forma de goma de mascar (50 mg de CBD por unidade, com autoajuste da dose até seis unidades por dia, durante oito semanas) sobre a graduação da dor, em 32 pacientes com SII (van Orten-Luiten et al., 2021). É provável que diferenças importantes dentro dos grupos e entre eles, como o número de gomas usadas e a subjetividade no autorrelato da gravidade da dor, tenham mascarado os efeitos do tratamento. Mais recentemente, um estudo duplo-cego, randomizado, controlado por placebo e realizado em um único centro avaliou o uso de óleo de *Cannabis* rico em CBD (160:40 mg/mL CBD:THC) durante oito semanas, em 56 pacientes portadores de doença de Crohn (Naftali et al., 2021). Aqueles que foram tratados com o óleo de *Cannabis* rico em CBD apresentaram melhorias clínicas no bem-estar geral, assim como na dor abdominal e nos parâmetros de qualidade de vida. A inclusão de concentrações plasmáticas de CBD em alguns desses estudos seria benéfica com vistas à determinação de uma dosagem eficaz. Muito embora esses estudos preliminares levem a crer que uma dose mais alta de CBD pode proporcionar benefícios terapêuticos para pacientes com SII, é necessária uma investigação mais detalhada para identificação da dosagem ideal e do tempo de duração do tratamento.

CBD E DOR: ESTUDOS COM SERES HUMANOS

Em suas diretrizes para o tratamento da dor neuropática crônica a Canadian Pain Society relaciona os canabinoides como analgésicos da quarta linha (Moulin et al., 2007). Isso significa que a prescrição dos canabinoides deve ser subordinada à demonstração prévia da ineficácia de outros analgésicos recomendados. Artigos de pesquisas indicam o uso corrente de *Cannabis* pelos pacientes para controle da dor, com redução aproximada de 50% na dor relatada (Cuttler, LaFrance e Craft, 2020). Um levantamento feito eletronicamente com 2.032 pacientes que usam *Cannabis* medicinal revelou que as síndromes de dor representavam 42,4% das doenças tratadas, sendo a dor crônica o motivo mais comum para uso da *Cannabis* (Baron et al., 2018). Além disso, muitos desses pacientes acometidos por dores substituíam seus medicamentos opiáceos por *Cannabis* (40,5-72,8%). Um estudo baseado na história de 37 pacientes portadores de dor crônica que estavam usando opiáceos mostrou que, durante o estudo, os usuários de *Cannabis* se mostraram mais propensos a reduzir suas dosagens diárias dos opioides prescritos ou a abandonar simplesmente suas prescrições de opioides (Vigil et al., 2017). Um relatório da Academia Nacional de Ciências (2017) indicou evidências substanciais de que a *Cannabis* é um tratamento eficaz para a dor crônica em adultos; contudo, essa conclusão foi baseada principalmente em estudos que investigam o uso de nabiximol em pacientes com dor.

O nabiximol (Sativex) – um *spray* oromucoso amplamente padronizado que contém 2,7 mg de THC e 2,5 mg de CBD – foi aprovado pela Health Canada em junho de 2005 para pacientes portadores de esclerose múltipla (EM) acometidos por dor neuropática central. Em agosto de 2007, o Sativex também foi aprovado para tratamento da dor oncológica que não responde à terapia com opioides. O nabiximol foi avaliado em diversos ensaios clínicos como estratégia para controle da dor (revisões adiante). É importante que seja determinado o papel desempenhado pelo

CBD sozinho no abrandamento da dor e da inflamação relatado pelos usuários de *Cannabis* e nabiximol. De fato, é limitado o conhecimento disponível sobre eficácia, dose, vias de administração ou efeitos colaterais dos produtos de CBD.

Uma auditoria feita na Nova Zelândia com os primeiros 400 pacientes que receberam prescrição de óleo de CBD revelou melhora significativa na dor autorrelatada (Gulbransen, Xu e Arroll, 2020); e uma pesquisa com 58 pacientes em uma clínica de medicina paliativa na Flórida indicou que 24% deles informaram o uso de CBD, entre eles, 50% reportaram alívio da dor pelo CBD (Highet et al., 2020). Os dados do levantamento também indicam que os pacientes portadores de dor crônica que usam CBD relatam alívio da dor, e, pelo menos, 53% deles reduziram ou interromperam o uso de opiáceos (Schilling et al., 2021; Boehnke et al., 2021; Capano, Weaver e Burkman, 2020).

Apesar desses relatos auspiciosos sobre a ação analgésica do CBD, são poucos os estudos apropriadamente controlados que investigaram os efeitos do CBD em pacientes humanos. Alguns estudos de caso avaliaram a capacidade do CBD para reduzir a dor. Em uma série de casos recentes, com sete pacientes submetidos a transplante renal que receberam CBD (50 a 150 mg, duas vezes ao dia, durante três semanas) para tratamento da dor crônica, 6 em 7 relataram atenuação da dor (Cunetti et al., 2018). O CBD apresentou boa tolerância, sem efeitos adversos graves. Dois relatos de caso de pacientes sem experiência prévia com opioides (Eskander et al., 2020) indicaram que o uso de creme tópico de CBD (validado independentemente quanto ao conteúdo de CBD) melhorou a dor lombar causada por queda ou cirurgia. Em um estudo retrospectivo, observacional e aberto, o óleo de cânhamo sublingual rico em CBD (25 mg/kg diariamente, até uma dose máxima de 150 mg/mL, ao longo de três meses) amenizou a dor corporal em doze mulheres acometidas por efeitos adversos causados pela vacina contra o papilomavírus humano (HPV) (Palmieri, Laurino e Vadala, 2017).

Alguns ensaios clínicos publicados investigaram a ação do CBD sozinho. O primeiro deles, um estudo cruzado, duplo-cego, randomizado, controlado por placebo e intrasujeito, abrangendo períodos de tratamento de duas semanas, envolveu vinte pacientes acometidos por dor que não apresentavam resposta ao tratamento-padrão (Wade et al., 2003). A maioria era formada por pacientes portadores de esclerose múltipla, que manifestavam sintomas de dor neuropática e espasticidade. O CBD (dose média de 22,5 mg/dia, em *spray* sublingual) reduziu a graduação de dor e de espasticidade durante o período de tratamento de duas semanas e mostrou boa tolerância. No grupo CBD, 33% dos pacientes relataram um evento adverso (contra 48% dos pacientes do grupo placebo) – náusea, dor de cabeça e diarreia, por exemplo. Muito embora esses resultados pareçam promissores, a amostra desse estudo foi muito pequena, e os pacientes conseguiram ajustar a dosagem do fármaco por conta própria, o que dificulta a determinação de uma dose efetiva. Estudos prospectivos devem tratar esse problema de dosagem e investigar a eficácia do CBD em tratamentos com duração mais longa. É importante ressaltar que um estudo cruzado e controlado por placebo sugere que a expectativa dos participantes desempenha papel relevante no efeito analgésico do CBD (De Vita et al., 2021). Participantes saudáveis relataram redução maior da dor quando foram informados que haviam recebido CBD, independentemente do conteúdo real da droga.

Um pequeno número de estudos sugere que o CBD pode não ser eficaz na redução da dor em voluntários saudáveis ou em pacientes com dor. Um estudo duplo-cego, controlado por placebo e intrasujeito avaliou a ação analgésica do CBD (200-800 mg, via oral) em dezessete voluntários saudáveis (Arout et al., 2021). Ele não modificou o limiar da dor nem a tolerância a ela, e todas as doses causaram aumento da graduação de dor. Esses resultados levam a crer que a administração aguda de CBD não tem efeito analgésico em participantes saudáveis. Da mesma forma, um estudo duplo-cego, cruzado, randomizado e controlado por placebo não conseguiu mostrar efeito significativo do CBD (800 mg, via oral) sobre a dor aguda em participantes saudáveis (Schneider et al., 2022). Um estudo de centro único, randomizado, duplo-cego e controlado por placebo, realizado com 129 pacientes acometidos por osteoartrite da mão e artrite psoriásica, não demonstrou benefícios do CBD (cápsula oral de 20-30 mg em dose diária por doze semanas) em relação ao placebo, para alívio da dor (Vela et al., 2021). Além disso, um ensaio de centro único, randomizado, duplo-cego e controlado por placebo avaliou a ação do CBD oral (400 mg, óleo) como tratamento adjuvante para redução da dor em 100 pacientes acometidos por dor lombar aguda não traumática (Bebee et al., 2021). Não foram observadas diferenças entre o CBD e o placebo quanto à graduação da dor avaliada duas horas após o tratamento, bem como em relação à duração da internação, à necessidade de analgesia de resgate ou a eventos adversos. Esses resultados não indicam efeitos analgésicos agudos superiores do CBD no alívio da dor aguda. Como não foi feita a medição do nível de CBD no soro sanguíneo, é difícil determinar se foram atingidas as concentrações terapêuticas no sangue desses pacientes no momento da avaliação.

Dois estudos utilizaram a aplicação tópica de CBD para alívio da dor. O primeiro, um estudo duplo-cego e controlado por placebo, avaliou a eficácia do CBD transdérmico em sessenta pacientes acometidos por dor miofascial (dor na face e no pescoço e dor de cabeça decorrentes de lesão muscular; Nitecka-Buchta et al., 2019). O tratamento com CBD (pomada contendo 20% de óleo de CBD, feita de óleo com 70 mg de CBD/mL, duas vezes ao dia, durante quatorze dias) diminuiu a graduação de intensidade da dor e não houve relato de eventos adversos (Nitecka-Buchta et al., 2019). Do mesmo modo, um estudo cruzado e controlado por placebo, com duração de quatro semanas, avaliou a aplicação tópica de óleo de CBD em 29 pacientes acometidos por dor neuropática (Xu, Cullen et al., 2020). A dose de 250 mg de CBD/88,72 mL, por quatro semanas, reduziu a graduação da dor e nenhum evento adverso foi relatado (Xu, Cullen et al., 2020). Considerados em conjunto, esses achados sugerem que a administração tópica de óleo de CBD pode reduzir a dor miofascial e a dor neuropática, sem manifestação de efeitos adversos e, portanto, pode ser um tratamento eficaz que não provoca os efeitos adversos frequentemente relatados nas terapias com outros medicamentos para controle da dor.

Em 2021, especialistas de todo o mundo elaboraram recomendações baseadas em consenso sobre como definir a dosagem da *Cannabis* medicinal e administrá-la a pacientes com dor crônica (Bhaskar et al., 2021). Eles desenvolveram três protocolos de tratamento: rotineiro, conservador ou rápido. Um tratamento *rotineiro* envolve iniciar a terapia do paciente com uma dose de 5 mg duas vezes ao dia, de um produto com predominância de CBD, e ir aumentando a dose do produto com predominância de CBD em 10 mg a cada 2 ou 3 dias, até que o paciente atinja seus objetivos, ou até 40 mg/dia. Na dosagem de 40 mg/dia do produto com predominância de CBD, os médicos podem cogitar a adição de 2,5 mg de THC e aumentar essa dose em 2,5 mg a cada 2 a 7 dias, até atingir uma dose diária máxima de 40 mg/dia de THC. Um protocolo *conservador* envolve iniciar o tratamento do paciente com uma dose de 5 mg uma vez ao dia, de um produto com predominância de CBD e ir aumentando a dose do produto com predominância de CBD em 10 mg a cada 2 ou 3 dias, até que o paciente atinja seus objetivos, ou até 40 mg/dia. Na dosagem de 40 mg/dia do produto com predominância de CBD, os médicos podem cogitar a adição de 1 mg/dia de THC e ir aumentando a dose em 1 mg a cada sete dias, até atingir uma dose diária máxima de 40 mg/dia de THC. Um protocolo *rápido* envolve iniciar o tratamento do paciente com um produto balanceado de THC/CBD em 2,5-5 mg de cada canabinoide 1 ou 2 vezes ao dia e ir aumentando a dosagem de cada canabinoide em 2,5-5 mg a cada 2 ou 3 dias, até que o paciente atinja seus objetivos ou até uma dose máxima de 40 mg/dia de THC.

Também foram desenvolvidas recomendações baseadas em consenso para o uso de *Cannabis* em pacientes portadores de dor crônica que não estejam conseguindo controlar a dor com opioides (Sihota et al., 2020). Houve um consenso quanto ao início do tratamento com um extrato oral de CBD durante o dia, considerando-se a adição de uma dose baixa de THC. Além disso, foi recomendada que a redução gradual de opioides fosse iniciada assim que o paciente relatasse melhora de suas funções, tivesse menos necessidade de medicação para controle da dor ou tivesse o máximo benefício de sua dose de *Cannabis*.

NABIXIMOL E DOR: ESTUDOS COM SERES HUMANOS

Muito embora poucos estudos tenham avaliado a eficácia do tratamento com CBD para pacientes acometidos por dores, o nabiximol (um *spray* sublingual contendo uma proporção aproximada de 1:1 de THC:CBD) foi objeto de avaliação em diversos ensaios clínicos com vistas ao controle de várias condições diferentes de dor, tendo, via de regra, apresentado resultados favoráveis. Lamentavelmente, como o nabiximol é uma combinação de THC e CBD, não conseguimos saber se o efeito de alívio da dor é mediado pelo THC, pelo CBD ou por ambos.

Pacientes portadores de esclerose múltipla (EM)

Em pacientes portadores de esclerose múltipla, o nabiximol demonstrou capacidade de redução da espasticidade (rigidez e espasmos musculares; Vermersch e Trojano, 2016; Haupts et al., 2016; Trojano e Vila, 2015; Flachenecker, Henze e Zettl, 2014; Patti et al., 2016; Serpell, Notcutt e Collin, 2013; Notcutt et al., 2012; Meuth et al., 2020) e da dor (Markova et al., 2019; Paolicelli et al., 2016; Langford et al., 2013; Ferre et al., 2016; Wade et al., 2003, 2004; Zajicek et al., 2003; Wade et al., 2003; Rog et al., 2005; Turri et al., 2018) quando administrado como terapia adjuvante. Como a atenuação dos sintomas se manteve durante, pelo menos, quatorze semanas de tratamento (Ferre et al., 2016), esses resultados sugerem que o CBD pode promover redução da dor em longo prazo para os pacientes portadores de EM que não respondem aos analgésicos convencionais.

Pacientes acometidos por dor decorrente de câncer

O nabiximol também foi investigado em relação à sua ação para alívio da dor em pacientes com câncer que não respondem a analgésicos opioides. (Ver também o Capítulo 5 para uma discussão sobre os efeitos do CBD no câncer e o Capítulo 6 para uma abordagem sobre os efeitos do CBD em náuseas e vômitos induzidos pela quimioterapia.) Ainda que alguns estudos tenham mostrado alívio da dor em pacientes com câncer que usavam nabiximol como tratamento adjuvante (Portenoy et al., 2012; Johnson et al., 2010), outros não demonstraram esse efeito (Johnson et al., 2013; Lichtman et al., 2018; Fallon et al., 2017). Esses resultados divergentes podem ser consequência de diferenças nos regimes de dosagem de nabiximol, na eficácia dos tratamentos adjuvantes ou na gravidade ou na progressão da doença. Em um estudo específico de Johnson et al. (2013) em pacientes com câncer terminal cuja dor não era totalmente aliviada pelos fortes analgésicos opioides utilizados, o nabiximol conseguiu reduzir a dor e, durante as cinco semanas do estudo, não foi necessário aumentar a dose de nabiximol nem de outros analgésicos ministrados aos pacientes (Johnson et al., 2013). Esses achados sugerem que o uso adjuvante de nabiximol contra a dor relacionada ao câncer pode ser benéfico para alguns pacientes resistentes ao tratamento.

Pacientes acometidos por dor neuropática

Também foi feita a avaliação do nabiximol para tratamento de pacientes com dor neuropática. Usado como tratamento adjuvante, ele reduziu a dor e melhorou a condição de alodinia (Nurmikko et al., 2007; Serpell et al., 2014; Hoggart et al., 2015; Ueberall, Essner e Mueller-Schwefe, 2019). Além disso, os pacientes que usavam nabiximol precisaram de uma quantidade menor de comprimidos de medicação de resgate (Serpell et al., 2014). É importante registrar que, em um estudo com pacientes acometidos por dor neuropática, o tratamento auxiliar com uma solução oral de THC (19%) e CBD (menos de 1%), em uma dose média de 68,5 mg/dia por doze meses, promoveu redução da dor, um efeito que se manteve durante todo o ano da terapia, com ajuste mínimo da dosagem (Mondello et al., 2018). Esses resultados levam a crer que o uso adjuvante de nabiximol por pacientes portadores de dor neuropática pode ser benéfico e pode ter eficácia no longo prazo.

Pacientes portadores de atrite

Em um estudo duplo-cego e randomizado (Blake et al., 2006), com 58 pacientes acometidos por artrite reumatoide, o nabiximol (dose média na semana 5 de 14,6 mg de THC:13,5 mg de CBD, *spray* oral) reduziu a dor no estado de movimento e de repouso, sem manifestação de eventos adversos graves ao longo de cinco semanas. Essa melhora proporcionada pelo CBD merece destaque, pois foi observada em um grupo de pacientes com artrite reumatoide para os quais a medicação convencional era ineficaz.

Pacientes acometidos por dor pós-cirúrgica

Um estudo prospectivo analisou o uso de produtos de CBD/THC (contendo CBD e/ou THC, inclusive cremes tópicos, tinturas, cigarro de *Cannabis* e comestíveis) no período perioperatório por 195 pacientes submetidos à reconstrução ou à substituição de quadril e joelho (Runner et al., 2020). Não foram encontradas diferenças entre usuários e não usuários de CBD/THC em relação ao tempo de uso de opiáceos, bem como aos equivalentes totais de miligramas de morfina tomados, aos comprimidos de opiáceos ingeridos, à graduação média da dor pós-cirúrgica, ao percentual de pacientes que necessitaram de reposição de opiáceos ou à duração da internação. Da mesma forma, Jennings et al. (2019) revisaram a história de 71 pacientes submetidos a uma reconstrução/substituição do joelho e que se declararam usuários de *Cannabis*. Os autores não identificaram diferenças no tempo de internação, nos equivalentes totais de morfina tomada no hospital ou na amplitude do movimento após a cirurgia, sugerindo que o uso de *Cannabis* não parece alterar os resultados em curto prazo em pacientes submetidos a uma artroplastia total do joelho. Mas um estudo prospectivo e randomizado com 73 pacientes submetidos a cirurgias eletivas (Jefferson et al., 2013) revelou que os usuários de *Cannabis* precisaram de mais analgésicos de resgate durante a recuperação (dentro das primeiras seis horas após a anestesia geral) e apresentaram graduações mais elevadas da intensidade da dor na primeira hora após a cirurgia em comparação com os não usuários. Esses resultados sugerem que os usuários de *Cannabis* submetidos à cirurgia podem exigir mais analgesia de resgate com opioides no período pós-operatório inicial; contudo, a história de uso de *Cannabis* não parece alterar os resultados de recuperação dos pacientes após a cirurgia.

Lamentavelmente, o mecanismo responsável pelo aparente efeito de desenvolvimento de tolerância aos opioides em usuários de *Cannabis* ainda não é compreendido em sua totalidade. O uso crônico de *Cannabis* (ou a administração de THC) provoca regulação negativa e dessensibilização dos receptores CB_1 e alterações na ligação do receptor (Villares, 2007; Oviedo, Glowa e Herkenham, 1993; Romero et al., 1998; Sim-Selley, 2003), o que produziria um efeito analgésico reduzido do sistema canabinoide endógeno e talvez do sistema opioide. A propósito, foi demonstrado que a administração crônica de THC em roedores induziu tolerância ao efeito analgésico dos opioides (Smith, Welch e Martin, 1994; Welch,

1997), muito embora alguns estudos não tenham apresentado esse efeito (Mao et al., 2000), e outros tenham até identificado aumento da ação analgésica com a administração de THC em ratos tolerantes à morfina (Rubino et al., 1997). São necessários estudos longitudinais visando verificar se o uso de *Cannabis* causa alterações no sistema de dor ou se esses indivíduos começam a usar *Cannabis* para "tratar" seu sistema alterado.

Pacientes acometidos por fibromialgia

Um estudo randomizado, cruzado, de quatro vias e controlado por placebo (van de Donk et al., 2019) analisou os efeitos analgésicos da inalação de *Cannabis* de grau farmacêutico em vinte pacientes acometidos por dor crônica de fibromialgia. Aqueles que inalaram um quimiotipo com teor sabidamente mais alto de THC e CBD (13,4 mg de THC, 17,8 mg de CBD) apresentaram redução de 30% na graduação de dor em comparação com o grupo placebo, o que sugere um potencial efeito benéfico para os pacientes que consomem esse quimiotipo de *Cannabis* com alto teor de THC e CBD. Os que inalaram uma variedade de *Cannabis* contendo teor elevado de CBD e teor muito baixo de THC (18,4 mg de CBD e menos de 1 mg de THC) não apresentaram melhora na dor em comparação com os do grupo placebo. Como esse estudo só envolveu uma administração única de CBD, é provável que essa dose seja insuficiente para melhorar a graduação da dor ou seja baixa demais.

CONSIDERAÇÕES FINAIS

Uma expressiva proporção dos pacientes que fazem uso da *Cannabis* medicinal a utiliza para tratamento de síndromes de dor, em especial para alívio da dor crônica. Foi demonstrado que o uso de *Cannabis* como recurso terapêutico no caso de dor resistente aos fármacos convencionais consegue reduzir a dose de opiáceos necessária para o controle da dor, sugerindo que a *Cannabis* tem ação moderadora do uso de opioides (O'Connell et al., 2019). Muito embora nenhum ensaio clínico publicado tenha demonstrado claramente essa ação moderadora do uso de opioides pelo CBD sozinho, o *site* www.clinicaltrials.gov revela que ensaios clínicos registrados estão investigando o efeito da interação do CBD com a morfina sobre a sensibilidade à dor (NCT04030442) e o risco de dependência (NCT03679949).

Modelos animais sugerem que, via de regra, o CBD é ineficaz na redução da dor aguda quando administrado sistemicamente, mas é possível que essa ineficácia decorra do fato de a quantidade de CBD que chega ao cérebro é insuficiente para produzir efeito analgésico. Quando o CBD é combinado com THC ou morfina, ele pode potencializar a ação analgésica desses compostos no alívio da dor aguda e, além disso, os análogos do CBD também parecem produzir efeitos analgésicos em modelos de dor aguda em animais.

Em modelos animais da dor neuropática, o CBD é eficaz na prevenção do surgimento de determinados tipos de dor induzida por quimioterapia e diabetes, assim como no tratamento da dor neuropática já existente e manifestada em decorrência de quimioterapia, lesão da medula espinal ou pós-cirurgia. De fato, um estudo clínico com o uso de CBD tópico melhorou a graduação da dor em pacientes acometidos por dor neuropática. O nabiximol também demonstrou capacidade de amenizar a dor e a alodinia em pacientes com dor neuropática, e a melhora se manteve por um ano inteiro.

Em modelos animais, quando administrado antes ou depois do início da inflamação ou da artrite, o CBD consegue eliminar os sintomas da dor neuropática e reduzir o inchaço correspondente. O nabiximol também apresentou capacidade de amenizar a dor em pacientes com artrite reumatoide que não respondiam aos tratamentos convencionais. Essas descobertas indicam a necessidade de análise do tratamento adjuvante com CBD nos estados de dor inflamatória, como a artrite.

A ação anti-inflamatória do CBD também foi demonstrada em modelos animais de lesão cerebral induzida pela interrupção do fluxo sanguíneo para o cérebro. O tratamento com CBD dentro de um período de dezoito horas pode reduzir a lesão e a inflamação das células cerebrais e restaurar a atividade cerebral. Em modelos animais e celulares da inflamação do trato gastrointestinal, o CBD produz efeitos anti-inflamatórios e restaura a integridade do revestimento interno do intestino. Um pequeno número de estudos com seres humanos também leva a crer que o CBD pode melhorar os sintomas da doença inflamatória intestinal e restaurar a integridade do intestino, mas ainda são necessárias pesquisas mais aprofundadas.

A administração de CBD sozinho por *spray* sublingual (assim como nabiximol) reduziu a graduação de dor e de espasticidade em pacientes portadores de esclerose múltipla, e a aplicação tópica de CBD aliviou a dor miofascial e a dor neuropática. Até o momento, quase cinquenta ensaios clínicos registrados em www.clinicaltrials.gov estão investigando a capacidade do CBD (sozinho ou combinado com THC) de amenizar a dor associada a extrações dentárias, bem como a dor crônica nas costas, a dor pós-cirúrgica, a neuropatia diabética e a dor causada por câncer. Esses importantes ensaios clínicos, randomizados e adequadamente controlados ajudarão a entender melhor as potenciais propriedades analgésicas do CBD.

8

Ansiedade

Muito embora o medo e a ansiedade além de serem emoções adaptativas sejam também essenciais para a sobrevivência, quando vivenciadas em excesso ou de maneira contínua, elas assumem um caráter desadaptativo e podem causar o desenvolvimento de transtornos neuropsiquiátricos, como o transtorno de ansiedade generalizada, o transtorno de ansiedade social e o transtorno de estresse pós-traumático (TEPT; discutido no Capítulo 9). Os tratamentos mais frequentes para os transtornos de ansiedade costumam ser a farmacoterapia, a terapia psicológica ou ambas. A terapia psicológica mais comum é a terapia cognitivo-comportamental (TCC). Já foi demonstrada a utilidade da TCC para tratamento de transtornos de ansiedade (Kaczkurkin e Foa, 2015), porém, sua implementação muitas vezes pode ser difícil por causa da limitação de recursos (Bandelow et al., 2007). As farmacoterapias de primeira linha incluem os inibidores seletivos da recaptação da serotonina (ISRS) e os inibidores da recaptação da serotonina e norepinefrina (IRSN). Outras opções terapêuticas incluem pregabalina, antidepressivos tricíclicos, buspirona, moclobemida e benzodiazepínicos (ver Bandelow, Michaelis e Wedekind, 2017, para uma análise). Apesar da disponibilidade desses tratamentos, cerca de 40 a 60%

dos pacientes continuam apresentando sintomas residuais, ou não levam adiante a terapia, ou ainda têm dificuldade de acesso aos tratamentos (Katzman et al., 2014). De fato, essas farmacoterapias podem produzir efeitos colaterais indesejáveis, como risco de dependência, síndrome de abstinência, disfunção sexual, comprometimento cognitivo e psicomotor, insônia e ganho de peso (Katzman et al., 2014). Esses desafios impostos pelas terapias existentes destacam a necessidade de avaliação de novos tratamentos (ou adjuvantes de tratamento) para esses distúrbios.

O uso de *Cannabis* é comum por pessoas portadoras de transtornos de ansiedade, muito embora a natureza da associação entre o uso da *Cannabis* e os transtornos de ansiedade ainda não seja bem compreendida (ver Halladay et al., 2020, para uma análise). Uma metanálise de estudos longitudinais (Kedzior e Laeber, 2014) encontrou uma pequena, mas significativa, associação entre o uso precoce de *Cannabis* e a ansiedade posterior na população em geral (razão de probabilidade = 1,15); contudo, como só foram incluídos estudos com elevado padrão de qualidade, essa relação perdeu o significado (Twomey, 2017). Isso sugere que é possível haver uma associação entre o uso de *Cannabis* e os transtornos de ansiedade, e que o uso de *Cannabis* pode preceder o desenvolvimento do transtorno de ansiedade, mas são necessários mais estudos de alta qualidade para que essa associação seja totalmente entendida. É provável que essa ligação entre o uso de *Cannabis* e a ansiedade seja decorrente de alterações cerebrais cuja origem pode ser o uso precoce da *Cannabis*, ou talvez resulte de uma predisposição de pessoas com transtornos de ansiedade a usar *Cannabis* com mais frequência, ou, ainda, de uma tendência à automedicação por parte de indivíduos que sofrem de ansiedade.

Uma metanálise (Kosiba, Maisto e Ditre, 2019) dos resultados de uma pesquisa sobre o uso relatado de *Cannabis* indica que até 50% dos entrevistados costumam utilizá-la para melhorar a ansiedade. A *Cannabis* é usada amiúde como terapia ansiolítica, contudo, o *aumento* da ansiedade e das reações de pânico são motivos relatados com frequência para a suspensão do uso da substância (Thomas, 1993; Reilly et al., 1998; Schofield et al., 2006). A ação ansiolítica da *Cannabis* em contraposição à sua capacidade de induzir a ansiedade podem ser consequência das diferentes concentrações de canabinoides dentro de determinado quimiotipo da planta, bem como da forma de interação entre essas proporções, o que acaba resultando na ação observada. Além disso, esses efeitos variáveis da *Cannabis* podem ser causados por uma regulação negativa do sistema canabinoide endógeno em razão da exposição reiterada à substância (Hirvonen et al., 2012), o que pode, em última análise, causar tolerância à ação ansiolítica da planta. De fato, foi constatado que o efeito do THC assim como do CBD sobre a ansiedade é dependente da dose, mas geralmente com orientação oposta. Via de regra, o THC produz ou aumenta a ansiedade quando em doses elevadas, enquanto algumas evidências indicam que, em doses moderadas e sob certas condições experimentais, o CBD pode reduzi-la (ver Crippa et al., 2009, para uma análise). Dados de levantamentos e autorrelatos indicam que os usuários de CBD consideram essa substância um meio de controlar a ansiedade (Corroon e Phillips, 2018; Wheeler et al., 2020; Tran e Kavuluru, 2020; Leas et al., 2020), muito embora seu possível benefício terapêutico contra a ansiedade não tenha sido comprovado até o momento por resultados de ensaios clínicos randomizados.

Também é importante que seja destacado o risco de potenciais interações medicamentosas para aquelas pessoas que usam farmacoterapias como tratamento para o transtorno de ansiedade. O metabolismo hepático do CBD se dá pelas enzimas do citocromo P450, incluindo CYP2C34A e CYP2C19. Como essa enzima P450 é responsável pelo metabolismo de muitos medicamentos usualmente prescritos, o CBD pode interagir com outros substratos dos CYP, acabando por causar reações adversas. O CBD pode aumentar as concentrações de outros substratos CYP3A4, como os benzodiazepínicos alprazolam e triazolam, bem como de substratos CYP2C19, como os antidepressivos citalopram e fluoxetina. Os pacientes que tomam esses tipos de medicamento podem correr risco de intensificação dos efeitos adversos e podem exigir doses mais baixas ou monitoramento mais frequente – ou as duas coisas.

EFEITOS PRÉ-CLÍNICOS DO CBD SOBRE A ANSIEDADE

A capacidade do CBD para a redução da ansiedade foi avaliada em diversos modelos animais de ansiedade geral, como o labirinto em cruz elevado e o teste de transição claro-escuro. As descobertas a respeito dos efeitos do CBD nesses modelos são discutidas na sequência.

O labirinto em cruz elevado (*elevated plus maze* – EPM) foi desenvolvido com base no trabalho de Montgomery (1955) e tem como base a tendência inerente aos roedores de explorar um local desconhecido, mas, ao mesmo tempo, de evitar os aspectos repulsivos desse novo local. Esse labirinto é formado por dois braços abertos e dois fechados. O animal é colocado no centro do labirinto e seus movimentos são acompanhados enquanto ele explora o ambiente por um curto período (geralmente cinco minutos). Os ratos passam instintivamente mais tempo explorando um espaço fechado e seguro do que um local aberto. Por causa de sua tendência a evitar os espaços abertos, a quantidade de tempo que eles passam nos braços abertos do labirinto é usada como parâmetro da ansiedade: animais menos ansiosos – dotados de comportamento de baixa ansiedade – permanecerão mais tempo nesse espaço aberto, que produz mais ansiedade (em relação aos controles). De fato, os níveis de corticosterona (o principal hormônio do estresse em roedores) apresentam valores maiores no sangue de animais confinados nos braços abertos em comparação com os dos braços fechados do labirinto (Pellow et al., 1985). Além disso, um comportamento de baixa ansiedade foi observado em ratos e camundongos submetidos a tratamentos ansiolíticos clássicos, como benzodiazepínicos e barbitúricos. Com o uso de um EPM, o CBD apresentou ação ansiolítica em roedores quando administrado em doses moderadas e foi ineficaz (mas não aumentou a ansiedade) em doses mais altas (ver Blessing et al., 2015, para uma excelente análise). Os efeitos ansiolíticos do CBD em doses moderadas são semelhantes àqueles observados com uso do composto ansiolítico diazepam em camundongos (Onaivi, Green e Martin, 1990). Ainda, os efeitos ansiolíticos do CBD fluorado são intensificados no EPM (Breuer et al., 2016).

Outro teste de ansiedade em roedores, o teste de transição claro-escuro, originalmente descrito por Crawley e Goodwin (1980), é formado por duas câmaras: uma grande e bem iluminada e a outra menor e escura. A luz funciona como estímulo causador de ansiedade, estabelecendo um conflito entre o desejo dos roedores de explorar o compartimento desconhecido e aberto e o desejo de evitar a câmara aberta e bem iluminada. As drogas que aumentam a quantidade de tempo passado na câmara bem iluminada (em relação ao controle) são consideradas indutoras de efeitos ansiolíticos. Esse teste proporciona um parâmetro base da resposta de ansiedade e, portanto, pode ser mais sensível na detecção de aumentos e reduções no comportamento de ansiedade (Holmes, 2001; Bourin e Hascoet, 2003). De fato, diversos benzodiazepínicos apresentam efeitos ansiolíticos nesse teste, e o CBD também demonstra efeitos ansiolíticos em roedores quando administrado em doses baixas a moderadas, e é ineficaz (mas não causa ansiedade) em doses mais elevadas (Long et al., 2010; Guimarães et al., 1990). Além disso, ele parece manter seus efeitos ansiolíticos quando administrado de forma crônica (21 dias) (Long et al., 2010).

Houve relatos de efeitos divergentes do CBD sobre a ansiedade em condições de baixo estresse e alto estresse. O estresse por restrição pode aumentar o comportamento subsequente de ansiedade em ratos, um efeito que é possível ser amenizado pelo CBD (10 mg/kg, intraperitoneal – IP; Resstel et al., 2009). Da mesma forma, Song et al. (2016) constataram que o CBD (10 mg/kg, IP) aumenta a obliteração da memória de medo contextual em condições de elevado nível de medo, em comparação com as condições de medo reduzido. Também é possível a utilização do teste de transição claro-escuro para investigação da resposta de ansiedade induzida por estresse. Para tanto, os animais são expostos a um fator de estresse, como choque nas patas, e submetidos a teste 24 horas depois (Bluett et al., 2014). Os relatos indicam que os animais tratados com CBD (2,5 e 5 mg/kg, IP) não apresentaram comportamento diferente daqueles do grupo-controle quando testados em condições de baixo estresse (Rock et al., 2017; O'Brien, Wills et al., 2013), levando a crer que em estresse baixo, o CBD não reduziu (nem aumentou) o comportamento de ansiedade. É interessante observar que, quando o teste é realizado em condições de estresse elevado (choque nas patas 24 horas antes do teste), o CBD (5 mg/kg, IP) mostra efeitos ansiolíticos (Rock et al., 2017). Do mesmo modo, o precursor ácido do CBD, o ácido canabidiólico (CBDA, 0,1-100 μg/kg, IP), quando administrado de forma aguda e crônica (21 dias), foi ineficaz em condições de baixo estresse (Brierley et al., 2016; Rock et al., 2017), porém, quando testado em condições de estresse elevado, ele apresentou efeitos ansiolíticos (Rock et al., 2017). Além disso, a versão de éster metílico do CBDA, o HU-580 (Pertwee et al., 2018), também exibe potente ação ansiolítica do estresse induzido no teste claro-escuro. Os resultados desses estudos levantam a hipótese de que o CBD e o CBDA podem ser tratamentos altamente eficazes para a redução da ansiedade, mas apenas entre indivíduos em estado de estresse elevado.

O mecanismo pelo qual o CBD produz efeitos ansiolíticos em roedores ainda é objeto de investigação, em parte porque sua ação pode se dar de diferentes formas na modulação da ansiedade. O CBD foi descrito como modulador alostérico negativo do receptor CB_1 (Laprairie et al., 2015), o que pode ser o mecanismo subjacente à sua capacidade de atenuar a ação pró-ansiedade do THC. Diversos efeitos ansiolíticos do CBD parecem ser catalisados por sua ação sobre o receptor 5-HT_{1A}. De fato, quando é feita a administração de um antagonista seletivo do receptor 5-HT_{1A} com o propósito de bloqueá-lo, os efeitos ansiolíticos do CBD também são bloqueados, indicando que a redução da ansiedade pelo CBD depende desse receptor (Campos e Guimarães, 2008). Esse mecanismo de ação ansiolítica do CBD é lógico, considerando-se que outros agonistas conhecidos do receptor 5-HT_{1A} (por exemplo, buspirona) são tratamentos aprovados para o transtorno de ansiedade generalizada. A ineficácia de doses elevadas de CBD em modelos de ansiedade pode ser decorrente de sua ação nos receptores TRPV1, porque o bloqueio desses receptores restaura os efeitos ansiolíticos do CBD (Campos e Guimarães, 2009).

Tomados em conjunto, esses estudos pré-clínicos sugerem que a administração sistêmica (tanto aguda como crônica) do CBD, ou sua infusão local em diversas áreas cerebrais importantes no medo e na ansiedade, pode ter efeitos ansiolíticos (especialmente em animais pré-submetidos a estresse) (ver Lee et al., 2017 para uma excelente análise). Via de regra, o CBD em doses de 0,5 a 10 mg/kg (IP) em camundongos (Onaivi, Green e Martin, 1990) e 2,5 a 10 mg/kg (IP) em ratos (Guimaraes et al., 1990) produz efeitos ansiolíticos. Um único estudo que examinou o efeito do CBD pré-natal (20 mg/kg de CBD, por via oral, dose diária no período de duas semanas antes do acasalamento, e estendendo-se até a gestação e a lactação) indicou que a prole exposta ao CBD durante o crescimento apresentou aumento da ansiedade (Wanner et al., 2021). Na verdade, ainda não foi devidamente explorada a possível ação do CBD sobre o desenvolvimento.

EFEITOS DO CBD SOBRE A ANSIEDADE HUMANA

O artigo que examina a análise da National Academies of Sciences (2017) nos estudos disponíveis sobre os efeitos do CBD na ansiedade indica que as limitações observadas nesses estudos tornam restritas as evidências de que o CBD ameniza os sintomas da ansiedade. Essas limitações incluem procedimentos de randomização, administração de doses únicas de CBD (em alguns casos), ausência de concentrações plasmáticas de CBD e a falta de indicação quanto à aplicabilidade dos resultados a todos os transtornos de ansiedade. Essas ressalvas devem ser consideradas na interpretação dos estudos humanos apresentados neste capítulo.

Foi realizado um pequeno número de estudos com participantes humanos para análise dos efeitos ansiolíticos do CBD. O primeiro deles se concentrou na capacidade do CBD para reduzir a ansiedade que o THC pode provocar em pessoas saudáveis. Muito embora a participação de pessoas saudáveis possa ser um caminho para a definição de orientações futuras quanto à dosagem, é necessário que a eficácia do CBD seja demonstrada naqueles indivíduos com diagnóstico de transtorno de ansiedade, para que seja clinicamente significativa.

O primeiro estudo duplo-cego e controlado por placebo (Karniol et al., 1974), com quarenta voluntários saudáveis do sexo masculino, mostrou que o CBD (15, 30 e 60 mg, por via oral, em etanol e suco de laranja) amenizou a ansiedade gerada pelo THC (30 mg, por via oral, em etanol e suco de laranja). Posteriormente, em um estudo cruzado, duplo-cego e controlado por placebo, com oito voluntários saudáveis, o CBD (1 mg/kg, por via oral, em etanol e suco de limão) reduziu a ansiedade produzida pelo THC (0,5 mg/kg, por via oral, em etanol e suco de limão; Zuardi et al., 1982). Esses resultados preliminares sugerem que a ansiedade causada por doses mais altas de THC pode ser amenizada pelo CBD. Além disso, quimiotipos de *Cannabis* com menor concentração de THC e maior de CBD teriam mais probabilidade de reduzir a ansiedade.

Estudos subsequentes com o uso de CBD induziram ansiedade no teste simulado de fala em público (*simulated public speaking* – SPS), um exercício clássico empregado para avaliação da eficácia de medicamentos ansiolíticos. No teste SPS, os participantes são orientados a preparar um discurso que será apresentado a uma plateia ou gravado em vídeo, uma tarefa que provoca alterações fisiológicas e subjetivas características da ansiedade. Depois são avaliados os indicadores de autorrelato – como a escala visual analógica de humor (*visual analogue mood scale* – VAMS), o inventário de ansiedade traço-estado (Idate) e uma escala de sensações corporais (*bodily symptoms scale* – BSS) – dos participantes que receberam CBD, geralmente por meio da comparação dessas pontuações antes ou após o teste SPS.

Efeitos em participantes saudáveis

Em um estudo duplo-cego e controlado por placebo, com quarenta voluntários saudáveis expostos ao teste SPS, o CBD (300 mg, cápsula oral) diminuiu a ansiedade (Zuardi et al., 1993). Em um estudo de acompanhamento, Zuardi et al. (2017) analisaram uma faixa mais ampla de doses de CBD, por meio do teste SPS em sessenta voluntários saudáveis. Eles constataram que, em comparação ao placebo, os efeitos ansiolíticos do CBD podiam ser representados em uma curva em forma de U invertido, dependente da dosagem, sendo que uma dose moderada de CBD (300 mg, cápsula oral) reduziu os indicadores de ansiedade, enquanto doses mais baixas (100 mg, cápsula oral) e mais altas (900 mg, cápsula oral) se mostraram ineficazes. Esse resultado foi posteriormente reproduzido por esse grupo e, mais uma vez, o CBD (300 mg, cápsula oral) diminuiu a ansiedade em relação ao placebo, mas doses menores (150 mg, cápsula oral) e maiores (600 mg, cápsula oral) não produziram efeito em 57 participantes saudáveis (Linares et al., 2019). Essas descobertas indicam uma janela terapêutica bastante estreita, de 300 mg, dentro da qual o CBD tem ação ansiolítica no contexto de um evento gerador de ansiedade em voluntários saudáveis.

Em contrapartida, um estudo randomizado e duplo-cego (Hundal et al., 2018) com 32 indivíduos saudáveis, pré-selecionados com base em uma tendência elevada à ansiedade induzida por paranoia, utilizou realidade virtual para recriar a experiência de estarem em um trem subterrâneo de Londres. Com o emprego desse método, o CBD (600 mg, cápsula oral) não produziu efeitos benéficos sobre a ansiedade. A explicação pode ser atribuída ao fato de a dose ter sido alta demais; no entanto, concordante com esse resultado, um estudo intrassujeitos, duplo-cego e controlado por placebo constatou que o CBD (300, 600 e 900 mg, cápsula oral) não amenizou as respostas a estímulos emocionais negativos em voluntários saudáveis (Arndt e de Wit, 2017). Esses estudos não utilizaram o teste SPS, e o último avaliou as respostas dos participantes a imagens ou palavras com conteúdo afetivo negativo, bem como sua reatividade a rostos exibindo expressões ameaçadoras e sua sensibilidade diante da rejeição social. Assim, pode ser que os estímulos aplicados nesses estudos tenham sido menos acentuados do que o teste SPS e, portanto, insuficientes para induzir ansiedade. Em contrapartida, é possível que os efeitos ansiolíticos do CBD em participantes saudáveis só sejam observados sob elevados níveis de ansiedade. Os estudos pré-clínicos que acabamos de revisar sugerem claramente que o CBD é mais eficaz contra a ansiedade em animais pré-estressados, o que levar a crer que um elevado nível de referência de estresse (como no transtorno de estresse pós-traumático) pode ser uma condição experimental necessária para os efeitos ansiolíticos do CBD serem percebidos.

Um ensaio clínico randomizado, com 120 profissionais de saúde que estavam atuando na linha de frente do atendimento a pacientes com Covid-19, mostrou melhora nas pontuações de ansiedade, depressão e exaustão emocional naqueles que tomaram CBD oral (150 mg, duas vezes ao dia, durante quatro semanas) em conjunto com o tratamento-padrão, na comparação com os que receberam apenas a terapêutica convencional (Crippa et al., 2021). Cinco participantes que receberam CBD com o tratamento-padrão apresentaram eventos adversos graves. A interpretação dos resultados desse estudo ficou limitada por causa da administração de uma dose única e de seu desenho baseado em centro único, bem como ao curto período de acompanhamento e à falta de um ambiente duplo-cego e controlado por placebo.

É importante ressaltar que um estudo cruzado e randomizado de Spinella e colegas (2021) demonstrou o efeito de expectativa do CBD (também conhecido como efeito placebo) em 43 adultos saudáveis submetidos ao teste de estresse agudo de Maastricht (com indução de estresse e estado de ansiedade). Os participantes foram submetidos a duas sessões experimentais com autoadministração por via sublingual de óleo de semente de cânhamo livre de CBD; contudo, em uma das sessões, eles receberam a informação incorreta de que o óleo continha CBD (a condição de expectativa do CBD), enquanto na outra, eles foram informados que o óleo não continha CBD (a condição de não expectativa do CBD). Os indivíduos mais convictos dos efeitos ansiolíticos do CBD relataram os níveis mais baixos de ansiedade na situação em que presumiam ter tomado óleo de CBD, e os níveis mais elevados de ansiedade no cenário em que esperavam óleo sem CBD. Não houve diferenças nas pontuações de ansiedade entre aqueles que acreditavam pouco ou moderadamente nos possíveis efeitos do CBD. Esses resultados demonstram claramente o poder da expectativa para modificar o efeito percebido do CBD e devem ser levados em consideração na análise da ação dessa substância em ensaios com seres humanos.

Efeitos em participantes com transtornos de ansiedade Até o momento, três estudos publicados examinaram a ação ansiolítica do CBD em indivíduos diagnosticados com transtornos de ansiedade. Em um estudo duplo-cego e controlado por placebo, 24 participantes saudáveis acometidos por transtorno de ansiedade social não tratado foram expostos ao teste SPS. Nesse caso, o CBD (600 mg, cápsula oral) reduziu a ansiedade, restaurando a medida desta aos níveis observados em indivíduos saudáveis do grupo-controle (Bergamaschi, Queiroz, Chagas et al., 2011). Mais recentemente, um estudo duplo-cego e controlado por placebo, que analisou os efeitos do CBD em 37 adolescentes japoneses com transtorno de ansiedade social, demonstrou que o CBD (300 mg, óleo oral, dose diária, durante quatro semanas) diminuiu a ansiedade (Masataka, 2019). Além disso, foi realizada uma ampla análise retrospectiva de casos em uma clínica psiquiátrica, envolvendo a administração clínica de CBD (25-175 mg/dia, durante três meses, cápsula oral) como tratamento adjuvante para 47 pacientes diagnosticados com transtorno de ansiedade. No primeiro mês de tratamento, o CBD diminuiu a pontuação de ansiedade em 80% dos pacientes e, no período de acompanhamento de três meses, as pontuações de ansiedade permaneceram baixas (Shannon et al., 2019). Por causa do tamanho pequeno da amostra e da ausência de controle com placebo (na série retrospectiva de casos), os resultados desses estudos devem ser interpretados com cautela.

Estão em andamento diversos ensaios clínicos (www.clinicaltrails.gov) envolvendo o CBD como tratamento para ansiedade. Dois estudos (NCT02548559 e NCT04286594) estão avaliando os efeitos do *spray* oral de CBD (10 mg, 3 vezes ao dia, durante quatro semanas; ou 15 mg, duas vezes ao dia, durante seis semanas) no tratamento da ansiedade em adultos. Outro ensaio clínico (NCT03549819) está analisando a ação do CBD (200-800 mg/dia, cápsula oral) para o tratamento de adultos diagnosticados com transtorno de ansiedade. Finalmente, um novo ensaio-piloto (NCT04267679) planeja investigar os efeitos do CBD (25 mg, chegando até uma dosagem total de 100 mg/dia, durante doze semanas, cápsula oral) em indivíduos com ansiedade já diagnosticada. De fato, esses ensaios clínicos contribuirão para o entendimento das consequências da administração de CBD no longo prazo em pacientes com transtornos de ansiedade.

Efeitos em pacientes de clínica psiquiátrica Até o momento, apenas um estudo examinou a ação do CBD sobre a ansiedade em pacientes de clínica psiquiátrica. Um estudo duplo-cego, randomizado e controlado por placebo (Appiah-Kusi et al., 2020) avaliou se o CBD conseguiria normalizar as respostas de ansiedade e do sistema neuroendócrino ao estresse induzido pela atividade de falar em público, em 32 pacientes clínicos com alto risco de psicose. Sob condições de placebo, esses pacientes apresentaram respostas neuroendócrinas e psicológicas anormais ao teste SPS, em comparação com indivíduos saudáveis; porém, o tratamento com CBD (600 mg, cápsula oral) durante sete dias restaurou parcialmente as respostas alteradas ao SPS nesses participantes com elevado risco de psicose. Esse estudo sugere que o CBD pode reduzir a ansiedade em pacientes psiquiátricos com alto risco de psicose, bem como regenerar as respostas neuroendócrinas anormais. Esses são achados iniciais e reforçam a necessidade de estudos prospectivos.

Efeitos em pacientes portadores da doença de Parkinson Recentemente, um ensaio clínico cruzado, randomizado, duplo-cego e controlado por placebo demonstrou que o CBD (300 mg, cápsula oral) diminuiu sinais e sintomas de ansiedade em 24 pacientes com doença de Parkinson submetidos ao teste SPS (de Faria et al., 2020). Esse resultado sugere que o CBD pode ser útil para ajudar pacientes portadores da doença de Parkinson a enfrentar eventos causadores de ansiedade; contudo, a eficácia da administração crônica de CBD nessa população é desconhecida. Mais uma vez, o tamanho reduzido da amostra é fator limitante na interpretação desses achados.

Mecanismo de ação em seres humanos Poucos estudos se dedicaram a analisar de que forma o CBD age no cérebro humano para reduzir a ansiedade. Pesquisas anteriores verificaram que as regiões cerebrais fundamentais envolvidas na ansiedade são as áreas límbicas e paralímbicas – como o córtex orbitofrontal, o córtex cingulado e o córtex temporal medial – e a ínsula. Assim sendo, os pesquisadores usaram técnicas de imagem para determinar de que forma o CBD pode alterar a ativação dessas regiões cerebrais sabidamente relacionadas com a ansiedade.

Um estudo cruzado, duplo-cego e controlado por placebo, do qual participaram dez voluntários saudáveis, comparou os efeitos do CBD (400 mg, cápsula oral) e do placebo no fluxo sanguíneo regional cerebral, na condição de repouso (Crippa et al., 2004), já que o fluxo de sangue aumenta quando as regiões cerebrais são ativadas. O CBD reduziu a ansiedade relatada pelos participantes durante o procedimento de neuroimagem. Coerentemente com o efeito ansiolítico de outros conhecidos medicamentos para ansiedade, constatou-se que o CBD modula o fluxo sanguíneo cerebral em repouso com predominância nas áreas corticais límbicas e paralímbicas, regiões que estão envolvidas na ansiedade. Um estudo de acompanhamento com pacientes portadores de transtorno de ansiedade social que nunca receberam tratamento para essa doença detectou atividade semelhante nas áreas límbicas e paralímbicas do cérebro após a administração de CBD (400 mg, cápsula oral) (Crippa et al., 2011). Esses resultados sugerem que a ação do CBD no cérebro se dá por meio de uma modulação da atividade cerebral semelhante à de outros tratamentos ansiolíticos, e que essa atuação ocorre em regiões cerebrais sabidamente relacionadas à ansiedade.

Estudos de neuroimagem anteriores em seres humanos levam a crer que porções específicas do sistema límbico – o córtex cingulado anterior e a amígdala – são ativadas conjuntamente em resposta ao medo e à ansiedade. Um estudo duplo-cego, randomizado e controlado por placebo, com quinze voluntários saudáveis, investigou o efeito do CBD enquanto os participantes observavam rostos (capazes de provocar diferentes níveis de ansiedade) durante exames de imagem por ressonância magnética funcional (RNMf). O CBD (600 mg, cápsula oral) reduziu essa conectividade entre o córtex cingulado anterior e a amígdala nas situações em que rostos com expressão de medo eram exibidos aos participantes (Fusar-Poli et al., 2010), sugerindo que as mudanças na conectividade do sistema límbico podem ser importantes na verificação dos efeitos do CBD. No entanto, são necessários estudos mais aprofundados para alcançar o entendimento de como o CBD produz esse efeito no cérebro e como esse efeito pode depender da dose administrada, bem como dos estímulos usados para provocar a ansiedade.

CONSIDERAÇÕES FINAIS

Há evidências limitadas que sugerem possível ação benéfica do CBD no controle da ansiedade; contudo, essas evidências apresentam problemas metodológicos. Relatórios e pesquisas circunstanciais levam a crer que o CBD está realmente sendo usado pelo público em geral para controle de seus sintomas de ansiedade. Os ensaios clínicos em andamento atualmente visam expandir a faixa de dosagem e avaliar se o tratamento crônico diário com CBD consegue manter a eficácia da substância na redução dos sintomas de ansiedade. Pesquisas prospectivas são fundamentais para os pacientes portadores de transtorno de ansiedade e seus médicos poderem tomar decisões fundamentadas sobre o uso do CBD. Os médicos (e pacientes) também precisam estar atentos ao efeito da expectativa e à maneira como ele afeta a eficácia percebida do CBD na modulação da ansiedade.

9
Transtorno de estresse pós-traumático, depressão e sono

O transtorno de estresse pós-traumático (TEPT), a depressão e o sono estão intimamente relacionados. Depois de vivenciar um evento traumático, alguns indivíduos desenvolvem TEPT. Entre aqueles que são acometidos por esse transtorno, aproximadamente metade também sofre de transtorno depressivo maior (*major depressive disorder* – MDD). Além disso, até 90% dos indivíduos com TEPT também relatam distúrbios do sono, como pesadelos. É possível que tratamentos orientados por uma abordagem terapêutica que visa a combater múltiplos aspectos da patologia e consegue aliviar esse conjunto de sintomas sejam benéficos para esses pacientes; e o CBD pode ser esse trunfo terapêutico. Neste capítulo, discutiremos as evidências sobre a ação do CBD no tratamento de TEPT, depressão e distúrbios do sono.

CBD E TEPT

Soldados, crianças vítimas de abusos e mulheres submetidas à violência doméstica costumam ser acometidos por TEPT (Goldstein et al., 2016). O transtorno é caracterizado por sintomas como distúrbios do sono, lembrança recorrente do evento, distúrbios do humor – como depressão e ansiedade – além da diminuição das interações sociais. Acredita-se que a experiência do trauma produz e consolida memórias traumáticas por meio da associação de estímulos ambientais e interoceptivos com as consequências negativas da vivência do trauma. Assim, o TEPT é encarado como distúrbio dos processos de aprendizagem e memória (Bowers e Ressler, 2015; Ross et al., 2017). Os pacientes acometidos por TEPT têm maior propensão a consolidar ou evocar memórias emocionais ou aversivas, bem como são debilitados em sua capacidade de suprimir adequadamente as associações entre os estímulos ambientais e os aspectos negativos da exposição ao estresse traumático (ver Careaga, Girardi e Suchecki, 2016, para uma análise). Via de regra, o TEPT coexiste com transtornos de ansiedade, depressão, distúrbios do sono e transtornos por uso de substâncias, o que torna o tratamento ainda mais complicado.

CBD e TEPT: efeitos pré-clínicos

Não existe atualmente um modelo animal específico e consagrado de TEPT, mas o paradigma de condicionamento do medo em roedores tem sido usado na busca de entendimento dos processos de formação da memória, que incluem os estágios de aquisição, consolidação, recuperação, reconsolidação e extinção (LeDoux, 2000; Maren e Quirk, 2004). No paradigma do condicionamento do medo, um estímulo neutro (o estímulo condicionado) – por exemplo, um sinal sonoro – é pareado com um estímulo aversivo (o estímulo incondicionado) – por exemplo, um leve choque nas patas. Depois do pareamento, o roedor aprende que o estímulo condicionado (o sinal sonoro) leva ao estímulo incondicionado (o choque nas patas). Após um ou mais pareamentos do estímulo condicionado com o incondicionado (por exemplo, do sinal sonoro com o choque nas patas), essa associação começa a gerar respostas comportamentais (por exemplo, de congelamento) e fisiológicas (por exemplo, cardiovasculares). Em virtude dessa associação, a mera apresentação do estímulo condicionado (o sinal sonoro) provocará a resposta comportamental (a resposta condicionada) de congelamento. A eliminação do medo consiste no enfraquecimento gradativo de uma associação previamente aprendida, um procedimento realizado por meio de apresentações reiteradas do estímulo condicionado sem o subsequente estímulo incondicionado. Essa estratégia cria então uma memória que anula a resposta de medo original. Esse processo reproduz o da terapia de exposição empregada por médicos, na qual os pacientes são submetidos repetidas vezes a uma situação ou a um estímulo que causa medo (o estímulo condicionado) e aprendem que a consequência temida é improvável (o estímulo incondicionado), o que acaba reduzindo o medo. O uso do CBD como recurso destinado a interferir em diversos estágios do processo de formação da memória foi examinado com base nesse modelo e é descrito a seguir.

A administração de CBD ou sua infusão diretamente nas áreas cerebrais do circuito do medo, antes ou depois do condicionamento, reduz a codificação da memória de medo (Levin et al., 2012; Norris et al., 2016; Stern et al., 2017; Rossignoli et al., 2017; Raymundi et al., 2020). Ou seja, o CBD interfere na formação de memórias de medo. Infelizmente, o bloqueio da criação de memórias de medo pode não ser relevante nem desejável do ponto de vista clínico como tratamento para TEPT; contudo, deveria ser considerado uma terapia profilática para populações específicas, como veteranos que vão entrar em combate.

Em roedores, a redução da resposta de medo, também conhecida como expressão atenuada do medo aprendido, é observada pela moderação do comportamento de congelamento. O tratamento com CBD reduz a expressão do medo aprendido (Resstel et al., 2006; Lemos, Resstel e Guimaraes, 2010; Jurkus et al., 2016; Song et al., 2016). Quando administrado nas áreas cerebrais do circuito do medo, ele também atenua a expressão do medo aprendido (Lemos, Resstel e Guimaraes, 2010; Gomes, Resstel e Guimaraes, 2011; Gomes et al., 2012; Fogaca et al., 2014), um efeito que parece ser mediado pelos receptores 5-HT_{1A} (Gomes et al., 2012).

Depois que as memórias são formadas e convertidas em memória de longo prazo (um processo denominado consolidação da memória), elas podem ser ativamente evocadas e modificadas por um processo chamado reconsolidação. A reconsolidação serve para manter, fortalecer e alterar memórias que já estão armazenadas como memórias de longo prazo. O tratamento com CBD depois que a memória é resgatada pode interromper o processo de reconsolidação (Stern et al., 2012; Stern et al., 2015; Murkar et al., 2019).

Por fim, o tratamento com CBD e sua infusão direta nas regiões cerebrais do circuito de estresse intensificam a extinção do medo (Do Monte et al., 2013; Bitencourt, Pamplona e Takahashi, 2008; Song et al., 2016); contudo, usando um modelo animal de TEPT induzido por ameaça de predador, um grupo demonstrou recentemente que o CBD não intensifica a extinção do medo condicionado (Shallcross et al., 2019). Esses resultados conflitantes em relação à ação do CBD na eliminação do medo devem ser analisados com mais profundidade. Além disso, apenas um estudo examinou o efeito do CBD (10 mg/kg, intraperitoneal – IP) sobre o aprendizado do medo em camundongos fêmeas, em comparação com o citalopram, o tratamento convencional para TEPT, baseado em inibidores seletivos de recaptação de serotonina (ISRS) (Montoya, Uhernik e Smith, 2020). A exemplo do citalopram, o CBD não mostrou interferência na formação ou na evocação da memória do medo, mas intensificou a extinção do medo em camundongos fêmeas.

Consideradas em conjunto, as evidências pré-clínicas sugerem que o CBD tem interferência sobre diversos estágios da formação de memórias traumáticas. Ele reduz a formação, a expressão e a reconsolidação dessas memórias de medo, bem como pode facilitar a extinção dessas memórias.

CBD e TEPT: estudos com seres humanos

CBD e medo condicionado em voluntários saudáveis Em um estudo duplo-cego e controlado por placebo, usando um modelo de condicionamento do medo (choques elétricos breves como estímulo incondicionado), Das et al. (2013) expuseram 48 seres humanos saudáveis ao CBD (32 mg, inalado). A substância intensificou a extinção do medo e atenuou a resposta a ele. Muito embora esses dados levem a crer que o CBD pode modular diversos estágios do processamento da memória aversiva, os resultados dizem respeito a um número relativamente pequeno de indivíduos saudáveis e não demonstram utilidade clínica.

CBD e portadores de TEPT Uma limitação comum a esses estudos com seres humanos é o tamanho pequeno da amostra usada. Relatos de casos acompanham um único paciente, o que gera um significativo viés de tamanho da amostragem. Muitas vezes, pode ser difícil o recrutamento de pacientes com TEPT que não tenham comorbidades – como o transtorno por uso de substâncias –, pois até 40% dos portadores de TEPT também apresentam transtorno por uso de substâncias (Jacobsen, Southwick e Kosten, 2001). Como há relatos de que os resultados de tratamento obtidos por esses pacientes são mais insatisfatórios (Bowe e Rosenheck, 2015), eles representam um grupo importante a ser incluído nesses estudos.

Um ensaio cruzado, randomizado, duplo-cego e controlado por placebo analisou a eficácia de três variedades diferentes de *Cannabis* fumada – com THC elevado (12% de THC, menos de 0,05% de CBD), com CBD elevado (11% de CBD, 0,5% de THC) e proporções semelhantes de THC e CBD (7,9% de THC, 8,1% de CBD) – em comparação com placebo, após três semanas de tratamento para TEPT em oitenta militares veteranos (Bonn-Miller et al., 2021). Todos os grupos de tratamento, incluindo o grupo placebo, apresentaram melhora da gravidade do TEPT, sem diferenças entre o grupo placebo e os demais. Esses resultados evidenciam a necessidade de estudos mais aprofundados, dada a intensidade do efeito placebo observado.

Até o momento, existem poucos relatos publicados sobre o uso de CBD em portadores de TEPT. O primeiro deles é um relato de caso de um paciente de 10 anos, acometido por TEPT, que usou CBD (óleo, 25 mg e *spray*, 6-12 mg, diariamente) durante cinco meses, para tratamento da ansiedade e de distúrbios do sono (Shannon e Opila-Lehman, 2016). O CBD reduziu a ansiedade e melhorou a qualidade e o tempo de duração do sono do paciente. Em consonância com esses resultados, um conjunto de casos retrospectivos examinou a ação do CBD (cápsula, 25-100 mg e/ou *spray*, 1-16 mg, doses diárias, por oito semanas, como adjuvante dos tratamentos farmacológicos e psicoterapêuticos de rotina) sobre os sintomas de TEPT em onze pacientes adultos (Elms et al., 2019). Um grupo de 91% dos pacientes sentiu melhora de seus sintomas de TEPT após oito semanas de tratamento, e um subconjunto dos pacientes também relatou redução dos pesadelos, um sintoma comum de TEPT. Pelo fato de o CBD ter sido usado como tratamento adjuvante, não temos condições de avaliar o impacto dessas outras farmacoterapias sobre o resultado do tratamento desses pacientes.

Por fim, um paciente de 15 anos, que foi vítima de violência sexual aguda, recebeu CBD (300 mg, cápsula oral, por sete dias) imediatamente após a vivência do trauma (Bolsoni et al., 2019). Depois da primeira dose de CBD, o paciente ainda demonstrava aumento nos parâmetros de ansiedade ao relembrar o evento traumático. Porém, após sete dias de tratamento diário com CBD, seus parâmetros de ansiedade deixaram de apresentar aumento quando o evento traumático era evocado. Essa descoberta sugere que pode ter havido interferência do CBD na reconsolidação da memória traumática. É importante ressaltar que o tratamento com CBD não conseguiu evitar o desenvolvimento de TEPT nesse indivíduo, mas reduziu os sintomas do transtorno no longo prazo. No entanto, esses estudos não seguiram o padrão randomizado, duplo-cego e controlado por placebo, portanto, há limitações por causa das possíveis distorções dos resultados. Nós só teremos condições de entender os efeitos do CBD em pacientes com TEPT depois da realização de ensaios clínicos duplo-cegos e controlados por placebo com portadores desse transtorno.

Está em andamento no VA San Diego Medical Center um ensaio clínico randomizado, duplo-cego e controlado por placebo (www.clinicaltrials.gov, NCT03518801), que visa avaliar o uso de CBD durante dezesseis semanas como adjuvante à terapia de exposição prolongada (um tipo de psicoterapia que se baseia no conceito de aprendizagem de extinção) em 136 veteranos militares dos EUA acometidos por TEPT. Ainda não existem informações disponíveis a respeito da dosagem, mas o acompanhamento será realizado em um período de até três meses subsequentes. Além disso, também está em andamento um ensaio clínico randomizado, duplo-cego e controlado por placebo (NCT04197102), com 120 pacientes portadores de TEPT, ensaio este que tem como objetivo a avaliação do uso de CBD (300 mg, óleo, dose diária, durante oito semanas), administrado sozinho ou como adjuvante da terapia cognitivo-comportamental de grupo com foco no trauma. O acompanhamento desse estudo acontecerá em um período de até três meses. Os resultados desses dois ensaios clínicos devem ajudar a estabelecer uma dose ideal e um programa de dosagem para uso do CBD como tratamento adjuvante de TEPT.

CBD e TEPT: conclusão

Estudos pré-clínicos sugerem que o CBD pode interferir na formação, na expressão e na reconsolidação de memórias de medo, assim como pode facilitar a extinção dessas memórias. Os poucos estudos que analisaram os efeitos do CBD em pacientes humanos com TEPT não apresentam evidências de alta qualidade. Ensaios clínicos que estão em andamento e são submetidos a um controle adequado ajudarão a elucidar a ação do CBD em pacientes com TEPT.

CBD E DEPRESSÃO

O transtorno depressivo maior (*major depressive disorder* – MDD) é um transtorno do humor caracterizado pela manifestação de humor deprimido ou de anedonia (incapacidade de encontrar prazer em experiências normalmente prazerosas) durante, pelo menos, duas semanas. Ele é acompanhado por desregulação do sono e da alimentação, por alterações psicomotoras, sentimentos de culpa e, em alguns pacientes, pensamentos suicidas. O MDD afeta milhões de pessoas em todo o mundo – quase metade dos pacientes diagnosticados com MDD também tem diagnóstico de transtorno de ansiedade, e muitos deles relatam a percepção do sintoma de ansiedade associado a seus episódios de depressão (Kessler et al., 2015).

Os tratamentos antidepressivos atuais podem demorar várias semanas até que seus efeitos sejam sentidos na melhora do humor e, portanto, sua eficácia é limitada (Cipriani et al., 2018). Estão em andamento pesquisas que visam à descoberta de drogas mais novas e mais eficientes para tratamento da depressão. Evidências pré-clínicas sugerem que o CBD pode produzir rapidamente efeitos que são semelhantes aos dos antidepressivos e que podem ser mantidos ao longo do tempo, o que o torna um desejável candidato à avaliação clínica com vistas à sua ação terapêutica ou adjuvante. Dados de pesquisas indicam que o combate à depressão é um uso medicinal identificado pelos usuários de CBD (Corroon e Phillips, 2018; Tran e Kavuluru, 2020).

CBD e depressão: estudos pré-clínicos

A depressão é um distúrbio multifacetado, com manifestação de sintomas psicológicos, comportamentais e fisiológicos, o que dificulta sua modelagem em roedores. Portanto, testes comportamentais capazes de detectar com segurança a atividade de antidepressivos de conhecida eficácia clínica podem ser usados para investigação de novos tratamentos potenciais. O teste do nado forçado (*forced swin test* – FST) e o teste de suspensão da cauda (*tail suspension test* – TST) são os modelos experimentais mais utilizados na pesquisa pré-clínica da depressão. Os dois se baseiam no fato de que, após tentativas iniciais de se esquivar de uma situação estressante, o animal interrompe essa tentativa de fuga e fica imóvel, um indicativo de desamparo aprendido. No FST (Porsolt, Le Pichon e Jalfre, 1977), os roedores são colocados em um cilindro cheio de água do qual não conseguem escapar. No início, os animais nadam ativamente, mas depois ficam imóveis – os antidepressivos convencionais reduzem essa imobilidade (Porsolt et al., 1978). No TST (Steru et al., 1985), o roedor é pendurado pelo rabo e, após tentativas iniciais de se libertar, o animal deixa de tentar fugir e fica imóvel – os antidepressivos convencionais reduzem essa imobilidade.

Utilizando o FST, Zanelati et al. (2010) foram os primeiros a avaliar as propriedades antidepressivas do CBD. Eles descobriram que a substância tinha ação de característica antidepressiva e dependente da dose, e o CBD na medida de 30 mg/kg (IP) reduziu efetivamente o tempo de imobilidade em camundongos. Da mesma forma, El-Alfy et al. (2010) e Florensa-Zanuy et al. (2021) demonstraram que o CBD (30 e 200 mg/kg, IP) apresentou efeito semelhante aos dos antidepressivos em camundongos, tanto no FST como no TST, e uma dose de 30 mg/kg também exibiu ação estimuladora do hedonismo. Tudo indica que os derivados fluorados do CBD têm efeitos antidepressivos mais potentes no FST: doses tão baixas quanto 3 mg/kg (IP) foram eficazes nos testes com camundongos (Breuer et al., 2016). É importante ressaltar que a ação antidepressiva do CBD (3 e 30 mg/kg, IP) parece se manter quando ele é administrado por, pelo menos, quatorze dias (Schiavon et al., 2016; Reus et al., 2011; Sales et al., 2019), o que sugere possível eficácia do tratamento crônico com CBD para redução de sintomas semelhantes à depressão em roedores, sem desenvolvimento de tolerância. Finalmente, as alterações epigenéticas (como a metilação do DNA) observadas em regiões cerebrais relevantes no caso da depressão (ver Melas et al., 2021, para uma análise) podem ser revertidas por meio do tratamento com CBD, em camundongos (Sales, Guimarães e Joca, 2020).

Pesquisas sugerem que um sistema serotoninérgico disfuncional pode ser a causa do transtorno depressivo maior. É possível bloquear os efeitos antidepressivos do CBD em roedores mediante a administração de um antagonista do receptor 5-HT_{1A}, o que leva a crer que a ação antidepressiva do CBD é mediada pela ativação desse receptor (Zanelati et al., 2010; Chaves et al., 2021). De fato, a administração conjunta de uma dose ineficaz de CBD (7 mg/kg, IP) com uma dose ineficaz do antidepressivo clássico fluoxetina aumentou os efeitos deste último em camundongos no FST (Sales et al., 2018). Esse grupo também demonstrou que a inibição da síntese de serotonina (com níveis reduzidos de serotonina) eliminou a ação do CBD no FST, o que levanta a hipótese de que os efeitos antidepressivos do CBD (pelo menos no FST) dependem dos níveis de serotonina no sistema nervoso central. O tratamento com CBD (100 mg/kg, durante sete dias) causou aumento dos níveis de serotonina no hipocampo (Abame et al., 2021). Essas descobertas apontam na direção de uma justificável avaliação da ação do CBD como tratamento adjuvante dos antidepressivos atuais na restauração dos níveis de serotonina.

Estudos que utilizam outros modelos animais de depressão estão em conformidade com as propriedades antidepressivas do CBD. Um deles, o modelo do desamparo aprendido, usa a exposição a choques, dos quais os animais não conseguem se esquivar, para induzir um fraco desempenho de fuga, que pode ser mitigado mediante o tratamento com antidepressivos. De fato, com uso desse modelo em ratos, o CBD (30 mg/kg, IP) apresentou ação semelhante à dos antidepressivos (Sales et al., 2019). Além disso, usando camundongos geneticamente modificados (o modelo da bulbectomia olfatória) e modelos genéticos de ratos baseados em reprodução seletiva (linhagens Flinders Sensitive Line e Wistar-Kyoto), o CBD também apresentou efeitos antidepressivos e/ou pró-hedonismo (Linge et al., 2016; Shoval et al., 2016; Sales et al., 2019; Shbiro et al., 2019). Por fim, o HU-580, a versão metilada do CBDA, também produziu ação antidepressiva em ratos das linhagens Flinders Sensitive Line e Wistar-Kyoto (Hen-Shoval et al., 2018). Juntos, esses efeitos antidepressivos do CBD em diversos modelos pré-clínicos, com utilização de diferentes espécies e linhagens de roedores, são descobertas promissoras que podem orientar ensaios clínicos prospectivos.

CBD e depressão: estudos com seres humanos

Até o momento, não foram publicados ensaios clínicos adequadamente controlados destinados a investigar a ação do CBD em pacientes com depressão. Apesar da falta de dados empíricos, uma pesquisa *on-line* publicada indica que aproximadamente 15% dos usuários de CBD declararam que usam essa substância para combater sintomas depressivos (Corroon e Phillips, 2018). Esse dado sugere que o CBD está sendo usado para controle da depressão, muito embora os entrevistados não sejam necessariamente pacientes com diagnóstico clínico da doença.

Um estudo de caso (Laczkovics et al., 2020) mostrou que um jovem de 16 anos, acometido por depressão grave, fobia social, transtorno de personalidade narcisista e transtorno de uso de múltiplas substâncias (maconha, cocaína e *ecstasy*), que não respondia ao tratamento com antidepressivos, apresentou melhora do quadro de depressão e dos sintomas de ansiedade por meio da administração de CBD (100 até 600 mg, cápsulas orais, durante oito semanas). Esse panorama de recuperação foi observado com a interrupção da medicação antidepressiva.

Um outro estudo publicado sobre CBD e depressão (Solowij et al., 2018) envolveu uma amostra de vinte indivíduos de uma comunidade que eram usuários regulares de *Cannabis* e foram tratados com CBD (200 mg, cápsulas orais, dez semanas) com o objetivo de se verificar se essa substância conseguiria restaurar os sintomas psicológicos (conforme a avaliação do nível de melhora com base na comparação das medidas de referência com as da semana 10). Os participantes declararam ter experimentado um número significativamente menor de sintomas depressivos e psicóticos após dez semanas de tratamento com CBD. Uma efetiva interpretação desses resultados exige a realização de ensaios clínicos randomizados com amostras maiores e adequadamente controlados. Existe o registro de um estudo duplo-cego, randomizado e cruzado (NCT04732169) que visa a avaliar a eficácia do Epidiolex em dez adultos com transtorno depressivo maior, durante dezesseis semanas.

CBD e depressão: conclusão

Um número substancial de estudos pré-clínicos sugere que o CBD pode ter efeitos antidepressivos nesses modelos de roedores. Até agora, com exceção de estudos de caso, não há publicação de nenhum ensaio clínico devidamente controlado que analise a ação do CBD sobre a depressão. Atualmente, está planejado um desses ensaios registrados.

CBD E SONO

O sono tem papel fundamental para nossa saúde física e mental. Ele nos permite relaxar e restaurar nosso corpo e nossa mente, além do que é importante para a consolidação de memórias em um armazenamento em longo prazo. O processo do sono envolve movimentos não rápidos

dos olhos (*nonrapid eye movement* – NREM) – ou sono tranquilo – e movimentos rápidos dos olhos (*rapid eye movement* – REM) – ou sono ativo. Os dois são fases importantes do sono. A insônia – uma incapacidade de conseguir dormir o tempo suficiente para promover sensação de descanso ou de restauração – é a queixa relativa a sono mais prevalente na população em geral. A privação do sono pode provocar consequências negativas para a saúde, como alterações de humor, depressão, ansiedade e até doenças cardiovasculares.

Aspectos relevantes considerados por aqueles que estudam o sono e seus distúrbios são a latência do sono e a latência do sono REM. A latência do sono – o tempo decorrido entre o apagar das luzes e quando de fato adormecemos – pode ser o parâmetro mais importante para a avaliação do sono. A latência do sono REM é o tempo decorrido desde o início do sono até a primeira ocorrência de sono REM e, portanto, depende da latência do sono. Alterações na latência do sono REM podem ser sinalizadores dos distúrbios do sono.

Os usuários de *Cannabis* costumam relatar melhora no padrão de sono (Walsh et al., 2013). Um conjunto de 25% dos usuários recreativos declarou que a *Cannabis* é usada para relaxar e dormir (Lee, Neighbours e Woods, 2007). De fato, existem relatos de que em pacientes de 50 anos ou mais, acometidos por dor crônica, a *Cannabis* tem efeito positivo geral na manutenção do sono noturno (Sznitman et al., 2020). Pode ser terapeuticamente importante a análise desses autorrelatados efeitos positivos da *Cannabis* inteira sobre o sono, a fim de se verificar se eles são catalisados pelo THC e/ou pelo CBD. Demonstrou-se que o THC reduz a latência do sono (Cousens e DiMascio, 1973). Em contrapartida, aqueles que usam quimiotipos de *Cannabis* com concentrações mais elevadas de CBD (e, portanto, mais baixas de THC) relataram insônia e maior latência do sono (Belendiuk et al., 2015). Além disso, nesse estudo, a necessidade de medicação para dormir foi mais comum entre os participantes que usavam quimiotipos com menores concentrações de THC (Belendiuk et al., 2015). Por fim, um estudo comparativo realizado com pacientes de câncer em tratamento paliativo mostrou melhora na duração do sono para aqueles que usavam quimiotipos de *Cannabis* com concentração mais alta de THC (em relação aos quimiotipos com CBD mais alto ou quimiotipos mistos; Aviram et al., 2020). Tomados em conjunto, esses resultados sugerem que, via de regra, o CBD promove a vigília, com maior latência do sono, enquanto o THC promove o adormecimento, com menor latência do sono. Essa pode ser a razão por que alguns pacientes que usam *Cannabis* medicinal tendem a optar pelo CBD (ou quimiotipos com maior concentração de CBD) durante o dia e THC (ou quimiotipos com maior concentração de THC) à noite (Piper, 2018).

CBD e sono: estudos pré-clínicos

Estudos pré-clínicos sugerem que o CBD regula o sono, mas essa ação parece ser dependente da dose (ver Murillo-Rodriguez et al., 2014, para uma análise). Monti (1977) foi o primeiro a investigar os efeitos do CBD em roedores. Nesse estudo preliminar, uma dose moderada de CBD (20 mg/kg, IP) diminuiu a latência do sono (sem repercussão no tempo de sono ou de vigília), enquanto uma dose alta (40 mg/kg, IP) aumentou o tempo de sono (e reduziu o tempo de vigília), além de diminuir a latência do sono. Nenhuma das doses de CBD causou alteração no tempo nem na latência do sono REM. Após quinze dias de tratamento houve desenvolvimento de tolerância a essa ação do CBD sobre o sono. De acordo com trabalhos mais recentes, ratos tratados com CBD (10 e 40 mg/kg, IP) apresentaram aumento do percentual total de tempo de sono, e uma dose baixa de 2,5 mg/kg (IP) não produziu efeito (Chagas et al., 2013). Além disso, uma dose moderada de CBD (10 mg/kg, IP) causou redução da latência do sono REM, enquanto doses elevadas (40 mg/kg, IP) provocaram aumento (Chagas et al., 2013). Uma dose baixa de CBD (2,5 mg/kg, IP) não modificou a latência do sono REM

(Chagas et al., 2013). Ainda, a potente versão de éster metílico de CBDA, o HU-580 (1,0 ou 100 µg/kg, IP) prolongou a vigília, mas não modificou o sono REM em roedores (Murillo-Rodriguez et al., 2020). Via de regra, esses efeitos dependentes da dose de CBD, observados no sono e no sono REM a partir de uma administração sistêmica da substância, em roedores, sugerem que doses elevadas de CBD promovem o sono, enquanto doses baixas promovem a vigília. Certamente, são necessárias pesquisas mais aprofundadas que permitam estabelecer as doses ideais para um potencial uso terapêutico.

Buscando entender melhor esses efeitos aparentemente contraditórios de uma administração sistêmica do CBD, Murillo-Rodriguez et al. (2006) injetaram a substância diretamente no líquido cefalorraquidiano dentro dos ventrículos cerebrais, por meio de injeção intracerebroventricular (infusão ICV), método que permite contornar a barreira hematoencefálica e distribuir o CBD por todo o cérebro. Quando administrado via ICV, o CBD (10 µg/5 µL) aumentou o tempo de vigília e diminuiu o sono REM. Ademais, parece que esses efeitos indutores do estado de vigília decorrem da ativação de neurônios no hipotálamo e no núcleo dorsal da rafe, regiões do cérebro sabidamente envolvidas na geração do estado de alerta (Murillo-Rodriguez et al., 2006, 2008).

Muito embora o mecanismo responsável pelos efeitos de vigília do CBD ainda seja objeto de investigação, as evidências sugerem um envolvimento do sistema dopaminérgico, uma vez que o CBD (10 µg/1 ou 5 µL, ICV), em ratos, promove incremento dos níveis extracelulares de dopamina no núcleo *accumbens*, uma região do cérebro que recebe projeções diretas do hipotálamo para regulação do sono (Murillo-Rodriguez et al., 2006, 2011). As injeções sistêmicas de CBD (0, 5, 10 ou 30 mg/kg, IP) promovem aumento dos níveis extracelulares de acetilcolina no prosencéfalo, uma região cerebral relacionada ao controle da vigília (Murillo-Rodriguez et al., 2018). Além disso, a injeção sistêmica de HU-580 (1 e 100 µg/kg, IP) promove incremento dos níveis extracelulares de dopamina e serotonina no núcleo *accumbens*, assim como aumento dos níveis extracelulares de acetilcolina no prosencéfalo (Murillo-Rodriguez et al., 2020). Em resumo, tudo indica que o CBD (e o HU-580) promove a vigília em roedores, provavelmente por meio do aumento dos níveis extracelulares de neuroquímicos relacionados à vigília.

Foi realizado estudo para analisar o efeito sobre o sono causado pela exposição crônica de adolescentes ao CBD. O tratamento com CBD (5 ou 30 mg/kg, IP) em ratos adolescentes, por quatorze dias, resultou em aumento do tempo de vigília na idade adulta e diminuição do sono REM durante o período de luzes acesas (Murillo-Rodríguez et al., 2021). No espaço de tempo de luzes apagadas, houve redução da vigília e aumento do sono de ondas lentas. Esses animais também apresentaram alterações do período de recuperação do sono após a privação total deste. De fato, são necessários mais experimentos com vistas a esclarecer o potencial mecanismo de ação do CBD na regulação do sono. É possível que a ação dependente de dose do CBD sobre o sono seja decorrente de diferentes mecanismos de ação, na comparação de doses baixas a moderadas com doses elevadas, em roedores. Ademais, ainda há necessidade de estudos que verifiquem se o tratamento crônico com CBD mantém seus efeitos sobre o sono nesses modelos pré-clínicos, além do que também são importantes outros estudos que investiguem a exposição precoce ao CBD.

CBD e sono: estudos com seres humanos

CBD e sono em voluntários saudáveis Evidências convergentes de alguns ensaios clínicos sugerem que pode haver uma ação dependente da dose do CBD sobre o sono em voluntários saudáveis. Ou seja, doses elevadas de CBD (600 mg, cápsula oral) induziram efeitos sedativos (Zuardi et al., 1993) ou não tiveram efeito sobre o sono (300 mg, cápsula oral) (Linares et al., 2018), enquanto doses baixas (15 mg, *spray* oromucoso) aumentaram o tempo de vigília ou não tiveram influência sobre o sono (5 mg, *spray* oromucoso) (Nicholson et al., 2004). Esses resultados levam a crer que, dependendo da dose, o CBD pode ter uma ação indutora do estado de vigília. A ausência de efeitos do CBD sobre o sono, para algumas doses, em participantes saudáveis, pode indicar que sua ação benéfica é percebida somente naquelas pessoas cujos ciclos de sono são desregulados.

De fato, para aqueles indivíduos com distúrbios do sono, como dificuldade em adormecer e sono insatisfatório durante a noite, uma dose moderada de CBD (160 mg, cápsula oral) aumentou o tempo total e diminuiu a interrupção do sono ao longo da noite (Carlini e Cunha, 1981). Finalmente, em pacientes acometidos por dor crônica, uma dose baixa de CBD (30 mg/dia, durante oito semanas, cápsula oral) melhorou a qualidade do sono (Capano, Weaver e Burkman, 2020), muito embora não esteja claro se esse resultado se deve a uma melhora do sono em si ou da condição de dor subjacente.

CBD e pacientes com distúrbios do sono Apenas um estudo descreveu a ação do CBD sobre os distúrbios do sono em geral. Uma série retrospectiva de casos (Shannon et al., 2019) foi realizada em uma clínica psiquiátrica e tratou da administração clínica de CBD (25-175 mg/dia, durante três meses, cápsula oral) como tratamento adjuvante para 25 pacientes diagnosticados com algum distúrbio do sono. No primeiro mês de tratamento, 67% dos pacientes apresentaram melhora do sono, melhora esta que se manteve durante o acompanhamento de três meses.

Pacientes acometidos por narcolepsia sentem sonolência diurna excessiva e cataplexia (fraqueza ou paralisia muscular súbita e involuntária). Os tratamentos adotados para controle da narcolepsia são compostos capazes de induzir o estado de alerta, o que levanta a hipótese de um potencial benefício de baixas doses de CBD para tratamento desses pacientes. Em um modelo de narcolepsia em roedores, observou-se que o

CBD (5 mg/kg, IP) conseguiu bloquear a sonolência normalmente exibida por esses animais (Murillo-Rodriguez et al., 2019). Nenhum ensaio clínico publicado avaliou o uso de CBD para narcolepsia.

CBD e distúrbios do sono decorrentes de TEPT Pacientes portadores de TEPT costumam relatar a ocorrência de aumento do nível de agitação, dificuldade para dormir, pesadelos e interrupções do sono REM. Em geral, esses pacientes também apresentam anormalidades do sono REM. Para simular em roedores as alterações do sono REM exibidas por pacientes com TEPT, Hsiao et al. (2012) usaram testes repetidos de ansiedade em ratos, a fim de produzir os distúrbios do sono induzidos pela ansiedade. Eles constataram que a infusão de CBD (0,5 e 1 μg) na amígdala bloqueou a supressão do sono REM decorrente da ansiedade (Hsiao et al., 2012). Esses resultados estão em conformidade com um estudo de caso (Shannon e Opila-Lehman, 2016) em pacientes com TEPT, que demonstrou redução da insônia e dos distúrbios do sono produzida por CBD (óleo, 25 mg e *spray*, de 6 a 12 mg, dose diária, durante cinco meses).

CBD e distúrbios do sono decorrentes da doença de Parkinson O transtorno comportamental do sono REM é uma característica comum da doença de Parkinson, que se manifesta por meio de episódios de representação de sonhos durante o sono. No período em que estão dormindo, os pacientes movem fisicamente seus membros e podem se envolver em atividades como falar, bater ou dar socos. Chagas e colegas (2014) investigaram a ação do CBD (75-300 mg/dia, durante seis semanas) na redução dos sintomas do transtorno comportamental do sono REM apresentados por quatro adultos portadores da doença de Parkinson. O CBD reduziu com sucesso esses transtornos, tendo havido eliminação total em três dos quatro pacientes. Um ensaio clínico de fases 2/3, duplo-cego e controlado por placebo, analisou durante doze semanas o efeito do CBD (75-300 mg) em 33 pacientes acometidos por transtorno comportamental do sono REM (de Almeida et al., 2021). Não houve redução na frequência dos sintomas do distúrbio, mas, em comparação com o placebo, foi observada melhora significativa na satisfação com a média de sono da quarta até a oitava semana nos que tomaram CBD. As limitações desses estudos, como a configuração de centro único, o pequeno tamanho das amostras e a ausência de nível sérico de CBD dificultam a interpretação dos resultados, evidenciando a necessidade de mais ensaios clínicos adequadamente controlados para estudo dos distúrbios do sono em pacientes portadores de doença de Parkinson.

CBD e sono: conclusão

O campo de estudo do CBD e do sono está nos estágios iniciais. Até o momento, trabalhos pré-clínicos, bem como ensaios preliminares com seres humanos, sugerem efeitos bifásicos do CBD no sono. Ou seja, baixas doses de CBD podem ter ação estimulante, que promove o estado de vigília, mas doses elevadas da substância podem ter efeitos inibitórios, que induzem o sono. Essas descobertas levam a crer que a ação de baixas doses de CBD, capazes de provocar o estado de vigília, pode ser benéfica no tratamento da narcolepsia (sonolência diurna excessiva). Os poucos estudos em humanos que foram concluídos devem ser interpretados com cautela, pois eles são limitados em razão do pequeno número de participantes, aos períodos curtos de tratamento e de acompanhamento e à falta de adequados controles por placebo, o que evidencia a necessidade de pesquisas mais aprofundadas sobre os efeitos do CBD no sono e nos distúrbios do sono. Uma vez que a ação do CBD sobre o sono é possivelmente dependente da dose, a otimização das doses com vistas à obtenção do efeito desejado (vigília *versus* promoção do sono) será uma consideração importante.

CONSIDERAÇÕES FINAIS

Algumas evidências pré-clínicas e clínicas são achados que recomendam a investigação de um potencial uso do CBD como agente terapêutico destinado a melhorar os sintomas de TEPT e depressão e promover o estado de vigília. Apesar da carência de dados de ensaios clínicos randomizados, relatórios circunstanciais dão conta de que o CBD está realmente sendo usado pelo público em geral para controle desses problemas de saúde. São necessários ensaios clínicos adequadamente controlados com seres humanos – alguns já em andamento atualmente –, para uma investigação mais cuidadosa da ação do CBD nessas doenças, de forma a estabelecer faixas de dose terapêutica e avaliar se o tratamento diário crônico com CBD conseguiria manter sua eficácia. Pesquisas mais aprofundadas são essenciais para que pacientes e médicos possam tomar decisões bem fundamentadas sobre o uso do CBD como tratamento (ou tratamento adjuvante) para esses transtornos de saúde.

10

Psicose e esquizofrenia

A psicose é uma manifestação de diversas doenças mentais. Ela não é uma doença específica. Um paciente psicótico apresenta perda de contato com a realidade e tem delírios (crenças infundadas) e alucinações (vê ou escuta coisas inexistentes). A fala e o comportamento são algumas vezes completamente inapropriados. A psicose é uma manifestação observada na esquizofrenia e na fase maníaca do transtorno bipolar, mas também pode ocorrer na paranoia, na psicose puerperal e em vários transtornos de personalidade. O uso de substâncias como a *Cannabis* também pode causar reações psicóticas agudas. O *Manual diagnóstico e estatístico de transtornos mentais,* 5ª edição *(DSM-5),* da Associação Americana de Psiquiatria, enfatiza que essas doenças se manifestam dentro de um espectro, no qual o transtorno de personalidade esquizoide ocupa a extremidade de gravidade leve e a esquizofrenia fica na de gravidade severa. A psicose também é identificada como apenas uma das diversas dimensões de distúrbio neuropsiquiátrico observado nesses transtornos. Outras dimensões compreendem comportamentos psicomotores anormais, sintomas negativos, deficiências cognitivas e distúrbios emocionais (Arciniegas, 2015). Os sintomas são classificados como positivos e negativos. Os sintomas positivos incluem ideias, percepções e ações exageradas que a pessoa muitas vezes não consegue entender se são reais ou não. A palavra *positivo* indica a presença (e não a ausência) de sintomas, entre os quais podem existir alucinações (geralmente auditivas), delírios, pensamentos confusos e fala desordenada ou distúrbios do movimento. Os sintomas negativos dizem respeito à ausência da função mental normal, incluindo falta de prazer (anedonia), inexistência de sentimento na fala, embotamento das emoções ou apatia, ou isolamento social. Um indivíduo portador de esquizofrenia também pode apresentar disfunção cognitiva, incluindo comprometimento da memória operacional e da atenção. A esquizofrenia altera a forma como a pessoa pensa, sente e age.

A manifestação dos primeiros sintomas da esquizofrenia costuma ocorrer entre os 16 e os 30 anos, geralmente com o surgimento de uma mudança gradual no comportamento (fase pródromo) antes do início dos sintomas característicos. Uma hipótese de caráter neurodesenvolvimental amplamente aceita para a esquizofrenia é que ela seja causada pela interação de fatores genéticos e ambientais, principalmente na fase inicial do neurodesenvolvimento. Essa interação pode afetar a função cerebral e o comportamento e, possivelmente, está associada a deficiências específicas e gerais da função cognitiva, o que terá como consequência o transtorno mental em uma fase posterior da vida (Owen et al., 2011).

A desregulação dos níveis do neurotransmissor dopamina (DA) e do receptor D_2 em determinadas áreas do cérebro é considerada uma das principais causas de psicose/esquizofrenia (Howes et al., 2017). Conforme discutido na seção sobre o mecanismo de ação, neste capítulo, os efeitos antipsicóticos do CBD podem ser decorrentes de sua ação moduladora do sistema dopaminérgico mesolímbico.

A ingestão de altas doses de Δ^9-tetra-hidrocanabinol (THC, o principal constituinte psicoativo da *Cannabis*), em especial por usuários principiantes de maconha, pode causar sintomas psicóticos, motivando até mesmo a necessidade de hospitalização. O CBD, por sua vez, não causa efeitos psicóticos. (Para uma discussão detalhada das interações THC/CBD, ver Capítulo 3.)

Foram publicadas recentemente diversas análises sobre vários aspectos dos efeitos dos canabinoides – incluindo o CBD – na psicose/esquizofrenia (Bhattacharyya et al., 2012; Kucerova et al., 2014; Renard et al., 2017; Davies e Bhattacharyya, 2019; Ghabrash et al., 2020; Schoevers, Leweke e Leweke, 2020). Aquelas que tiveram como objeto o CBD indicam que, embora existam algumas evidências de que ele reduz os sintomas positivos (como delírios, alucinações e fala desordenada), só recentemente surgiram indícios que sugerem sua possível ação na melhora da cognição (Lewke et al., 2021). O CBD apresenta um perfil de efeitos adversos menos graves em comparação com outros antipsicóticos e parece ser bem tolerado pelos pacientes. Primeiro, vamos fazer uma revisão da literatura sobre os efeitos do CBD em modelos pré-clínicos de animais e, em seguida, analisaremos as evidências obtidas em ensaios clínicos em humanos.

ESTUDOS PRÉ-CLÍNICOS

É bastante difícil a criação de modelos de distúrbios humanos complexos em animais. A reprodução em animais de muitos dos sintomas usados na tipificação de diagnósticos, como o da esquizofrenia (por exemplo, alucinações e delírios), é de difícil consecução. Portanto, acredita-se que o uso de certos modelos animais de comportamentos semelhantes à esquizofrenia permite apenas a réplica de alguns aspectos ou sintomas desse distúrbio complexo. Gururajan e Malone (2016) compilaram e avaliaram um número considerável de publicações sobre pesquisas pré-clínicas que utilizaram CBD em camundongos ou ratos com comportamento semelhante à esquizofrenia. Os métodos adotados foram, principalmente, a interrupção da inibição pré-pulso (*prepulse inhibition* – PPI), o isolamento social ou a hiperlocomoção induzidos por drogas psicoativas. Alguns se basearam em catalepsia induzida por haloperidol, e outros, em hiperlocomoção induzida por dexanfetamina e em efeitos da dopamina com uso de agonistas do receptor de dopamina. Todos esses modelos animais são modelos-padrão utilizados para os diversos sintomas (positivos, negativos, cognitivos) associados a comportamentos semelhantes à esquizofrenia (Nestler e Hyman, 2010) e são discutidos na sequência.

O MK-801 é um antagonista do receptor de glutamato N-metil-D-aspartato (NMDA), conhecido por causar hiperatividade, deficiência na PPI e isolamento social. Esses comportamentos são compatíveis com alguns dos sintomas positivos, cognitivos e negativos da esquizofrenia. A PPI é um modelo de déficit de atenção em roedores. Esses animais apresentam uma resposta de sobressalto (medida em uma plataforma de atividade) a um som forte (pulso) desencadeador de reflexos, denominada resposta de sobressalto acústico. No teste de PPI, um som fraco (pré-pulso) inibe a reação de um organismo a um subsequente som forte desencadeador de reflexo (pulso). Quando a PPI é normal, a correspondente resposta ocasional de sobressalto é reduzida pelo pré-pulso. No entanto, deficiências em termos de PPI (causadas por algumas drogas psicoativas, como MK-801 e anfetamina) são interpretadas como falha do pré-pulso em inibir a resposta ao pulso forte. Essas deficiências se manifestam na forma de incapacidade para filtrar informações desnecessárias. Elas são observadas em pacientes que sofrem de esquizofrenia. Foi demonstrado que o CBD consegue reverter essas deficiências de PPI causadas por drogas psicoativas (Long, Malone e Taylor, 2006; Pedrazzi et al., 2015).

Um artigo típico sobre o ensaio baseado em MK-801 de Gomes et al. (2014) constatou que a administração de MK-801 em camundongos, na dose de 1 mg/kg, durante 28 dias, debilitou as respostas de PPI. O tratamento com MK-801 também aumentou a expressão de FosB/ΔFosB no córtex pré-frontal medial. O tratamento crônico com CBD (30 e 60 mg/kg) atenuou o comprometimento de PPI. Todas as alterações moleculares também foram atenuadas pelo CBD, o que, por si só, não induziu nenhum efeito. Essa inexistência de efeitos foi confirmada por Schleicher et al. (2019), que constataram, em camundongos C57BL/6J, que o tratamento prolongado com CBD não causou impactos prejudiciais na memória, nem no desempenho motor e na ansiedade.

Outro modelo animal de comportamento semelhante à esquizofrenia é criado com base na estimulação farmacológica da neurotransmissão dopaminérgica, que é parcialmente hiperativa em pacientes portadores de esquizofrenia. Em animais, a estimulação da neurotransmissão dopaminérgica é conseguida por meio da apomorfina (um agonista do receptor de dopamina), substância que está associada ao comportamento de estereotipia caracterizado por ações motoras repetitivas e desprovidas de importância funcional. Um estudo preliminar do laboratório de Antonio Zuardi (Zuardi, Rodrigues e Cunha, 1991) demonstrou que, em modelos de roedores, uma dose de 60 mg/kg de CBD conseguiu atenuar a estereotipia induzida pela apomorfina.

Algumas drogas antipsicóticas causam efeitos colaterais extrapiramidais em decorrência do bloqueio do receptor D_2 de dopamina na via nigroestriatal (Kapur e Remington, 2001). Esses efeitos incluem distonias e discinesias e, em roedores, podem se manifestar na forma de comportamentos catalépticos, de modo que, se um animal for colocado com as patas dianteiras apoiadas em uma barra horizontal suspensa, ele permanecerá imobilizado nessa posição por um longo período. O efeito anticataléptico do CBD foi estudado em camundongos da linhagem Swiss por Gomes et al. (2013). Com um resultado dependente da dose, o tratamento prévio com CBD (5-60 mg/kg) conseguiu inibir os efeitos catalépticos do medicamento antipsicótico haloperidol (0,6 mg/kg), que, sabidamente, gera esses efeitos. A injeção de CBD no estriado dorsal impediu o desenvolvimento da catalepsia induzida por haloperidol (Sonego et al., 2016). A ação anticataléptica foi inibida pelo antagonista do receptor 5-HT_{1A}, o WAY100635, quando administrado como tratamento prévio ao CBD, o que sugere o envolvimento do sistema 5-HT nos efeitos anticatalépticos do CBD. Não foram observados efeitos colaterais típicos dos medicamentos antipsicóticos na administração de CBD.

Algumas vezes, pacientes portadores de esquizofrenia apresentam agitação psicomotora que se manifesta na forma de agressão. Um efeito semelhante pode ser observado em camundongos tratados com injeções de psicoestimulantes, como a dexanfetamina e a cetamina, que são indutores de hiperatividade. Há relatos de que uma dose alta de CBD (60 mg/kg) inibe a atividade de hiperlocomoção induzida por dexanfetamina ou cetamina (Moreira e Guimaraes, 2005). A administração intra-acumbal de CBD impede a perturbação causada pela anfetamina (Pedrazzi et al., 2015). Em ratos, a administração aguda de haloperidol aumenta a expressão do gene c-fos em algumas regiões do cérebro – incluindo o estriado dorsal – que estão envolvidas nos efeitos de hiperlocomoção. Injeções de CBD nessa região do cérebro de camundongos atenuam o aumento na expressão de c-fos induzido pelo haloperidol (Sonego et al., 2016).

Em sintonia com a hipótese neurodesenvolvimental da esquizofrenia, a exposição pré-natal de ratos – no 17º dia de gestação – ao acetato de metilazoximetanol (MAM) – um agente antimitótico – causou alterações comportamentais persistentes, como isolamento social e deficiência cognitiva, respectivamente no teste de interação social e no de reconhecimento de objetos novos (Stark et al., 2019). No nível molecular, o aumento da expressão de mRNA e proteína do receptor CB_1 coincidiu com deficiências observadas no teste de interação social e no de reconhecimento de objetos em ratos expostos ao MAM. Tanto o fenótipo semelhante à esquizofrenia como a regulação transcricional alterada dos receptores CB_1 foram revertidos pelo tratamento peripuberal com CBD. Os autores sugerem que esses resultados indicam a possibilidade de que o tratamento precoce com o CBD consiga evitar o aparecimento, na idade adulta, de deficiências semelhantes às da esquizofrenia.

Levin e colegas (2014) demonstraram que uma linhagem de roedores naturalmente hipertensos (*spontaneously hypertensive strain of rats* – SHR) pode servir de modelo animal da esquizofrenia. Esses roedores apresentam deficiência de PPI que se assemelha ao efeito das drogas descritas anteriormente. O tratamento com CBD atenuou o comprometimento de PPI. O mesmo grupo também relatou que, em ratos da linhagem SHR, a administração de CBD durante a periadolescência evitou o surgimento de atividade de hiperlocomoção (um modelo para os sintomas positivos da esquizofrenia), bem como de deficiências da PPI do sobressalto e do condicionamento de medo contextual (deficiências cognitivas; Peres et al., 2018). No ensaio com ratos SHR, o CBD exibiu propriedades ansiolíticas, mas não antipsicóticas, conforme avaliação feita no teste de interação social (Almeida et al., 2013). Os resultados observados com o uso de CBD em ratos SHR também indicaram a participação do sistema serotoninérgico nesses efeitos.

Tomados em conjunto, esses modelos pré-clínicos de roedores sugerem que o tratamento com CBD pode reduzir ou reverter alguns desses comportamentos que se assemelham a certos sintomas observados em pacientes com esquizofrenia. No entanto, a generalização dos resultados obtidos com esses modelos pré-clínicos de animais, para abranger o complexo distúrbio mental humano chamado esquizofrenia deve ser feita com bastante cautela. Esses modelos animais nunca conseguirão reproduzir em sua totalidade as complexidades de um transtorno mental exclusivamente humano.

ESTUDOS CLÍNICOS COM SERES HUMANOS

Levando em conta os testes em animais de Zuardi et al. (1991) resumidos anteriormente, segundo os quais o CBD pode reduzir alguns comportamentos que se assemelham à psicose dos seres humanos, o mesmo grupo (Zuardi et al., 1995) administrou CBD a um paciente esquizofrênico de 19 anos. A dose foi sendo aumentada gradualmente ao longo de 26 dias até chegar a 1.500 mg/dia. Nos períodos de grande agitação e/ou ansiedade, o paciente também recebeu 10 mg de diazepam por via oral. O efeito do CBD foi avaliado por três escalas diferentes de classificação psiquiátrica, e todas elas indicaram melhora clínica significativa, comparável ao resultado produzido pelo haloperidol – ou até melhor. No entanto, em outro ensaio (Zuardi et al., 2006), com três pacientes portadores de esquizofrenia resistente ao tratamento, observou-se que a administração de CBD como monoterapia proporcionou leve melhora para apenas um dos pacientes. Os autores concluíram que o CBD pode não ser eficaz em pacientes com esquizofrenia resistente ao tratamento. Em um ensaio baseado na administração de CBD para 33 pacientes portadores de transtorno afetivo bipolar, o mesmo grupo (Zuardi et al., 2010) constatou, mais uma vez, a ineficácia do CBD.

Em contrapartida, em um estudo de fase 2, duplo-cego, randomizado, com estrutura de grupos paralelos, Leweke e colegas (2012) compararam o efeito do CBD com o da amissulprida – uma droga antipsicótica potente e amplamente utilizada – em 42 pacientes de esquizofrenia paranoide com um quadro acentuadamente grave. O grupo CBD começou com uma dose de 200 mg/dia, a qual foi sendo gradualmente aumentada ao longo de uma semana até atingir 800 mg/dia. Essa dose terapêutica foi administrada por mais três semanas. As medidas clínicas foram baseadas em duas escalas, a Escala das síndromes positiva e negativa (*Positive and Negative Syndrome Scale* – PANSS) e a Escala breve de avaliação psiquiátrica (*Brief Psychiatric Rating Scale* – BPRS). O CBD mostrou eficácia comparável à da amissulprida na melhora dos sintomas psicóticos, tendo inclusive apresentado um perfil nitidamente superior de efeitos colaterais. Ele demonstrou acentuada tolerabilidade.

Anteriormente, o mesmo grupo havia observado uma elevação dos níveis de anandamida no líquido cefalorraquidiano de pacientes portadores de psicose na comparação com indivíduos normais (Giuffrida et al., 2004). A anandamida é um dos principais canabinoides endógenos (Devane et al., 1992). Houve uma correlação inversa do nível de anandamida com os sintomas psicóticos. De fato, os autores afirmam que "a sinalização aumentada de anandamida coincidia com uma taxa de transição mais baixa dos estados prodrômicos iniciais para a psicose plena, bem como uma transição atrasada". Além disso, o tratamento com CBD foi acompanhado por um aumento expressivo nos níveis de anandamida no sangue, uma medida significativamente associada à melhora clínica (Leweke et al., 2012). O mecanismo subjacente ao aumento da anandamida parece ser a ação de bloqueio da hidrólise da anandamida pelo CBD. De fato, houve relevante correlação negativa entre os níveis séricos de anandamida e a pontuação na escala PANSS dos pacientes tratados com CBD. As pesquisas relativas à anandamida podem indicar que os efeitos antipsicóticos do CBD decorrem realmente da própria anandamida. No entanto, esse mecanismo deve ser interpretado com cautela, em face de um artigo recente, segundo o qual, embora o CBD tenha inibido efetivamente a FAAH de roedores, ele foi muito menos eficaz como inibidor da FAAH humana (Criscuolo et al., 2020). Não há registro de estudos da anandamida, um neurotransmissor endógeno, como molécula antipsicótica, nem em indivíduos saudáveis nem em doentes.

Resultados positivos no uso de CBD como tratamento para pacientes com esquizofrenia também foram publicados por McGuire et al. (2018). Um ensaio clínico duplo-cego avaliou a eficácia e a segurança do tratamento com CBD. Nesse ensaio, 43 pacientes receberam CBD (1 g/dia, durante seis semanas), enquanto outros 45 receberam placebo. A medicação antipsicótica adotada anteriormente foi mantida nos dois grupos. Todos os pacientes foram avaliados por meio da escala PANSS, bem como por intermédio de outras quatro escalas: a avaliação global de funcionamento (*Global Assessment of Functioning* – GAF), a avaliação breve da cognição na esquizofrenia (*Brief Assessment of Cognition in Schizophrenia* – BACS) e as medidas de melhora e gravidade da escala de impressão clínica global (*Clinical Global Impressions Scale* – CGI-I e CGI-S). De acordo com os valores dessas escalas, os pacientes que receberam CBD apresentaram um perfil médico melhorado, com níveis mais baixos de sintomas psicóticos positivos (PANSS). Também as escalas CGI-I e CGI-S indicaram resultados favoráveis. Os indicadores de melhora que não atingiram significância estatística foram observados no desempenho cognitivo (BACS) e no funcionamento geral (GAF). O CBD foi bem tolerado e não houve diferença significativa em termos de eventos adversos entre os grupos CBD e placebo.

Bhattacharyya e colegas (2018) relataram os resultados de um estudo duplo-cego que analisou a ação do CBD em 33 pacientes com psicose de elevado risco clínico (*clinical high-risk* – CHR). O CBD promoveu redução significativa do sofrimento. Também foi observada uma tendência à diminuição da gravidade dos sintomas psicóticos. O CBD normalizou parcialmente as alterações nas funções do para-hipocampo, do corpo estriado e do mesencéfalo associadas ao estado CHR. Como essas regiões são fundamentais na fisiopatologia da psicose, os autores concluem que o CBD nessas áreas pode ser a base dos efeitos terapêuticos que o estudo identificou sobre os sintomas psicóticos.

Ainda não é conhecido o mecanismo subjacente a esses resultados – em sua maioria positivos – obtidos com o CBD. McGuire et al. (2018) constataram que eles não dependem do antagonismo do receptor de dopamina – o receptor que determina muitos dos efeitos das drogas antipsicóticas.

Contrariando os resultados positivos dos ensaios clínicos que já recapitulamos, também foram publicados resultados negativos. Boggs et al. (2018) analisaram os efeitos cognitivos, sintomáticos e colaterais do tratamento com CBD (600 mg/dia) em 36 pacientes com esquizofrenia crônica e estável, em comparação com os pacientes controlados por placebo, durante um período de seis semanas. A medicação antipsicótica anterior foi mantida para todos os pacientes. A bateria de testes do MATRICS Consensus Cognitive Battery (MCCB) foi utilizada para avaliação da cognição; e a escala PANSS, para a dos sintomas psicóticos.

Não foi observada melhora na cognição, tampouco qualquer melhora significativa nas pontuações das escalas MCCB ou PANSS. Também não foram observados efeitos colaterais relevantes. É possível que as diferenças entre os dados negativos de Boggs et al. (2018) e os dados positivos de Leweke et al. (2012), McGuire et al. (2018) e Bhattacharyya et al. (2018) sejam decorrentes das doses mais baixas administradas por Boggs et al. ou de interações com outros medicamentos antipsicóticos em uso. De fato, Leweke et al. (2021) relataram recentemente que uma dose de CBD de até 800 mg/dia promoveu melhora do desempenho neurocognitivo em um ensaio monoterápico, duplo-cego e randomizado, com estrutura de grupos paralelos e controle ativo, do qual participaram 42 pacientes portadores de esquizofrenia paranoide aguda, que receberam CBD ou amissulprida durante quatro semanas em regime de internação. As duas drogas promoveram aumento da memória visual e da velocidade de processamento. O CBD melhorou a atenção sustentada e a coordenação visuomotora, enquanto a amissulprida produziu melhora do desempenho da memória operacional. As duas medicações melhoraram o funcionamento neurocognitivo de pacientes em estágio grave da esquizofrenia. Portanto, é concebível que os resultados negativos anteriores (Boggs, Surti et al., 2018) possam estar relacionados à dose mais baixa de CBD ou ao desenho adotado para o estudo, no qual o CBD foi administrado como complemento ao tratamento-padrão dos pacientes. No entanto, a ausência da condição de controle por placebo (Leweke et al., 2021) não permite que seja inferida uma possível resposta placebo ao CBD e à amissulprida. São necessários ensaios clínicos randomizados de maior abrangência para confirmação do resultado experimental que aponta na direção de possível melhora do desempenho cognitivo em pacientes portadores de esquizofrenia tratados com CBD.

Hundal e colegas (2018) divulgaram que o CBD (600 mg, administração única) não diminuiu a ansiedade nem as ideias persecutórias em 36 voluntários saudáveis com acentuada manifestação de paranoia. Zuardi et al. (2010) também constataram a ineficácia do CBD em dois pacientes que passavam por um episódio maníaco do transtorno afetivo bipolar. Não foram realizados estudos sistemáticos do CBD em transtornos do humor (incluindo transtorno bipolar), muito embora alguns pacientes afirmem que a *Cannabis* alivia os sintomas de mania ou de depressão (Ashton et al., 2005; Pinto et al., 2020). Os resultados de alguns ensaios clínicos secundários com uso de CBD são compilados por Davies e Bhattacharyya (2019).

Observa-se um recente interesse considerável no potencial uso do CBD como tratamento para a esquizofrenia, conforme atesta a profusão de estudos em andamento, que são listados no *site* do NIH, www.clinicaltrials.gov. Estão relacionados atualmente mais de cinquenta ensaios clínicos ativos em diversos estágios, cujo foco é a avaliação da ação do CBD na psicose humana. Esperamos que, nos próximos anos, esses estudos tragam uma compreensão mais profunda da eficácia do CBD como tratamento – seja isoladamente ou como terapia adjuvante –, para esse transtorno mental resistente às terapias convencionais.

MECANISMOS DE AÇÃO

A desregulação dos níveis do neurotransmissor dopamina e do receptor D_2 em determinadas áreas do cérebro é considerada uma das principais causas de psicose/esquizofrenia. Quando ocorre na via mesolímbica, essa desregulação pode produzir os sintomas positivos da esquizofrenia; e na via mesocortical, pode ser responsável pelos sintomas negativos da doença.

Em essência, todas as farmacoterapias antipsicóticas atualmente eficazes contra a esquizofrenia têm como alvo direto ou indireto o sistema receptor de dopamina do cérebro. Também há evidências consideráveis de que a ação do CBD na psicose, mais especificamente na esquizofrenia, decorre em grande parte da modulação do sistema da dopamina (DA) mesolímbica, com envolvimento do sistema 5-HT. Renard e colegas

(2016) demonstraram que, por meio de uma nova via de sinalização da quinase, o CBD neutraliza a sensibilização neuronal e comportamental da via mesolímbica da DA, que é induzida pelas anfetaminas.

Existem análises das evidências clínicas e pré-clínicas que demonstram os efeitos modulatórios do CBD sobre a atividade do sistema da DA, primordialmente na via mesolímbica (Renard et al., 2017). Também há descrições das interações funcionais do CBD, como agonista, com o sistema receptor de serotonina 5-HT_{1A}. No entanto, ainda carecemos de conhecimento consideravelmente mais completo e detalhado sobre a ação molecular e neuronal do CBD nos sistemas DA e 5-HT. Norris e colegas (2016) demonstraram que, em ratos, o CBD no núcleo mesolímbico *accumbens* consegue bloquear a formação de memórias associativas de medo, por meio de um mecanismo dependente do receptor 5-HT_{1A}. No entanto, o CBD também modula a dinâmica da rede neuronal diretamente na área tegmental ventral (*ventral tegmental area* – VTA), mediante a diminuição dos níveis de frequência espontânea e atividade de explosão dos neurônios dopaminérgicos da VTA.

É sabido que o THC induz deficiências semelhantes à esquizofrenia, associadas com a ativação atenuada das regiões do córtex cerebral, do corpo estriado e da amígdala. Bhattacharyya et al. (2010) relataram que a administração de CBD reverteu esses efeitos tanto no comportamento como nos padrões de ativação neural. THC e CBD produziram efeitos opostos sobre a deficiência semelhante à esquizofrenia verificada no processo da saliência atencional no hipocampo e no núcleo caudado (Bhattacharyya et al., 2012). Entretanto, demonstrou-se recentemente que as alterações comportamentais causadas pelo CBD em modelos de esquizofrenia em roedores não decorrem de uma ação nos receptores canabinoides, mas sim no receptor 5-HT_{1A} (Rodrigues da Silva et al., 2020). Da mesma forma, há relatos recentes de Hudson et al. (2019) demonstrando que, possivelmente, o potencial do CBD para reverter os efeitos do THC na resposta do tipo psicótico em ratos se realize por meio da regulação bidirecional da via molecular ERK1-2 no controle da liberação de DA pela VTA. Usando a eletrofisiologia *in vivo*, os autores constataram que o THC aumentou essa liberação, enquanto o CBD impediu a ação do THC sobre a atividade do sistema da DA. Recentemente, O'Neill et al. (2020) publicaram dados mostrando que a normalização da atividade medial temporal e pré-frontal e da conectividade entre o lobo temporal medial e o corpo estriado pode ser o mecanismo subjacente aos efeitos antipsicóticos do CBD.

É possível que os efeitos antipsicóticos do CBD ocorram via regulação positiva do endocanabinoide anandamida, presumivelmente pela inibição da hidrolase de amida de ácidos graxos (FAAH), sua enzima degradadora (Leweke et al., 2012); contudo, recentes evidências *in vitro* sugerem que o CBD pode não ser eficaz na inibição da FAAH humana (Criscuolo et al., 2020), como se demonstrou ocorrer efetivamente com a FAAH em ratos.

Algumas das ações do CBD se dão por meio de outros sistemas biológicos, alguns dos quais podem ser relevantes no tocante a seus efeitos antipsicóticos. Por exemplo, o CBD estimula o receptor vaniloide tipo 1 (TRPV1) (Bisogno et al., 2001). Surpreendentemente, seu enantiômero (+) apresenta a mesma atividade. O CBD tem uma ligação fraca com os receptores canabinoides CB_1 e CB_2 (Pertwee, 2008). Ele também se liga ao GPR55 (Ryberg et al., 2007), mas não há indícios publicados que indiquem a relevância desses efeitos para sua ação contra a psicose/esquizofrenia.

CONSIDERAÇÕES FINAIS

Em uma análise recente, digna de nota, Schoevers et al. (2020) resumiram a ação do CBD na psicose/esquizofrenia. A síntese por eles apresentada reflete, em grande parte, nosso ponto de vista:

A. O CBD tem uma função no tratamento da psicose/esquizofrenia. Quase todas as publicações clínicas indicam que ele age sobre diversos sintomas positivos da doença.
B. Existem apenas limitadas evidências recentes (Leweke et al., 2021) de que a cognição pode ser afetada.
C. A duração dos ensaios clínicos reportados até o momento foi restrita a um número limitado de semanas. Não temos evidências de desenvolvimento de tolerância ao CBD, são necessários estudos de longo prazo.
D. O CBD é bem tolerado, mesmo em doses elevadas; no entanto, não se sabe se há manifestação de toxicidade após o acesso prolongado a essas doses altas, especialmente em vista da interação com as enzimas hepáticas.

Do ponto de vista terapêutico, as evidências pré-clínicas e clínicas que demonstram a capacidade do CBD de normalizar as deficiências afetivas associadas a modelos de esquizofrenia em roedores e os efeitos positivos em pacientes portadores de esquizofrenia, indicam que ele pode ser considerado um tratamento promissor para a esquizofrenia, com ação exercida por meio de novas vias mesolímbicas moleculares e neuronais. Mais recentemente, Chesney, Oliver e McGuire (2021) relataram que o CBD pode ser um tratamento inovador na fase inicial da psicose. As intervenções farmacológicas disponíveis para essa fase são extremamente limitadas entre indivíduos com elevado risco clínico para psicose. O CBD pode ser um tratamento ideal para esses indivíduos em estágio prodrômico.

11 Dependência

A dependência de drogas é um distúrbio motivacional que leva um indivíduo a consumir drogas compulsivamente, com a consequente perda de controle sobre esse consumo (Koob e Volkow, 2010). É um distúrbio crônico e recidivante caracterizado por uma compulsão pela busca e pelo consumo de drogas, acompanhada da incapacidade de limitar esse consumo e do desenvolvimento de um estado emocional negativo (incluindo ansiedade, anedonia e irritabilidade), que é a expressão de um estado de síndrome motivacional de abstinência quando há impedimento de acesso à droga (Koob e Volkow, 2010). Um dos maiores desafios a serem enfrentados no tratamento da dependência de drogas é evitar a recaída após um período de abstinência. Os estímulos ambientais associados aos efeitos das drogas estão entre os principais fatores desencadeantes da fissura, o que contribui para a recaída. São poucos os tratamentos eficazes disponíveis para as drogas consideradas viciantes. Em estudos pré-clínicos em animais, é crescente o número de evidências que apontam na direção de uma promissora ação do CBD para reduzir o potencial desses estímulos ambientais capazes de desencadear recaídas no consumo de drogas (Parker et al., 2004; Ren et al., 2009; Hurd et al., 2019). Pesquisas clínicas em humanos, no entanto, produziram resultados conflitantes (Mongeau-Perusse et al., 2021; Hurd et al., 2019).

MODELOS PRÉ-CLÍNICOS DE DEPENDÊNCIA EM ANIMAIS

Antes de ser testado como tratamento para a dependência química em humanos, o CBD foi avaliado em modelos animais – geralmente usando ratos ou camundongos –, quanto a seu potencial para modificar os padrões do consumo de drogas, bem como da busca compulsiva por drogas e da recaída. É importante ressaltar que as mesmas drogas que agem como recompensas em seres humanos também têm ação recompensadora para outros animais nesse tipo de modelo. Os dois modelos baseados em roedores que melhor caracterizam os efeitos recompensadores das drogas são o procedimento de autoadministração e o paradigma da preferência condicionada de lugar. No modelo da autoadministração de drogas, um animal precisa aprender a pressionar uma alavanca a fim de receber uma infusão intravenosa da droga por meio de um cateter implantado nele. Quando se trata de uma droga que produz recompensa (por exemplo, morfina, heroína, cocaína, anfetamina), o roedor aprende rapidamente a pressionar a alavanca para liberar a substância. Depois que ele aprende a aplicar a droga, a motivação para autoadministrá-la é avaliada mediante a exigência de um esforço maior (na pressão da alavanca) para receber a recompensa. Essa é uma medida da injeção da droga ou de quanto o animal se esforçará para obtê-la. Por meio de um processo de condicionamento clássico, os estímulos (por exemplo, uma luz) que são vinculados à infusão da droga adquirem característica de reforço condicionado, pois eles sinalizam o acesso iminente à substância. Em seguida, o animal pode ser submetido a esses estímulos com o propósito de despertar nele o comportamento de busca compulsiva pela droga, o que significa responder à expectativa de recebimento da substância (fissura). Esse paradigma é útil na avaliação de medicamentos para controle dessa fissura por drogas, o que, acredita-se, seja a causa da recaída nos seres humanos. Para a avaliação da recaída costuma-se provocar a eliminação da resposta de pressão na barra, por meio da supressão do reforço (a alavanca é apresentada, mas a droga não está disponível), para, em seguida, restabelecê-la, apresentando-se os estímulos condicionados associados com a droga (restabelecimento induzido por estímulos) ou injetando-se a droga antes do início da sessão (restabelecimento induzido por drogas).

O paradigma da preferência condicionada de lugar é outro modelo de recompensa de drogas com uso de roedores. Em um dia, um roedor recebe uma injeção da droga e é colocado em uma câmara especial; em outro dia, ele recebe a injeção de um placebo e é colocado em uma câmara especial diferente, com a sequência contrabalançada. Esse procedimento geralmente continua até que o rato tenha sido submetido a quatro combinações de droga e câmara. Depois disso, quando livre da droga, o animal pode escolher entre as duas câmaras. Ele passa mais tempo na câmara associada com a droga, quando a droga é recompensadora; e menos tempo nessa câmara, quando a droga é repulsiva.

O CBD foi avaliado quanto a seu potencial viciante tanto no paradigma de autoadministração (Ren et al., 2009) como no de preferência condicionada de lugar (Parker et al., 2004), e constatou-se que, por si só, ele não provocou a autoadministração como também não produziu preferência nem aversão de lugar. No entanto, demonstrou-se que ele modifica os efeitos recompensadores de outras drogas capazes de causar dependência.

OPIÁCEOS

O vício em opiáceos tem sido um dos objetos principais na investigação do potencial terapêutico do tratamento com CBD, substância que reduz os sinais da síndrome de abstinência de opiáceos em animais dependentes dessas drogas (Chesher e Jackson, 1985; Hine, Friedman et al., 1975; Hine, Torrelio e Gershon, 1975; Bhargava, 1976). Muito embora o CBD não reduza a autoadministração de heroína ("consumo de drogas"), ele diminui o potencial de um estímulo associado a ela para desencadear a "busca compulsiva pela droga", durante semanas depois de ser administrado (Ren et al., 2009). O CBD também normaliza as deficiências induzidas pela heroína nos sistemas de recompensa do cérebro (especificamente no núcleo *accumbens*; Renard et al., 2016, 2017).

Com base nas promissoras pesquisas pré-clínicas, uma série de estudos clínicos mostrou a segurança do CBD em seres humanos, bem como a ausência de efeitos adversos quando administrado em conjunto com o potente agonista opiáceo sintético, a fentanila, mesmo em doses elevadas (Manini et al., 2015; Taylor et al., 2018). Em humanos, o CBD não modificou os efeitos subjetivos da fentanila, mas reduziu a fissura e a ansiedade desencadeadas por estímulos associados à heroína (Hurd et al., 2015). Mais recentemente, Hurd e colegas (2019) realizaram um estudo duplo-cego, randomizado e controlado por placebo para analisar os efeitos da administração aguda e de curto prazo de CBD sobre a fissura e a ansiedade em homens e mulheres abstinentes, acometidos pelo transtorno por uso de heroína. A fissura foi desencadeada por um vídeo exibindo estímulos ambientais associados à heroína. Sessenta minutos antes do primeiro teste de estímulo, foi feita a administração de CBD (400 ou 800 mg de Epidiolex oral) ou de placebo, e o teste foi repetido depois de 24 horas e depois de uma semana. Como o CBD tem condições de reduzir a ansiedade (ver Capítulo 8), esperava-se que ele reduzisse a responsividade ao estresse (determinado pelas frequências cardíaca e respiratória e pelos níveis de cortisol salivar) e a fissura (determinada por questionário) gerados pelos estímulos associados à heroína. Como também foi demonstrado que o CBD diminui o viés atencional em relação aos estímulos do cigarro em fumantes de tabaco

(Hindocha et al., 2018), era esperado que ele diminuísse a proeminência dos estímulos associados à heroína. As duas doses de CBD reduziram a fissura, a ansiedade e os parâmetros fisiológicos de reatividade ao estresse, induzidos por estímulo. Os efeitos mais marcantes foram observados sessenta minutos após a administração; contudo, mesmo depois de uma semana da aplicação do CBD, os participantes manifestavam redução da fissura e da ansiedade, o que leva a crer que, a exemplo do observado nos resultados pré-clínicos (Ren et al., 2009), os efeitos do CBD sobre a fissura podem ser duradouros. De fato, uma descoberta pré-clínica (Gonzalez-Cuevas et al., 2018) confirmou os efeitos prolongados do CBD na busca compulsiva por drogas (álcool e cocaína) e nos comportamentos de ansiedade, cinco meses após sua administração de curto prazo. Essa propriedade duradoura do CBD pode ter implicações clínicas significativas, em especial no caso das populações de pacientes para os quais a adesão à medicação diária pode ser um problema. Muito embora esses resultados sejam encorajadores, eles não representam um teste de eficácia quanto à dependência de opioides e não devem ser tomados como evidência que justifique o abandono de tratamentos já existentes. Há relevante necessidade de pesquisas mais aprofundadas sobre a eficácia do CBD especificamente na redução da dependência de opiáceos por períodos mais longos.

Neuroimagens obtidas *in vivo* indicaram que o CBD atenua a atividade nos circuitos neurais límbicos atuantes durante o processamento emocional negativo (Fusar-Poli et al., 2009) e modula as redes vinculadas ao processamento da saliência atencional (Bhattacharyya et al., 2012). Essas descobertas sugerem que o CBD não modifica diretamente os efeitos recompensadores dos opiáceos, mas pode diminuir o potencial que os estímulos associados aos opiáceos têm para induzir a fissura, um fator clássico de recidiva.

NICOTINA

No caso da dependência da nicotina, resultados preliminares de um estudo controlado por placebo, do qual participaram 24 fumantes (mais de dez cigarros por dia), demonstraram redução do número de cigarros consumidos pelos fumantes que receberam CBD (400 mcg/dose) via inalação, em comparação com um grupo placebo, mas não houve redução da fissura nem da síndrome de abstinência (Morgan et al., 2013). Esse efeito pode estar relacionado à capacidade do CBD para inibir a hidrolase de amida de ácidos graxos (*fatty acid amide hydrolase* – FAAH), o que eleva o nível de anandamida e de outros ácidos graxos (como N-palmitoiletanolamida e N-oleoiletanolamida). Em trabalho pré-clínico com animais, foi demonstrado que os inibidores da FAAH evitam, em ratos, a busca compulsiva de nicotina (Forget, 2009; Scherma, 2008); no entanto, recentes descobertas *in vitro* sugerem que o CBD é mais eficaz na inibição da FAAH em ratos do que em seres humanos (Criscuolo et al., 2020). Também foi constatado que, em comparação com o placebo, o CBD oral (800 mg) reduziu em fumantes a proeminência dos estímulos do cigarro após a abstinência noturna, mas não foi observada a redução da fissura nem da síndrome de abstinência (Hindocha et al., 2018). Juntos, esses achados sugerem que o CBD pode diminuir a busca compulsiva por nicotina, mas pode não ser útil na redução da fissura nem dos sintomas de abstinência.

ÁLCOOL

Resultados pré-clínicos preliminares sugerem que o CBD consegue reduzir o consumo de álcool e tem potencial ação protetora contra determinados efeitos nocivos dessa substância, como os danos hepáticos e cerebrais (Nona, Hendershot e Le Foll, 2019; De Ternay et al., 2019). Estudos pré-clínicos sobre a ação do CBD sobre as consequências provocadas pelo álcool avaliaram o consumo do álcool e a motivação para consumi-lo, bem como a recaída, a síndrome de abstinência e a proteção contra os danos hepáticos e cerebrais por ele induzidos. Para avaliar o efeito do CBD na autoadministração oral de álcool, camundongos foram submetidos a uma única injeção subcutânea de liberação controlada de 20 mg/kg/dia de CBD antes do início de uma série de exercícios de autoadministração. O CBD causou redução significativa no consumo de álcool e no número de pressões ativas da alavanca para liberação do álcool (Viudez-Martinez, Garcia-Gutierrez, Fraguas-Sanchez et al., 2018). No entanto, quando os roedores foram expostos a um exercício mais árduo, que os obrigava a empregar um esforço maior para obter o álcool (programa de reforço em razão progressiva), o CBD deixou de ter eficácia como redutor da motivação para beber. Por sua vez, um estudo subsequente do mesmo grupo (Viudez-Martinez, Garcia-Gutierrez, Navarron et al., 2018) demonstrou que uma dose muito alta de CBD (120 mg/kg) atenuou a motivação para fazer esforço a fim de obter o álcool. O mecanismo subjacente a esse efeito não foi investigado.

A ânsia para eliminar os sintomas desagradáveis da abstinência é um dos motivos que levam à recaída no uso de drogas. Há evidências de que o CBD pode reduzir a síndrome de abstinência alcoólica e as recaídas. Estudos pré-clínicos demonstraram que, na dosagem de 60 mg/kg; IP (intraperitoneal), ele é eficaz para redução da autoadministração de etanol, e que uma dose muito alta (120 mg/kg; IP) atenua a recaída no consumo de etanol (Viudez-Martinez, Garcia-Gutierrez, Navarron et al., 2018). De fato, uma administração diária de CBD (15 mg/kg, transdérmico) por sete dias também promoveu a redução das recaídas no consumo de etanol induzidas por estímulos e estresse, até 138 dias após o tratamento (Gonzalez-Cuevas et al., 2018). Ele não gerou sedação nem restringiu o comportamento normal de motivação (observado pela autoadministração normal de uma solução de sacarose).

O CBD também reduziu as convulsões induzidas por estimulação em camundongos submetidos à síndrome de abstinência de etanol (Sanmartin e Detyniecki, 2018). Um dos danos hepáticos relacionados ao álcool é a esteatose hepática, que pode causar a hepatite e a cirrose; e entre os danos cerebrais induzidos pelo álcool estão a neuroinflamação, a morte celular e as deficiências cognitivas (Nona, Hendershot e Le Foll, 2019). Foi demonstrado que a administração de CBD (5 mg/kg, IP) trinta minutos antes do início da execução de um modelo de consumo excessivo de álcool, durante 5 a 11 dias, conseguiu reduzir a lesão hepática conforme avaliação por diversos marcadores de lesão hepática (Yang et al., 2014; Wang et al., 2017). Além disso, o CBD se mostrou um agente promissor para redução da neurotoxicidade induzida pelo álcool. Uma dose elevada de CBD (40 mg/kg, IP) administrada durante 3 de 4 dias de consumo excessivo de álcool atenuou os danos no hipocampo e no córtex entorrinal (Hamelink et al., 2005) – mas uma dose menor (20 mg/kg, IP) não produziu o mesmo resultado. Ainda, aplicações transdérmicas de gel (5 e 2,5% de CBD) ou injeções de 20 mg/kg, IP, duas vezes ao dia, também foram eficazes na redução da lesão hepática (Liput et al., 2013). Ademais, o CBD estimula a autofagia, um mecanismo capaz de proteger as células do fígado contra a doença hepática causada pelo álcool (Yang et al., 2014).

Os únicos estudos com seres humanos sobre a interação do CBD com o álcool foram realizados no final dos anos 1970 e início dos anos 1980 (Belgrave et al., 1979; Consroe et al., 1979; Bird et al., 1980). Esses estudos envolveram indivíduos saudáveis e acostumados a beber socialmente, que foram submetidos a uma bateria de testes sob a influência de placebo, álcool, CBD e de uma combinação de álcool mais CBD. Quando sozinho, o CBD não afetou o desempenho motor nem psicomotor e não produziu efeitos subjetivos. Uma dose de 200 mg de CBD, administrada concomitantemente com álcool (Consroe et al., 1979), reduziu os níveis de álcool no sangue. No entanto, nenhum desses estudos apontou uma interferência do CBD na intoxicação por álcool. Não foram realizados ensaios clínicos de alta qualidade com seres humanos sobre o potencial do CBD para interferir na ingestão de álcool ou nos danos hepáticos ou cerebrais induzidos pelo álcool. No entanto, dado o reconhecimento do potencial terapêutico do CBD contra a dependência de opiáceos, estão em andamento ensaios clínicos com adultos portadores de transtorno grave por uso de álcool (https://clinicaltrials.gov/ct2/show/NCT03252756), bem como com indivíduos acometidos simultaneamente por transtorno por uso de álcool e transtorno de estresse pós-traumático (https://classic.clinicaltrials.gov/ct2/show/NCT03248167). Esses ensaios podem representar uma esperança no tocante ao uso do CBD para tratamento desse distúrbio.

CANNABIS

O transtorno por uso de *Cannabis* é caracterizado por sintomas de abstinência após a interrupção do consumo, sintomas estes que incluem distúrbios do sono, diminuição do apetite, irritabilidade, aumento da ansiedade e humor deprimido. Estudos de caso com seres humanos mostram que o CBD eliminou o uso autorrelatado de *Cannabis* em um homem dependente (Shannon e Opila-Lehman, 2015) e reduziu a síndrome de abstinência de *Cannabis* em outro (Crippa et al., 2013). Finalmente, um ensaio clínico aberto (Solowij et al., 2018) avaliou a ação do tratamento com CBD (200 mg/dia) durante dez semanas sobre os sintomas psicológicos, a cognição e as concentrações plasmáticas, entre vinte usuários habituais e crônicos de *Cannabis* (doze foram diagnosticados com transtorno por uso de *Cannabis*). Não foram observadas alterações no consumo e na síndrome de abstinência de *Cannabis* entre a sessão inicial e as de pós-tratamento; contudo, as experiências relacionadas à *Cannabis* (sentimento de euforia) diminuíram em consequência do tratamento com CBD. Concentrações plasmáticas mais altas de CBD foram associadas a uma amenização dos sintomas psicóticos, da angústia, da ansiedade e da gravidade da dependência de *Cannabis*. Esses resultados sugerem uma ação mais acentuada do CBD em usuários dependentes, o que pode ser detectado por meio das concentrações plasmáticas desse composto. Portanto, o CBD se mostra promissor no tratamento da dependência de *Cannabis*, mas ainda há necessidade de ensaios no padrão duplo-cego, controlado por placebo e randomizado para estudo do CBD puro.

A maioria dos trabalhos sobre o transtorno por uso de *Cannabis* está concentrada no uso de nabiximol, um *spray* oromucoso que contém 2,7 mg de THC e 2,5 mg de CBD. Em um estudo duplo-cego, randomizado e controlado, 51 pacientes acometidos por dependência de *Cannabis* receberam, em regime de internação, nabiximol ou placebo durante seis dias, com a terapia cognitivo-comportamental. Imediatamente após o tratamento, o nabiximol reduziu os sintomas de abstinência e a fissura pela *Cannabis*, mas não foram observadas diferenças entre os grupos quanto ao consumo de *Cannabis* depois de 28 dias (Allsop et al., 2014). Um segundo estudo duplo-cego, randomizado e controlado por placebo avaliou os efeitos de um tratamento de oito semanas com nabiximol administrado em doses fixas ou em doses ajustadas por conta própria para nove participantes com dependência de *Cannabis* (Trigo et al., 2016). Durante as sessões de tratamento, tanto as doses fixas de nabiximol como as ajustadas por conta própria reduziram os sintomas de abstinência de *Cannabis*; no entanto, a fissura não foi afetada. Um estudo duplo-cego mais abrangente, realizado posteriormente por esse mesmo grupo, tratou 27 participantes dependentes de *Cannabis*, durante doze semanas, com uso de dosagens de nabiximol ajustadas por conta própria em combinação com terapia cognitivo-comportamental (Trigo et al., 2018). Nesse estudo, a taxa de abstinência não mudou significativamente entre o início e a fase de acompanhamento, porém, em comparação com o placebo, observou-se relação do nabiximol com uma redução mais acentuada dos sintomas de fissura pela *Cannabis*. Esses estudos preliminares sugerem uma possível eficácia do nabiximol na redução da síndrome de abstinência, mas não na melhora da taxa de abstinência (Trigo et al., 2018; Allsop et al., 2014; Trigo et al., 2016). Entretanto, em um tratamento de longo prazo, com duração de doze semanas, um ensaio clínico randomizado publicado mais recentemente (Lintzeris et al., 2019) mostrou que, durante o período de tratamento, o grupo que tomou nabiximol relatou um número de dias de consumo de *Cannabis* menor do que o grupo placebo. Esse estudo leva a crer que a combinação de CBD/THC pode reduzir o consumo de *Cannabis* em indivíduos acometidos pelo transtorno por uso de *Cannabis*.

ESTIMULANTES

Estudos pré-clínicos mostram que a ação do CBD sobre a autoadministração de cocaína (Galaj et al., 2020; Mahmud et al., 2017) e metanfetamina (Hay et al., 2018) parece ser dependente da dose, havendo necessidade de doses elevadas (20-80 mg/kg, IP) ou de tratamentos reiterados (Lujan et al., 2018; Gonzalez-Cuevas et al., 2018) para que seja observada a eliminação tanto do consumo como da busca compulsiva de drogas (Calpe-Lopez, Garcia-Pardo e Aguilar, 2019). Além disso, o CBD evitou, em camundongos, a formação e o restabelecimento provocado pelo estresse, da preferência condicionada de lugar (CPP, na sigla em inglês) induzida pela cocaína (Calpe-López et al., 2021). O único ensaio randomizado e controlado por placebo sobre o tratamento com CBD contra a fissura e a recaída (Mongeau-Pérusse et al., 2021) concluiu que uma dose de 800 mg/dia, durante doze semanas não reduziu a fissura por cocaína nem a recaída entre pessoas submetidas a tratamento para transtorno por uso de cocaína. No entanto, um recente estudo randomizado e controlado (Morissette et al., 2021) revelou que o CBD pode exercer ação anti-inflamatória em indivíduos acometidos pelo transtorno por uso de cocaína que apresentam resposta inflamatória induzida por estresse oxidativo.

CONSIDERAÇÕES FINAIS

A evidência clínica mais robusta do papel promissor do CBD como tratamento para a dependência química em seres humanos diz respeito à adição em opiáceos (Hurd et al., 2019), contexto em que ele promoveu redução do potencial dos estímulos associados a drogas para provocar a fissura por opiáceos e a subsequente recaída. Essa potencial proteção contra recaídas é relevante diante da atual crise de opiáceos. No entanto, não se deve esquecer que as descobertas feitas até o momento apenas apontam para uma ação do CBD sobre a fissura e a recaída induzida por estímulos. São necessários mais estudos clínicos randomizados de longo prazo, em seres humanos, para que se possa ter certeza da viabilidade de uso do CBD como tratamento para dependência de opiáceos.

Existem evidências conflitantes do potencial do CBD para tratamento de transtornos por uso de outras drogas além dos opiáceos. No caso do vício em cocaína, não foi constatada eficácia do CBD para tratamento de recaídas nem da fissura entre pessoas em tratamento para o transtorno por uso dessa droga, muito embora existam alguns indícios pré-clínicos de sua eficácia nesse transtorno. Uma evidência muito limitada do potencial do CBD para reduzir o consumo de nicotina sugere que, quando inalado, ele pode diminuir o número de cigarros fumados, porém, sem uma correspondente redução da fissura nem da síndrome de abstinência. Evidências pré-clínicas indicam que doses elevadas de CBD conseguem reduzir o consumo de álcool e a busca compulsiva por álcool em roedores; no entanto, não há ensaios clínicos de alta qualidade com seres humanos que demonstrem a eficácia do CBD para esse distúrbio. Indícios pré-clínicos também sugerem que o CBD pode reduzir convulsões em roedores acometidos por síndrome de abstinência do consumo excessivo de álcool, bem como danos hepáticos causados pelo álcool – que podem provocar hepatite e cirrose – e, até mesmo, deficiências cognitivas decorrentes de lesões no cérebro. Entretanto, ainda não foram obtidas evidências clínicas desses efeitos e, portanto, esses resultados devem ser interpretados com cautela até que sejam realizados estudos clínicos em humanos. Finalmente, são limitadas as evidências em humanos de que o CBD pode ser útil no tratamento do transtorno por uso de *Cannabis*, e a maioria delas, até o momento, é baseada no tratamento com nabiximol, por meio do qual os participantes recebem uma combinação de THC e CBD. Ensaios clínicos em andamento sugerem que o nabiximol pode ser frutífero para esta última indicação, mas ainda estamos aguardando os resultados de ensaios clínicos de alta qualidade.

12
Considerações finais

Nós fizemos uma revisão das evidências a respeito da eficácia terapêutica do CBD para diversos problemas de saúde. É fácil perceber que essas evidências têm uma qualidade muito superior para alguns sintomas do que para outros. No Capítulo 1, nós descrevemos os vários níveis de comprovação exigidos pela Food and Drugs Administration (FDA) para aprovação do uso de um medicamento como tratamento para doenças (ver Figura 1.2). O tratamento é avaliado primeiramente quanto à sua eficácia *in vitro* na redução dos sinais celulares indicativos da doença. A obtenção de resultados positivos autoriza sua passagem para a etapa de testes pré-clínicos, com uso de modelos animais da doença. Somente depois da obtenção de um volume suficiente de evidências pré-clínicas, um fármaco pode passar para a etapa de ensaios clínicos em seres humanos, com a realização de testes por meio de estudos randomizados, duplo-cegos e controlados, que são a prova final de sua eficácia. Para algumas indicações descritas no livro, ainda estão disponíveis apenas evidências no nível *in vitro*, sem comprovações pré-clínicas *in vivo*. Nós consideramos que esse é o nível mais fraco de indícios no que diz respeito à eficácia do CBD para a indicação em análise, pois o efeito observado na placa de Petri ainda carece de demonstração em um organismo vivo inteiro e, acima de tudo, de testes em seres humanos com uso de ensaios bem controlados. Algumas indicações se mostraram eficazes em modelos animais experimentais *in vitro* e modelos pré-clínicos *in vivo* da doença, mas não em ensaios clínicos humanos. Para nós, esse é um nível intermediário de evidência, porque ainda falta a demonstração experimental da eficácia do CBD contra a doença em questão em humanos. Outras indicações, no entanto, foram avaliadas em ensaios clínicos randomizados e controlados e se mostraram eficazes. Na nossa opinião, esse é um elevado nível de evidência, porque o efeito terapêutico do CBD foi demonstrado experimentalmente em humanos. Por fim, atribuímos a estrela dourada de aprovação às evidências que embasam o uso do Epidiolex para tratamento de certos tipos de epilepsia infantil, um medicamento que não apenas se mostrou eficaz em diversos ensaios experimentais randomizados e controlados por placebo, em humanos, como também recebeu a aprovação da FDA para essa finalidade. Na sequência, resumimos o estágio atual das evidências quanto à eficácia do CBD como tratamento para doenças específicas.

USO DE CBD APROVADO PELA FDA: EVIDÊNCIAS BASEADAS EM ENSAIOS DE ALTA QUALIDADE COM HUMANOS, NO PADRÃO RANDOMIZADO, DUPLO-CEGO E CONTROLADO

As evidências de mais alta qualidade quanto à eficácia do CBD como tratamento são claramente as que dizem respeito ao alívio de convulsões em crianças portadoras da síndrome de Dravet, da síndrome de Lennox-Gastaut e do complexo da esclerose tuberosa. Essas são as únicas indicações para as quais o CBD puro (Epidiolex, GW Pharmaceuticals) recebeu aprovação da FDA, depois de diversos ensaios recentes em conformidade com o rigoroso padrão randomizado, duplo-cego e controlado, ensaios estes que foram publicados no periódico de alto impacto, *New England Journal of Medicine*. O CBD não recebeu aprovação da FDA para quaisquer outras indicações.

EVIDÊNCIAS BASEADAS EM ENSAIOS RANDOMIZADOS, DUPLO-CEGOS E CONTROLADOS, MARCADOS POR MUITAS LIMITAÇÕES

Existem alguns sintomas para os quais o CBD foi considerado eficaz em ensaios humanos randomizados, duplo-cegos e controlados por placebo, mas ele ainda não recebeu a aprovação da FDA para a doença. Nós consideramos que essa é uma evidência limitada, pois há apenas indícios relativamente promissores da eficácia do CBD contra essas enfermidades.

Dependência de opiáceos: um estudo duplo-cego, randomizado e controlado por placebo avaliou recentemente os efeitos da administração aguda e de curto prazo de CBD oral (Epidiolex, em doses de 400 e 800 mg) sobre a fissura e a ansiedade em homens e mulheres abstinentes e portadores de transtorno por uso de heroína. As duas doses de CBD reduziram a fissura e a ansiedade induzidos por heroína, bem como os parâmetros fisiológicos de reatividade ao estresse, com efeitos que perduraram até uma semana depois. Essas descobertas são promissoras para o tratamento da fissura, um fator clássico para a recaída no vício de heroína em usuários abstinentes; no entanto, os resultados não indicam uma capacidade do CBD para reduzir todas as manifestações da dependência de opiáceos nessa população. O *site* https://clinicaltrials.gov/ relaciona ensaios clínicos que estão em andamento para avaliação do CBD como tratamento para transtornos por uso de opioides, álcool e *Cannabis*.

Ansiedade: existe um volume considerável de evidências resultantes de ensaios clínicos randomizados demonstrando que o CBD pode ser um tratamento eficaz contra a ansiedade. Ensaios randomizados, duplo-cegos e controlados por placebo mostraram que o CBD (300-600 mg, via oral) reduziu a ansiedade em adultos e adolescentes portadores de transtorno de ansiedade social, bem como em pacientes psiquiátricos com elevado risco de psicose e pacientes acometidos pela doença de Parkinson. Estão em andamento atualmente diversos ensaios clínicos para analisar a eficácia do CBD como tratamento contra a ansiedade em vários estágios da doença. A ansiedade é, portanto, uma doença contra a qual o CBD apresenta potencial promissor.

Diversos estudos de caso indicam que o CBD também pode ser um tratamento eficaz para TEPT. Até o momento, não foram publicados ensaios clínicos randomizados cujo alvo tenha sido a avaliação da eficácia do CBD sozinho como tratamento contra TEPT. No entanto, um estudo randomizado bem controlado, que avaliou a ação da *Cannabis* fumada com alto teor de CBD e baixo teor de THC, não mostrou melhora em relação ao placebo nos sintomas de TEPT (Bonn-Miller et al., 2021). O *site* www.clinicaltrials.gov apresenta uma lista de vários ensaios clínicos, tanto em andamento como planejados, para a investigação do uso apenas do CBD e TEPT. Pesquisas pré-clínicas com animais sugerem que o CBD é muito mais eficaz em animais pré-estressados do que naqueles não submetidos a estresse, o que sugere possível maior eficácia no tratamento da ansiedade em pacientes com TEPT do que em controles normais. Entretanto, essa não é a característica necessária para que uma evidência seja considerada de alta qualidade. Também não há publicações de ensaios clínicos adequadamente controlados sobre a eficácia do CBD em pacientes portadores de transtorno depressivo maior.

Esquizofrenia: o CBD se mostrou promissor como tratamento potencial para os sintomas psicóticos positivos e, possivelmente, os cognitivos, da esquizofrenia, mas não para os sintomas negativos da doença. Um ensaio de grupo paralelo, randomizado, duplo-cego e de fase 2 comparou um tratamento baseado em CBD com outro, no qual foi administrado um medicamento antipsicótico-padrão, a amissulprida. O CBD (dose crescente de 200 mg/dia até 800 mg/dia, durante quatro semanas) foi tão eficaz quanto a amissulprida e apresentou um perfil de efeitos colaterais superior. No entanto, usando uma dose menor de CBD (600 mg/dia, durante seis semanas), um ensaio duplo-cego e controlado por placebo constatou que não houve melhora dos sintomas psicóticos positivos nem dos cognitivos. A ausência de efeitos pode ter sido consequência da dose, porque um ensaio clínico duplo-cego e controlado por placebo, no qual os pacientes receberam uma dose mais elevada de CBD (1 g/dia, durante seis semanas) com sua medicação antipsicótica padrão, revelou níveis mais baixos de sintomas psicóticos positivos e melhora nas pontuações de gravidade da doença e de atividade do paciente; contudo, o CBD não afetou o desempenho cognitivo. Mais recentemente, um estudo duplo-cego e controlado por placebo, com a administração de uma dose elevada de CBD (até 800 mg/dia), na forma de tratamento monoterápico (sem outros medicamentos antipsicóticos), revelou melhora nos sintomas positivos e em alguns sintomas cognitivos. O potencial do CBD como tratamento para a esquizofrenia estimulou a recente realização de um número considerável de ensaios clínicos. O *site* www.clinicaltrials.gov apresenta atualmente uma lista de dezesseis ensaios clínicos em humanos para a avaliação da eficácia do CBD na esquizofrenia. A publicação dos resultados desses estudos nos dará condições de compreender se o CBD é um tratamento eficaz para os transtornos psicóticos.

Síndrome do intestino irritável (SII): cinco ensaios clínicos randomizados, duplo-cegos e controlados por placebo avaliaram a ação do CBD sobre a permeabilidade e a inflamação do intestino em seres humanos. No primeiro ensaio, o CBD (600 mg, via oral) evitou a inflamação induzida por ácido acetilsalicílico (AAS) e as alterações de permeabilidade em trinta voluntários saudáveis. Dois dos ensaios clínicos randomizados foram realizados em pacientes portadores de SII, e dois, em pacientes acometidos pela doença de Crohn. Os resultados obtidos são ambíguos e, provavelmente, essa ambiguidade está relacionada à dosagem. O primeiro estudo constatou que uma dose baixa de CBD (10 mg, via oral, duas vezes ao dia, durante oito semanas) foi segura, porém, ineficaz para melhorar a doença de Crohn. No entanto, nos outros dois estudos foi observada uma ação benéfica de uma dose mais alta de CBD (50 mg, cápsula oral, duas vezes ao dia) ou um óleo de *Cannabis* rico em CBD, na redução da gravidade da doença e na melhora dos parâmetros de qualidade de vida; contudo, sem efeitos sobre as taxas de remissão. Dois ensaios clínicos são relacionados atualmente no *site* www.clinicaltrials.gov, e um deles avalia o uso do CBD como tratamento para SII, e o outro, o uso do CBD como tratamento para a doença de Crohn.

Doença do enxerto contra o hospedeiro: dados promissores de ensaios clínicos em seres humanos indicam que o CBD pode diminuir a reação autoimune da doença do enxerto contra o hospedeiro em pacientes transplantados.

Dor: a indicação final e menos convincente da eficácia do CBD em ensaios clínicos humanos é a dor. Apesar da abundância de evidências claras de que ele ameniza a dor em diversos modelos animais pré-clínicos, são menos convincentes aquelas que dizem respeito à redução da dor em seres humanos. Apenas um pequeno número de participantes foi testado, e a maioria desses estudos se baseou na administração transdérmica de CBD, sem que, contudo, tivessem sido medidos os níveis do composto administrado que ficou acumulado na pele. É surpreendente que exista apenas um número muito pequeno de estudos adequadamente controlados para a avaliação da eficácia do CBD na redução da dor em seres humanos, já que é considerável o volume de evidências circunstanciais que sugerem essa indicação. O CBD sozinho foi investigado e publicado em poucos ensaios clínicos em humanos, e os resultados são conflitantes. Foi realizado um estudo cruzado, duplo-cego, randomizado e controlado por placebo, em períodos de tratamento de duas semanas, com vinte pacientes portadores de esclerose múltipla que não responderam a outros tratamentos para dor. O CBD (22,5 mg/dia, *spray* sublingual) reduziu a dor e a espasticidade durante o período de tratamento. Esse estudo foi limitado, por causa do tamanho muito pequeno da amostra. Dois ensaios mais recentes administraram CBD tópico para alívio da dor. Um estudo duplo-cego e controlado por placebo analisou a ação do CBD transdérmico (pomada com 20% de óleo de CBD, 70 mg de CBD/mL, duas vezes ao dia, durante quatorze dias) em sessenta pacientes acometidos por dor miofascial. Ele conseguiu reduzir a graduação de intensidade da dor, sem produzir efeitos adversos. Outro estudo cruzado e controlado por placebo, com duração de quatro semanas, no qual foi usado óleo de CBD (2,8 mg/mL, durante as quatro semanas) em 29 pacientes com dor neuropática, promoveu redução da graduação da dor, mesmo nessa concentração muito mais baixa. Ensaios clínicos em andamento atualmente, que são listados no *site* www.clinicaltrials.gov, estão investigando a interação da ação do CBD e da morfina na sensibilidade à dor (NCT04030442).

Conclusão: até o momento, as únicas indicações para as quais o CBD tem aprovação da FDA são as crises epiléticas infantis na síndrome de Dravet, síndrome de Lennox-Gastaut e complexo de esclerose tuberosa. No entanto, muitos outros usos foram objeto de ensaios clínicos randomizados, entre os quais, dependência de opiáceos, ansiedade, esquizofrenia, dores, síndrome do intestino irritável e doença do enxerto contra o hospedeiro. Até onde sabemos, não foram realizados estudos randomizados e controlados por placebo para a avaliação da eficácia do CBD como tratamento para qualquer outro sintoma descrito neste livro, incluindo doenças da pele, câncer, efeitos neuroprotetores, doenças neurodegenerativas ou náuseas e vômitos.

EVIDÊNCIAS BASEADAS EM MODELOS ANIMAIS PRÉ-CLÍNICOS *IN VIVO*

Evidências de alta qualidade da eficácia do CBD para tratamento de problemas de saúde em humanos são produzidas por ensaios clínicos randomizados. No entanto, existem alguns indicadores da eficácia do CBD que vão além dos testes *in vitro* e são obtidos por testes pré-clínicos *in vivo* em modelos animais da doença. Essas evidências *in vivo* são promissoras e recomendam a avaliação prospectiva do tratamento com CBD para essa doença em ensaios clínicos com seres humanos, o que, diante das mudanças regulatórias no sentido de facilitar pesquisas com CBD, indica a possibilidade de que algumas dessas recomendações venham a ser objeto de ensaios clínicos randomizados nos próximos anos.

Dor: apesar da qualidade relativamente baixa das evidências obtidas por ensaios clínicos randomizados sobre a eficácia do CBD na redução da dor, há um volume considerável de indícios pré-clínicos apontando que o CBD e o CBDA sozinhos reduzem a dor em diversos modelos animais. Não foi observada uma ação analgésica do CBD em modelos animais de dor aguda, porém, ele potencializou o efeito analgésico do THC e da morfina nesses modelos. No entanto, alguns análogos sintéticos do CBD sozinhos têm eficácia nesses modelos de dor aguda.

Em modelos animais de dor neuropática, incluindo a lesão por constrição crônica ou parcial do nervo ciático, tanto o CBD como o éster metílico de CBDA reduziram a sensibilidade à dor causada por estímulos térmicos, mas o efeito do CBDA foi mais potente. O CBD sozinho – bem como combinado com baixas doses de THC – evitou ou reduziu a sensibilidade à dor induzida pela quimioterapia, o que levanta a hipótese de que ele pode ser um tratamento adjuvante eficaz contra esse tipo de dor. O CBD também se mostrou promissor na redução da sensibilidade à dor em camundongos diabéticos e em um modelo de dor pós-operatória.

A dor inflamatória induzida pela injeção de substância irritante na pata de um roedor causa inflamação e inchaço físico (edema), a exemplo do que é observado em lesões teciduais como as entorses. A administração sistêmica de CBD e CBDA diminuiu a dor inflamatória e o inchaço em modelos animais, um resultado da atividade anti-inflamatória desses compostos. Evidências pré-clínicas em animais indicam que o CBD também é um bom candidato para o tratamento de artrites. O *site* www.clinicaltrials.gov traz atualmente uma relação de diversos ensaios clínicos que avaliam a ação do CBD como tratamento para a dor.

AVE (isquemia cerebral): diversos modelos pré-clínicos demonstraram uma ação neuroprotetora do CBD contra o AVE. Em um modelo *in vivo* de AVE em ratos, aqueles que foram tratados previamente com CBD apresentaram danos significativamente menores em testes neurológicos e mostraram redução significativa (60%) da lesão cerebral causada pelo AVE. Pesquisas subsequentes com gerbos constataram que a administração de CBD cinco minutos após o AVE também evitou danos, e que não houve desenvolvimento de tolerância aos efeitos neuroprotetores do CBD ao longo de quatorze dias de tratamento. Além disso, quando administrado trinta minutos após uma lesão cerebral hipóxico-isquêmica em porcos recém-nascidos, o CBD promoveu recuperação da atividade cerebral durante o período de seis horas de observação e reduziu o número de neurônios danificados no cérebro. Em outra análise, quando combinado com hipotermia (o tratamento aprovado atualmente), o CBD incrementou os efeitos anti-inflamatórios (moderando o aumento de TNF-α), bem como reduziu a morte neuronal e restaurou a atividade cerebral em porcos recém-nascidos. Tudo indica que a janela terapêutica para a ação benéfica do CBD se estende até dezoito horas após a lesão cerebral hipóxico-isquêmica. Tomados em conjunto, esses resultados indicam que a administração de CBD – dentro de dezoito horas após a hipóxia-isquemia – como tratamento adjuvante da hipotermia tem ação neuroprotetora em modelos animais de lesão cerebral hipóxico-isquêmica. Essas descobertas são promissoras e justificam a condução de ensaios clínicos prospectivos em seres humanos para avaliação da eficácia do CBD como restaurador da atividade em casos de isquemia cerebral.

Disfunção cardíaca e hepática: o CBD pode ter ação neuroprotetora contra disfunções cardíacas e doenças hepáticas. Em modelos de cardiomiopatia induzida por quimioterapia e disfunção miocárdica induzida por diabetes tipo 1, em camundongos, foi constatado que ele é neuroprotetor contra a disfunção cardíaca. Esses resultados serviram de fundamento para um ensaio clínico exploratório em seres humanos, destinado a avaliar a segurança do CBD em pacientes com insuficiência cardíaca (NCT03634189). Em um modelo de isquemia hepática e lesão hepática induzida por consumo excessivo de álcool, em camundongos, o CBD reduziu a inflamação do fígado e a morte celular; além disso, ele melhorou a disfunção cognitiva em um modelo de encefalopatia hepática em camundongos, produzida por ligadura do ducto biliar. Esses achados pré-clínicos podem ser a prova de princípio que indica a viabilidade do avanço para a etapa de testes clínicos que avaliarão em seres humanos esses potenciais efeitos neuroprotetores do CBD.

Doenças neurodegenerativas: muito embora não existam evidências resultantes de ensaios clínicos em humanos demonstrando que o CBD seja eficaz no tratamento de doenças neurodegenerativas, como a esclerose múltipla (EM), a doença de Alzheimer, a doença de Parkinson ou a doença de Huntington, há promissores indícios pré-clínicos de sua potencial eficácia no tratamento desses distúrbios. No caso da esclerose múltipla, um estudo pré-clínico recente em camundongos sugere que o tratamento diário com um creme de CBD (1% puro) em propilenoglicol pode ter ação neuroprotetora contra a encefalite autoimune, que é caracterizada pela paralisia dos membros posteriores e usada como modelo de EM. Em um modelo da doença de Alzheimer em camundongos, demonstrou-se que a administração de CBD durante três semanas evitou a ativação da micróglia induzida por β-amiloide *in vivo* e reduziu o comprometimento da memória causado pela proteína β-amiloide. Evidências pré-clínicas da eficácia do CBD na restauração dos níveis de dopamina em modelos da doença de Parkinson em roedores são muito limitadas, havendo, por um lado, um estudo no qual se observou que ele conseguiu restaurar os níveis de dopamina, enquanto em outro, mostrou-se ineficaz. Um recente ensaio clínico aberto, com escalonamento de dose, em pacientes portadores da doença de Parkinson, cujo objetivo foi determinar a tolerabilidade e a eficácia do CBD oral (Epidiolex), usou uma dosagem de CBD aumentada gradativamente de 5 até 25 mg/kg/dia e mantida por quinze dias. A maioria dos pacientes relatou alguma melhora nos sintomas motores, mas também reportou efeitos colaterais leves. Finalmente, ensaios clínicos preliminares destinados a avaliar o tratamento com CBD para a disfunção da doença de Huntington não tiveram sucesso, apesar das evidências *in vitro* de que ele pode ter ação neuroprotetora nessa doença, por causa de sua atividade antioxidante, que promove a redução da lesão oxidativa da doença de Huntington. Até onde sabemos, não há evidências pré-clínicas da eficácia do CBD como tratamento para a doença de Huntington.

Doenças autoimunes: estudos pré-clínicos em animais sugerem que o CBD pode ser um tratamento útil em doenças autoimunes, como diabetes tipo 1, hepatite e miocardite. O CBD diminuiu a incidência de diabetes em camundongos jovens, não obesos e propensos a desenvolver a doença, assim como reduziu os níveis de citocinas pró-inflamatórias a ela associadas. O CBD também restringiu, em camundongos, a hepatite induzida experimentalmente e os mediadores inflamatórios a ela associados. Além disso, o tratamento crônico com CBD atenuou a resposta inflamatória e a disfunção cardíaca em um modelo de miocardite autoimune em camundongos. Também foi demonstrada a eficácia do CBD em diversos modelos pré-clínicos de doenças autoimunes. Portanto, ele deve ser testado em outras doenças desse tipo.

Melanoma: em um modelo de melanoma em camundongos, o CBD foi mais eficaz que o placebo na redução da taxa de crescimento do tumor; contudo, a eficácia do medicamento quimioterápico cisplatina foi maior que a do CBD. Por sua vez, ao contrário do CBD, a cisplatina produziu efeitos colaterais graves. Esses resultados sugerem que o CBD pode ser testado como tratamento adjuvante contra o melanoma no futuro.

Outros tipos de câncer: a potencial eficácia do CBD como tratamento para outros tipos de câncer decorre de sua capacidade única para atingir diversas vias celulares responsáveis pelo controle da tumorigênese, a qual, por sua vez, depende do tipo de câncer. Existe um volume considerável de evidências *in vitro* que apontam a capacidade do CBD de inibir o crescimento de células cancerígenas, mas as evidências pré-clínicas *in vivo* são limitadas. Foi demonstrado que o CBD reduziu o crescimento tumoral do glioma *in vivo* em camundongos imunodeficientes nos quais foram implantadas células de glioma humano. Também houve constatação da eficácia do CBD, *in vivo*, na redução da massa do tumor primário, bem como do tamanho e do número de focos metastáticos em um modelo de câncer de mama em camundongos. Além disso, estudos *in vivo* em camundongos sem pelos (*nude*) e portadores de aplasia do timo revelaram significativa supressão de metástases pulmonares após o tratamento com CBD. Em um modelo pré-clínico de câncer de cólon em camundongos, o CBD reduziu pólipos e tumores. Essas evidências *in vitro* e *in vivo* das propriedades antitumorais do CBD podem justificar estudos adicionais.

Náuseas e vômitos: muito embora não existam ensaios clínicos em seres humanos sobre o potencial do CBD sozinho para reduzir náuseas e vômitos, há um volume considerável de evidências pré-clínicas *in vivo* que indicam seu potencial terapêutico para esses sintomas. Doses baixas de CBD (1-10 mg/kg, intraperitoneal – IP) reduzem o vômito induzido por lítio e cisplatina em musaranhos, enquanto doses elevadas (20-40 mg/kg, IP) aumentam a ocorrência de vômito. O CBD também reduz a náusea aguda induzida por lítio em ratos, conforme avaliado pelo modelo de *gaping* seletivo, mas sua eficácia está circunscrita a uma faixa de dose de 1 a 20 mg/kg, IP. O CBDA é cerca de 1.000 vezes mais potente do que o CBD para a redução de náuseas e vômitos e age de modo sinérgico com o clássico composto antináusea ondansetrona na diminuição de náuseas em ratos. O HU-580, um éster metílico mais estável de CBDA, é ainda mais potente contra náuseas do que o CBDA. Além disso, ao contrário da ondansetrona – o medicamento antináusea normalmente prescrito –, o CBD e o CBDA mostraram, em um modelo em ratos, capacidade de inibir a náusea antecipatória – náusea decorrente da expectativa dos tratamentos de quimioterapia. Esses resultados apontam a necessidade de ensaio clínico destinado a avaliar a ação de HU-580, CBDA e CBD como agentes atenuantes de náuseas e vômitos induzidos pela quimioterapia.

Transtorno de estresse pós-traumático (TEPT): evidências pré-clínicas sugerem que o CBD reduz a formação, a expressão e a reconsolidação de memórias de medo. Também é importante ressaltar que ele facilita a extinção dessas memórias de medo, o que o torna um agente terapêutico promissor para pacientes portadores de TEPT. Em modelos animais, o CBD se mostra muito mais eficaz como redutor da ansiedade nos espécimes previamente estressados do que naqueles não submetidos a estresse prévio, o que pode ser particularmente importante nos tratamentos de pacientes com TEPT. Alguns relatos de caso e estudos retrospectivos que reforçam essas evidências sugerem que o CBD pode ter uma ação benéfica no alívio de alguns sintomas de TEPT, como os pesadelos. Estão em andamento quatro ensaios clínicos que visam a examinar os efeitos do tratamento com CBD em pacientes com TEPT.

Depressão: a ação antidepressiva do CBD foi constatada em diversos modelos pré-clínicos; e há também estudos de caso preliminares que demonstram seu possível efeito benéfico como tratamento contra a depressão. São necessários ensaios clínicos adequadamente controlados para a análise desses possíveis efeitos antidepressivos e verificação da possibilidade de manutenção dos efeitos do CBD com um tratamento crônico. Não há atualmente registros de nenhum ensaio com esse objetivo.

Dependência: a dependência é um distúrbio crônico, no qual os estímulos ambientais associados às drogas desencadeiam a reincidência do consumo. Dados de ensaios clínicos em humanos demonstram o papel promissor do CBD como agente preventivo das recaídas do consumo de heroína induzidas por estímulos, em seres humanos dependentes de opiáceos. Há também evidências obtidas em testes humanos de que o CBD consegue reduzir a busca compulsiva por nicotina, mas não necessariamente a fissura. No caso do vício em álcool, evidências pré-clínicas indicam que o CBD tem condições de diminuir o consumo de álcool e a recidiva induzida por estímulos e estresse, além de ser potencialmente protetor contra certos efeitos nocivos do álcool, incluindo as lesões hepáticas e cerebrais. O CBD também ameniza as reações causadas pela abstinência de álcool em camundongos. Finalmente, em doses elevadas e tratamentos reiterados, ele tem capacidade de diminuir a autoadministração de estimulantes em modelos animais.

Conclusão: a obtenção de evidências pré-clínicas em modelos animais é um primeiro passo necessário cuja sequência são ensaios clínicos randomizados de alta qualidade que visam encontrar um tratamento para determinado estado patológico. Existe um volume considerável de evidências pré-clínicas que apontam a eficácia do CBD como tratamento para dor inflamatória e neuropática, mas não para a dor aguda. O CBD também se mostra promissor como neuroprotetor contra AVE e disfunção cardíaca e hepática em modelos animais e pode ser um tratamento frutífero no caso das doenças autoimunes. Entretanto, são limitadas as evidências pré-clínicas da capacidade do CBD para reduzir os sintomas da esclerose múltipla e da doença de Alzheimer. Também são limitadas as evidências pré-clínicas de que o CBD pode inibir o crescimento tumoral em diversos tipos de câncer, incluindo melanoma, câncer de mama e gliomas. É inequívoca a ação do CBD e do CBDA como drogas antieméticas – dentro de uma faixa de dose limitada – em musaranhos, e como drogas antináusea em ratos. Modelos pré-clínicos de TEPT, depressão e dependência revelam uma perspectiva promissora do CBD como tratamento para essas enfermidades. Esses resultados apontam um panorama animador para os tratamentos com CBD; contudo, até que existam ensaios clínicos randomizados para a avaliação dessas finalidades, não é possível concluir que os seres humanos apresentarão uma resposta equivalente.

EVIDÊNCIAS BASEADAS APENAS EM TESTES *IN VITRO*

A maior parte das evidências retiradas de ensaios clínicos randomizados em humanos é aquela resultante apenas de testes *in vitro* em laboratório. Foi demonstrado que o CBD modifica os sinais celulares de diversos estados patológicos para os quais não estão disponíveis outras evidências, inclusive testes em animais. Esse é o primeiro nível de indicadores que, muitas vezes, norteiam os testes pré-clínicos e clínicos subsequentes. Quase sempre, a inexistência de testes em animais é uma consequência da carência de um modelo animal relevante para a doença em questão, como a acne vulgar e a psoríase. A maioria dos apregoados efeitos cosméticos do CBD no tocante a produtos para a pele se enquadra nessa categoria de evidências de qualidade muito baixa. No entanto, o *site* www.clinicaltrials.gov apresenta uma lista de quatro estudos em humanos que testam o CBD como tratamento da pele, por exemplo, para hidratação, acne e dermatite. As evidências de que o CBD pode ser um tratamento eficaz contra a psoríase e a acne são baseadas exclusivamente em testes *in vitro*, e sua generalização para todo o organismo deve ser feita com cautela até que sejam realizados ensaios clínicos randomizados com essa finalidade.

QUAL É O CAMINHO DA CIÊNCIA A PARTIR DAQUI?

Certamente, existem abundantes evidências *in vitro* e pré-clínicas *in vivo* que dão conta da eficácia do CBD no tratamento de muitas condições patológicas humanas; contudo, são poucos os ensaios clínicos humanos destinados a corroborar essas evidências. É fundamental que as alegações apresentadas sejam avaliadas por ensaios clínicos randomizados de alta qualidade em humanos. Nas atuais circunstâncias, muitos dos supostos efeitos do CBD ainda fazem parte do reino das especulações, e é necessário que esses ensaios clínicos randomizados sejam concluídos de modo a respaldar ou refutar muitos dos alegados benefícios. Esses declarados benefícios são apenas efeito placebo resultante da expectativa, como foi relatado recentemente em relação a efeitos ansiolíticos (Spinella et al., 2021), ou são de fato efeitos clínicos reais? Só os ensaios clínicos randomizados têm condições de oferecer essa resposta.

Este livro apresenta uma visão geral dos sintomas para os quais existe alguma sustentação científica essencial no tocante aos alegados benefícios medicinais potenciais do CBD. Essa compilação pode representar pelo menos um ponto de partida que ajude a separar o que é mera especulação do que é esperança em relação a esse composto canabinoide muito interessante, que tem toxicidade relativamente baixa – observando-se o devido cuidado quanto às interações com enzimas hepáticas metabolizadoras de drogas – e não produz a sensação de "barato" característica do THC.

Referências bibliográficas

Abame, M. A., Y. He, S. Wu, Z. Xie, J. Zhang, X. Gong, C. Wu, and J. Shen. 2021. "Chronic administration of synthetic cannabidiol induces antidepressant effects involving modulation of serotonin and noradrenaline levels in the hippocampus." Neurosci Lett 744: 135594. doi:10.1016/j.neulet.2020.135594.

Abraham, A. D., E. J. Y. Leung, B. A. Wong, Z. M. G. Rivera, L. C. Kruse, J. J. Clark, and B. B. Land. 2019. "Orally consumed cannabinoids provide long-lasting relief of allodynia in a mouse model of chronic neuropathic pain." Neuropsychopharmacology 45: 1105–1114. doi:10.1038/s41386-019-0585-3.

Adams, R., M. Hunt, and J. H. Clark. 1940. "Structure of cannabidiol, a product isolated from the marihuana extract of Minnesota wild hemp." J Amer Chem Soc 62: 196–200.

Agurell, S., S. Carlsson, J. E. Lindgren, A. Ohlsson, H. Gillespie, and L. Hollister. 1981. "Interactions of delta 1-tetrahydrocannabinol with cannabinol and cannabidiol following oral administration in man: Assay of cannabinol and cannabidiol by mass fragmentography." Experientia 37 (10): 1090–1092. doi:10.1007/bf02085029.

Ahmed, A., M. A. van der Marck, G. van den Elsen, and M. Olde Rikkert. 2015. "Cannabinoids in late-onset Alzheimer's disease." Clinical Pharmacology and Therapeutics 97: 597–606.

Ahmed, S. A., S. A. Ross, D. Slade, M. M. Radwan, F. Zulfiqar, R. R. Matsumoto, Y. T. Xu, E. Viard, R. C. Speth, V. T. Karamyan, and M. A. ElSohly. 2008. "Cannabinoid ester constituents from high-potency Cannabis sativa." J Nat Prod 71 (4): 536–542. doi:10.1021/np070454a.

Alhamoruni, A., A. C. Lee, K. L. Wright, M. Larvin, and S. E. O'Sullivan. 2010. "Pharmacological effects of cannabinoids on the Caco-2 cell culture model of intestinal permeability." J Pharmacol Exp Ther 335 (1): 92–102. doi:10.1124/jpet.110.168237.

Alhamoruni, A., K. L. Wright, M. Larvin, and S. E. O'Sullivan. 2012. "Cannabinoids mediate opposing effects on inflammation-induced intestinal permeability." Br J Pharmacol 165 (8): 2598–610. doi:10.1111/j.1476-5381.2011.01589.x.

Allen, J. H., G. M. de Moore, R. Heddle, and J. C. Twartz. 2004. "Cannabinoid hyperemesis: Cyclical hyperemesis in association with chronic cannabis abuse." Gut 53 (11): 1566–1570. doi:10.1136/gut.2003.036350.

Allsop, D. J., J. Copeland, N. Lintzeris, A. J. Dunlop, M. Montebello, C. Sadler, G. R. Rivas, R. M. Holland, P. Muhleisen, M. M. Norberg, J. Booth, and I. S. McGregor. 2014. "Nabiximols as an agonist replacement therapy during cannabis withdrawal: A randomized clinical trial." JAMA Psychiatry 71 (3): 281–291. doi:10.1001/jamapsychiatry.2013.3947.

Almeida, V., R. Levin, F. F. Peres, S. T. Niigaki, M. B. Calzavara, A. W. Zuardi, J. E. Hallak, J. A. Crippa, and V. C. Abilio. 2013. "Cannabidiol exhibits anxiolytic but not antipsychotic property evaluated in the social interaction test." Prog Neuropsychopharmacol Biol Psychiatry 41: 30–35. doi:10.1016/j.pnpbp.2012.10.024.

Alvarez, F. J., H. Lafuente, M. C. Rey-Santano, V. E. Mielgo, E. Gastiasoro, M. Rueda, R. G. Pertwee, A. I. Castillo, J. Romero, and J. Martinez-Orgado. 2008. "Neuroprotective effects of the nonpsychoactive cannabinoid cannabidiol in hypoxic-ischemic newborn piglets." Pediatr Res 64 (6): 653–658. doi:10.1203/PDR.0b013e318186e5dd.

Ames, F. R., and S. Cridland. 1986. "Anticonvulsant effect of cannabidiol." S Afr Med J 69 (1): 14.

Anderson, L. L., N. L. Absalom, S. V. Abelev, I. K. Low, P. T. Doohan, L. J. Martin, M. Chebib, I. S. McGregor, and J. C. Arnold. 2019. "Coadministered cannabidiol and clobazam: Preclinical evidence for both pharmacodynamic and pharmacokinetic interactions." Epilepsia 60 (11): 2224–2234. doi:10.1111/epi.16355.

Andries, A., J. Frystyk, A. Flyvbjerg, and R. K. Støving. 2014. "Dronabinol in severe, enduring anorexia nervosa: A randomized controlled trial." Int J Eat Disord 47 (1): 18–23. doi:10.1002/eat.22173.

Andries, A., J. Frystyk, A. Flyvbjerg, and R. K. Støving. 2015. "Changes in IGF-I, urinary free cortisol and adipokines during dronabinol therapy in anorexia nervosa: Results from a randomised, controlled trial." Growth Horm IGF Res 25 (5): 247–252. doi:10.1016/j.ghir.2015.07.006.

Anil, S. M., N. Shalev, A. C. Vinayaka, S. Nadarajan, D. Namdar, E. Belausov, I. Shoval, K. A. Mani, G. Mechrez, and H. Koltai. 2021. "Cannabis compounds exhibit anti-inflammatory activity in vitro in

COVID-19-related inflammation in lung epithelial cells and pro-inflammatory activity in macrophages." Sci Rep 11 (1): 1462. doi:10.1038/s41598-021-81049-2.

Appiah-Kusi, E., N. Petros, R. Wilson, M. Colizzi, M. G. Bossong, L. Valmaggia, V. Mondelli, P. McGuire, and S. Bhattacharyya. 2020. "Effects of short-term cannabidiol treatment on response to social stress in subjects at clinical high risk of developing psychosis." Psychopharmacology (Berl) 237:1121–1130.doi:10.1007/s00213-019-05442-6.

Arciniegas, D. B. 2015. "Psychosis." Continuum (Minneap Minn) 21 (3 Behavioral Neurology and Neuropsychiatry): 715–736. doi:10.1212/01.CON.0000466662.89908.e7.

Arkell, T. R., R. C. Kevin, J. Stuart, N. Lintzeris, P. S. Haber, J. G. Ramaekers, and I. S. McGregor. 2019. "Detection of delta(9) THC in oral fluid following vaporized cannabis with varied cannabidiol (CBD) content: An evaluation of two point-of-collection testing devices." Drug Test Anal 11 (10): 1486–1497. doi:10.1002/dta.2687.

Arkell, T. R., N. Lintzeris, R. C. Kevin, J. G. Ramaekers, R. Vandrey, C. Irwin, P. S. Haber, and I. S. McGregor. 2019. "Cannabidiol (CBD) content in vaporized cannabis does not prevent tetrahydrocannabinol (THC)-induced impairment of driving and cognition." Psychopharmacology (Berl) 236 (9):2713–2724. doi:10.1007/s00213-019-05246-8.

Arndt, D. L., and H. de Wit. 2017. "Cannabidiol does not dampen responses to emotional stimuli in healthy adults." Cannabis Cannabinoid Res 2 (1):105–113. doi:10.1089/can.2017.0014.

Arout, C. A., M. Haney, E. S. Herrmann, G. Bedi, and Z. D. Cooper. 2021. "The dose-dependent analgesic effects, abuse liability, safety and tolerability of oral cannabidiol in healthy humans." Br J Clin Pharmacol doi:10.1111/bcp.14973.

Ashton, C. H., P. B. Moore, P. Gallagher, and A. H. Young. 2005. "Cannabinoids in bipolar affective disorder: A review and discussion of their therapeutic potential." J Psychopharmacol 19 (3): 293–300. doi:10.1177/0269881105051541.

Aso, E., A. Sanchez-Pla, E. Vegas-Lozano, R. Maldonado, and I. Ferrer. 2015. "Cannabis-based medicine reduces multiple pathological processes in AbetaPP/PS1 mice." J Alzheimer's Dis 43 (3): 977–991. doi:10.3233/JAD-141014.

Atalay, S., A. Gegotek, A. Wronski, P. Domigues, and E. Skrzydlewska. 2021. "Therapeutic application of cannabidiol on UVA and UVB irradiated rat skin. A proteomic study." J Pharm Biomed Anal 192: 113656. doi:10.1016/j.jpba.2020.113656.

Atsmon, J., D. Heffetz, L. Deutsch, F. Deutsch, and H. Sacks. 2018. "Single-dose pharmacokinetics of oral cannabidiol following administration of PTL101: A new formulation based on gelatin matrix pellets technology." Clin Pharmacol Drug Dev 7 (7): 751–758. doi:10.1002/cpdd.408.

Aviram, J., G. M. Lewitus, Y. Vysotski, A. Uribayev, S. Procaccia, I. Cohen, A. Leibovici, M. Abo-Amna, L. Akria, D. Goncharov, N. Mativ, A. Kauffman, A. Shai, O. Hazan, G. Bar-Sela, and D. Meiri. 2020. "Short-term medical cannabis treatment regimens produced beneficial effects among palliative cancer patients." Pharmaceuticals 13 (12): 435. doi:10.3390/ph13120435.

Aymerich, M. S., E. Aso, M. A. Abellanas, R. M. Tonlon, Ramos J. A., I. Ferrer, J. Romero, and J. Fernandez-Ruiz. 2018. "Cannabinoid pharmacology/therapeutics in chronic degenerative disorders affecting the nervous system." Biochemical Pharmacology 157: 67–84. doi:10.1016/j.bcp.2018.08.016.

Baek, S. H., M. Srebnik, and R. Mechoulam. 1985. "Borobtrifluoride on alumina-a modified Lewis acid reagent. An improved synthesis of cannabidiol." Tetrahedron Lett 26:1083–1086.

Balachandran, P., M. Elsohly, and K. P. Hill. 2021. "Cannabidiol interactions with medications, illicit substances, and alcohol: A comprehensive review." J Gen Intern Med 36: 2074–2084. doi:10.1007/s11606-020-06504-8.

Bandelow, B., S. Michaelis, and D. Wedekind. 2017. "Treatment of anxiety disorders." Dialogues in Clinical Neuroscience 19 (2): 93–107. doi:10.31887/DCNS.2017.19.2/bbandelow.

Bandelow, B., U. Seidler-Brandler, A. Becker, D. Wedekind, and E. Rüther. 2007. "Meta-analysis of randomized controlled comparisons of psychopharmacological and psychological treatments for anxiety disorders." World Journal of Biological Psychiatry. 8 (3): 175–187. doi:10.1080/15622970601110273.

Bar-Sela, G., D. Zalman, V. Semenysty, and E. Ballan. 2019. "The effects of dosage-controlled cannabis capsules on cancer-related cachexia and anorexia syndrome in advanced cancer patients: Pilot study." Integr Cancer Ther 18: 1534735419881498. doi:10.1177/1534735419881498.

Barata, L., L. Arruza, M. J. Rodriguez, E. Aleo, E. Vierge, E. Criado, E. Sobrino, C. Vargas, M. Ceprian, A. Gutierrez-Rodriguez, W. Hind, and J. Martinez-Orgado. 2019. "Neuroprotection by cannabidiol and hypothermia in a piglet model of newborn hypoxic-ischemic brain damage." Neuropharmacology 146: 1–11. doi:10.1016/j.neuropharm.2018.11.020.

Baron, E. P., P. Lucas, J. Eades, and O. Hogue. 2018. "Patterns of medicinal cannabis use, strain analysis, and substitution effect among patients with migraine, headache, arthritis, and chronic pain in a medicinal cannabis cohort." J Headache Pain 19 (1): 37. doi:10.1186/s10194-018-0862-2.

Bartner, L. R., S. McGrath, S. Rao, L. K. Hyatt, and L. A. Wittenburg. 2018. "Pharmacokinetics of cannabidiol administered by 3 delivery methods at 2 different dosages to healthy dogs." Can J Vet Res 82 (3): 178–183.

Beale, C., S. J. Broyd, Y. Chye, C. Suo, M. Schira, P. Galettis, J. H. Martin, M. Yucel, and N. Solowij. 2018. "Prolonged cannabidiol treatment effects on hippocampal subfield volumes in current cannabis users." Cannabis Cannabinoid Res 3 (1): 94–107. doi:10.1089/can.2017.0047.

Bebee, B., D. M. Taylor, E. Bourke, K. Pollack, L. Foster, M. Ching, and A. Wong. 2021. "The CANBACK trial: A randomised, controlled clinical trial of oral cannabidiol for people presenting to the emergency department with acute low back pain." Med J Aust 214 (8): 370–375. doi:10.5694/mja2.51014.

Belendiuk, K. A., K. A. Babson, R. Vandrey, and M. O. Bonn-Miller. 2015. "Cannabis species and cannabinoid concentration preference among sleep-disturbed medicinal cannabis users." Addict Behav 50: 178–181. doi:10.1016/j.addbeh.2015.06.032.

Belgrave, B. E., K. D. Bird, G. B. Chesher, D. M. Jackson, K. E. Lubbe, G. A. Starmer, and R. K. Teo. 1979. "The effect of cannabidiol, alone and in combination with ethanol, on human performance." Psychopharmacology (Berl) 64 (2): 243–246. doi:10.1007/bf00496070.

Bergmann, K. T., K. Broekhuizen, and G. J. Groeneuveld. 2020. "Clinical trial simulations of the interaction between cannabidiol and clobazam and effect on drop-seizure frequency." Br J Clin Pharmacol 86 (2): 380–385. doi:10.1111/bcp.14158.

Bergamaschi, M. M., R. H. Queiroz, M. H. Chagas, D. C. de Oliveira, B. S. De Martinis, F. Kapczinski, J. Quevedo, R. Roesler, N. Schroder, A. E. Nardi, R. Martin-Santos, J. E. Hallak, A. W. Zuardi, and J. A. Crippa. 2011. "Cannabidiol reduces the anxiety induced by simulated public speaking in treatment-naïve social phobia patients." Neuropsychopharmacology 36 (6):1219–1226. doi:10.1038/npp.2011.6.

Bergamaschi, M. M., R. H. Queiroz, A. W. Zuardi, and J. A. Crippa. 2011. "Safety and side effects of cannabidiol, a cannabis sativa constituent." Curr Drug Saf 6 (4): 237–249. doi:10.2174/157488611798280924.

Bhargava, H. N. 1976. "Effect of some cannabinoids on naloxone-precipitated abstinence in morphine dependent mice." Psychopharmacology 49:267–270. doi:10.1007/BF00426828.

Bhaskar, A., A. Bell, M. Boivin, W. Briques, M. Brown, H. Clarke, C. Cyr, E. Eisenberg, R. F. de Oliveira Silva, e. Frohlich, P. Georgius, M. Hogg, T. I. Horsted, C. A. MacCallum, K. R. Müller-Vahl, C. O'Connell, R. Sealey, M. Seibolt, A. Sihota, B. K. Smith, D. Sulak, A. Vigano, and D. E. Moulin. 2021. "Consensus recommendations on dosing and administration of medical cannabis to treat chronic pain: Results of a modified Delphi process." Journal of Cannabis Research 3 (1): 22. doi:10.1186/s42238-021-00073-1

Bhattacharyya, S., J. A. Crippa, P. Allen, R. Martin-Santos, S. Borgwardt, P. Fusar-Poli, K. Rubia, J. Kambeitz, C. O'Carroll, M. L. Seal, V. Giampietro, M. Brammer, A. W. Zuardi, Z. Atakan, and P. K. McGuire. 2012. "Induction of psychosis by delta-9-tetrahydrocannabinol reflects modulation of prefrontal and striatal function during attentional salience processing." Arch Gen Psychiatry 69 (1): 27–36. doi:10.1001/archgenpsychiatry.2011.161.

Bhattacharyya, S., P. D. Morrison, P. Fusar-Poli, R. Martin-Santos, S. Borgwardt, T. Winton-Brown, C. Nosarti, C. M. O'Carroll, M. Seal, P. Allen, M. A. Mehta, J. M. Stone, N. Tunstall, V. Giampietro, S. Kapur, R. M. Murray, A. W. Zuardi, J. A. Crippa, Z. Atakan, and P. K. McGuire. 2010. "Opposite effects of delta-9-tetrahydrocannabinol and cannabidiol on human brain function and psychopathology." Neuropsychopharmacology 35 (3): 764–774. doi:10.1038/npp.2009.184.

Bhattacharyya, S., R. Wilson, E. Appiah-Kusi, A. O'Neill, M. Brammer, J. Perez, R. Murray, P. Allen, M. G. Bossong, and P. McGuire. 2018. "Effect of cannabidiol on medial temporal, midbrain, and striatal dysfunction in people at clinical high risk of psychosis: A randomized clinical trial." JAMA Psychiatry 75 (11): 1107–1117. doi:10.1001/jamapsychiatry.2018.2309.

Billig, I., B. J. Yates, and L. Rinaman. 2001. "Plasma hormone levels and central c-Fos expression in ferrets after systemic administration of cholecystokinin." Am J Physiol Regul Integr Comp Physiol 281 (4): R1243–1255. doi:10.1152/ajpregu.2001.281.4.R1243.

Bird, K. D., T. Boleyn, G. B. Chesher, D. M. Jackson, G. A. Starmer, and Teo R. K. 1980. "Intercannabinoid and cannabnoid-ethanol interactions on human performance." Psychopharmacology 71: 181–188. doi:10.1007/BF00434409.

Birnbaum, A. K., A. Karanam, S. E. Marino, C. M. Barkley, R. P. Remmel, M. Roslawski, M. Gramling-Aden, and I. E. Leppik. 2019. "Food effect on pharmacokinetics of cannabidiol oral capsules in adult patients with refractory epilepsy." Epilepsia 60 (8): 1586–1592. doi:10.1111/epi.16093.

Bisogno, T., L. Hanus, L. De Petrocellis, S. Tchilibon, D. E. Ponde, I. Brandi, A. S. Moriello, J. B. Davis, R. Mechoulam, and V. Di Marzo. 2001. "Molecular targets for cannabidiol and its synthetic analogues: Effect on vanilloid VR1 receptors and on the cellular uptake and enzymatic hydrolysis of anandamide." Br J Pharmacol 134 (4): 845–852. doi:10.1038/sj.bjp.0704327.

Bitencourt, R. M., F. A. Pamplona, and R. N. Takahashi. 2008. "Facilitation of contextual fear memory extinction and anti-anxiogenic effects of AM404 and cannabidiol in conditioned rats." Eur Neuropsychopharmacol 18(12): 849–859. doi:10.1016/j.euroneuro.2008.07.001.

Blake, D. R., P. Robson, M. Ho, R. W. Jubb, and C. S. McCabe. 2006. "Preliminary assessment of the efficacy, tolerability and safety of a cannabis-based medicine (Sativex) in the treatment of pain caused by rheumatoid arthritis." Rheumatology (Oxford) 45 (1): 50–52. doi:10.1093/rheumatology/kei183.

Blessing, E. M., M. M. Steenkamp, J. Manzanares, and C. R. Marmar. 2015. "Cannabidiol as a potential treatment for anxiety disorders." Neurotherapeutics 12 (4): 825–836. doi:10.1007/s13311-015-0387-1.

Blier, P., G. Pineyro, M. el Mansari, R. Bergeron, and C. de Montigny. 1998. "Role of somatodendritic 5-HT autoreceptors in modulating 5-HT neurotransmission." Annals of the New York Academy of Sciences 861: 204–216. doi:10.1111/j.1749-6632.1998.tb10192.x.

Blount, B. C., M. P. Karwowski, P. G. Shields, M. Morel-Espinosa, L. Valentin-Blasini, M. Gardner, M. Braselton, C. R. Brosius, K. T. Caron, D. Chambers, J. Corstvet, E. Cowan, V. R. De Jesus, P. Espinosa, C. Fernandez, C. Holder, Z. Kuklenyik, J. D. Kusovschi, C. Newman, G. B. Reis, J. Rees, C. Reese, L. Silva, T. Seyler, M. A. Song, C. Sosnoff, C. R. Spitzer, D. Tevis, L. Wang, C. Watson, M. D. Wewers, B. Xia, D. T. Heitkemper, I. Ghinai, J. Layden, P. Briss, B. A. King, L. J. Delaney, C. M. Jones, G. T. Baldwin, A. Patel, D. Meaney-Delman, D. Rose, V. Krishnasamy, J. R. Barr, J. Thomas, J. L. Pirkle, and Group Lung Injury Response Laboratory Working. 2020. "Vitamin E acetate in bronchoalveolar-lavage fluid associated with EVALI." N Engl J Med 382 (8): 697–705. doi:10.1056/NEJMoa1916433.

Bluett, R. J., J. C. Gamble-George, D. J. Hermanson, N. D. Hartley, L. J. Marnett, and S. Patel. 2014. "Central anandamide deficiency predicts stress-induced anxiety: behavioral reversal through endocannabinoid augmentation." Transl Psychiatry 4 (7): e408. doi:10.1038/tp.2014.53.

Boehnke, K. F., J. J. Gagnier, L. Matallana, and D. A. Williams. 2021. "Substituting cannabidiol for opioids and pain medications among individuals with fibromyalgia: A large online survey." J Pain 22 (11): 1418–1428. doi:10.1016/j.jpain.2021.04.011.

Boggs, D. L., J. D. Nguyen, D. Morgenson, M. A. Taffe, and M. Ranganathan. 2018. "Clinical and preclinical evidence for functional interactions of cannabidiol and delta-(9)-tetrahydrocannabinol." Neuropsychopharmacology 43 (1): 142–154. doi:10.1038/npp.2017.209.

Boggs, D. L., T. Surti, A. Gupta, S. Gupta, M. Niciu, B. Pittman, A. M. Schnakenberg Martin, H. Thurnauer, A. Davies, D. C. D'Souza, and M. Ranganathan. 2018. "The effects of cannabidiol (CBD) on cognition and symptoms in outpatients with chronic schizophrenia: A randomized placebo controlled trial." Psychopharmacology (Berl) 235 (7): 1923–1932. doi:10.1007/s00213-018-4885-9.

Bolognini, D., E. M. Rock, N. L. Cluny, M. G. Cascio, C. L. Limebeer, M. Duncan, C. G. Stott, F. A. Javid, L. A. Parker, and R. G. Pertwee. 2013. "Cannabidiolic acid prevents vomiting in Suncus murinus and nausea-induced behaviour in rats by enhancing 5-HT1A receptor activation." Br J Pharmacol 168 (6): 1456–1470. doi:10.1111/bph.12043.

Bolsoni, L. M., T. D. A. da Silva, S. M. Quintana, M. de Castro, J. A. Crippa, and A. W. Zuardi. 2019. "Changes in cortisol awakening response before and after development of posttraumatic stress disorder, which cannot be avoided with use of cannabidiol: A case report." Perm J 23:18.300. doi:10.7812/TPP/18.300.

Bonn-Miller, M. O., S. L. Banks, and T. Sebree. 2017. "Conversion of cannabidiol following oral administration: Authors' response to Grotenhermen et al." Cannabis Cannabinoid Res 2 (1): 5–7. doi:10.1089/can.2016.0038.

Bonn-Miller, M. O., M. J. E. Loflin, B. F. Thomas, J. P. Marcu, T. Hyke, and R. Vandrey. 2017. "Labeling accuracy of cannabidiol extracts sold online." JAMA 318 (17): 1708–1709. doi:10.1001/jama.2017.11909.

Bonn-Miller, M. O., S. Sisley, P. Riggs, B. Yazar-Klosinski, J. B. Wang, M. J. E. Loflin, B. Shechet, C. Hennigan, R. Matthews, A. Emerson, and R. Doblin. 2021. "The short-term impact of 3 smoked cannabis preparations versus placebo on PTSD symptoms: A randomized cross-over clinical trial." PLoS One 16 (3): e0246990. doi:10.1371/journal.pone.0246990.

Booker, L., P. S. Naidu, R. K. Razdan, A. Mahadevan, and A. H. Lichtman. 2009. "Evaluation of prevalent phytocannabinoids in the acetic acid model of visceral nociception." Drug Alcohol Depend 105 (1–2):42–47. doi:10.1016/j.drugalcdep.2009.06.009.

Bornheim, L. M., and M. A. Correia. 1989. "Effect of cannabidiol on cytochrome P-450 isozymes." Biochem Pharmacol 38 (17): 2789–2794. doi:10.1016/0006–2952(89)90432–2.

Borrelli, F., G. Aviello, B. Romano, P. Orlando, R. Capasso, F. Maiello, F. Guadagno, S. Petrosino, F. Capasso, V. Di Marzo, and A. A. Izzo. 2009. "Cannabidiol, a safe and non-psychotropic ingredient of the marijuana plant Cannabis sativa, is protective in a murine model of colitis." J Mol Med (Berl) 87 (11): 1111–1121. doi:10.1007/s00109-009-0512-x.

Bourin, M., and M. Hascoet. 2003. "The mouse light/dark box test." Eur J Pharmacol 463 (1–3):55–65. doi:10.1016/s0014–2999(03)01274–3.

Bowe, A., and R. Rosenheck. 2015. "PTSD and substance use disorder among veterans: Characteristics, service utilization and pharmacotherapy." Journal of Dual Diagnosis 11 (1): 22–32. doi: 10.1080/15504263.2014.989653.

Bowers, M. E., and K. J. Ressler. 2015. "An overview of translationally informed treatments for post-traumatic stress disorder: Animal models of Pavlovian fear conditioning to human clinical trials." Biol Psychiatry 78 (5):E15–27. doi:10.1016/j.biopsych.2015.06.008.

Braida, D., S. Pegorini, M. V. Arcidiacono, G. G. Consalez, L. Croci, and M. Sala. 2003. "Post-ischemic treatment with cannabidiol prevents electroencephalographic flattening, hyperlocomotion and neuronal injury in gerbils." Neurosci Lett 346 (1–2):61–64. doi:10.1016/s0304–3940(03)00569-x.

Breuer, A., C. G. Haj, M. V. Fogaca, F. V. Gomes, N. R. Silva, J. F. Pedrazzi, E. A. Del Bel, J. C. Hallak, J. A. Crippa, A. W. Zuardi, R. Mechoulam, and F. S. Guimaraes. 2016. "Fluorinated cannabidiol derivatives: Enhancement of activity in mice models predictive of anxiolytic, antidepressant and antipsychotic effects." PLoS One 11 (7): e0158779. doi:10.1371/journal.pone.0158779.

Brierley, D. I., J. Samuels, M. Duncan, B. J. Whalley, and C. M. Williams. 2016. "Neuromotor tolerability and behavioural characterisation of cannabidiolic acid, a phytocannabinoid with therapeutic potential for anticipatory nausea." Psychopharmacology (Berl) 233 (2): 243–254. doi:10.1007/s00213-015-4100-1.

Britch, S. C., S. Babalonis, and S. L. Walsh. 2021. "Cannabidiol: Pharmacology and therapeutic targets." Psychopharmacology (Berl) 238 (1): 9–28. doi:10.1007/s00213-020-05712-8.

Britch, S., A. Goodman, J. Wiley, A. Pondelick, and R. Craft. 2020. "Antinociceptive and immune effects of delta-9-tetrahydrocannabinol or cannabidiol in male versus female rats with persistent inflammatory pain." J Pharmacol Exp Ther 373 (3): 416–428. doi:10.1124/jpet.119.263319.

Britch, S. C., J. L. Wiley, Z. Yu, B. H. Clowers, and R. M. Craft. 2017. "Cannabidiol-delta(9)-tetrahydrocannabinol interactions on acute pain and locomotor activity." Drug Alcohol Depend 175: 187–197. doi:10.1016/j.drugalcdep.2017.01.046.

Brown, J. D. 2020. "Cannabidiol as prophylaxis for SARS-CoV-2 and COVID-19? Unfounded claims versus potential risks of medications during the pandemic." Research in Social and Administrative Pharmacy 17 (1): 2053. doi:10.1016/j.sapharm.2020.03.020.

Brunt, T. M., M. van Genugten, K. Honer-Snoeken, M. J. van de Velde, and R. J. Niesink. 2014. "Therapeutic satisfaction and subjective effects of different strains of pharmaceutical-grade cannabis." J Clin Psychopharmacol 34(3): 344–349. doi:10.1097/JCP.0000000000000129.

Calpe-L.pez, C., M. P. Garcia-Pardo, and M. A. Aguilar. 2019. "Cannabidiol treatment might promote resilience to cocaine and methamphetamine use disorders: A review of possible mechanisms." Molecules 24 (14): 2583. doi:10.3390/molecules24142583.

Calpe-L.pez, C., A. Gasparyan, F. Navarrete, J. Manzanares, J. Mi.arro, and M. A. Aguilar. 2021. "Cannabidiol prevents priming-and stress-induced reinstatement of the conditioned place preference induced by cocaine in mice." J Psychopharmacol 35 (7): 864–874. doi:10.1177/0269881120965952.

Campos, A. C., and F. S. Guimaraes. 2008. "Involvement of 5HT1A receptors in the anxiolytic-like effects of cannabidiol injected into the dorsolateral periaqueductal gray of rats." Psychopharmacology (Berl) 199 (2): 223–230. doi:10.1007/s00213-008-1168-x.

Campos, A. C., and F. S. Guimaraes. 2009. "Evidence for a potential role for TRPV1 receptors in the dorsolateral periaqueductal gray in the attenuation of the anxiolytic effects of cannabinoids." Prog Neuropsychopharmacol Biol Psychiatry 33 (8): 1517–1521. doi:10.1016/j.pnpbp.2009.08.017.

Capano, A., R. Weaver, and E. Burkman. 2020. "Evaluation of the effects of CBD hemp extract on opioid use and quality of life indicators in chronic pain patients: A prospective cohort study." Postgrad Med 132 (1): 56–61. doi:10.1080/00325481.2019.1685298.

Careaga, M. B. L., C. E. N. Girardi, and D. Suchecki. 2016. "Understanding posttraumatic stress disorder through fear conditioning, extinction and reconsolidation." Neurosci Biobehav Rev 71: 48–57. doi:10.1016/j.neubiorev.2016.08.023.

Carlini, E. A., and J. M. Cunha. 1981. "Hypnotic and antiepileptic effects of cannabidiol." J Clin Pharmacol 21 (S1): 417S–427S. doi:10.1002/j.1552–4604.1981.tb02622.x.

Casares, L., V. Garcia, M. Garrido-Rodriguez, E. Millan, J. A. Collado, A. Garcia-Martin, J. Penarando, M. A. Calzado, L. de la Vega, and E. Munoz. 2020. "Cannabidiol induces antioxidant pathways in keratinocytes by targeting BACH1." Redox Biol 28: 101321. doi:10.1016/j.redox.2019.101321.

Casey, S. L., N. Atwal, and C. W. Vaughan. 2017. "Cannabis constituent synergy in a mouse neuropathic pain model." Pain 158 (12): 2452–2460. doi:10.1097/j.pain.0000000000001051.

Ceprian, M., C. Vargas, L. Garcia-Toscano, F. Penna, L. Jimenez-Sanchez, S. Achicallende, I. Elezgarai, P. Grandes, W. Hind, M. R. Pazos, and J. Martinez-Orgado. 2019. "Cannabidiol administration prevents hypoxia-ischemia-induced hypomyelination in newborn rats." Front Pharmacol 10:1131. doi:10.3389/fphar.2019.01131.

Chagas, M. H., J. A. Crippa, A. W. Zuardi, J. E. Hallak, J. P. Machado-de-Sousa, C. Hirotsu, L. Maia, S. Tufik, and M. L. Andersen. 2013. "Effects of acute systemic administration of cannabidiol on sleep-wake cycle in rats." J Psychopharmacol 27 (3): 312–316. doi:10.1177/0269881112474524.

Chagas, M. H., A. L. Eckeli, A. W. Zuardi, M. A. Pena-Pereira, M. A. Sobreira-Neto, E. T. Sobreira, M. R. Camilo, M. M. Bergamaschi, C. H. Schenck, J. E. Hallak, V. Tumas, and J. A. Crippa. 2014. "Cannabidiol can improve complex sleep-related behaviours associated with rapid eye movement sleep behaviour disorder in Parkinson's disease patients: A case series." J Clin Pharm Ther 39 (5): 564–566. doi:10.1111/jcpt.12179.

Chaves, Y. C., K. Genaro, J. A. Crippa, J. M. da Cunha, and J. M. Zanoveli. 2021. "Cannabidiol induces antidepressant and anxiolytic-like effects in experimental type-1 diabetic animals by multiple sites of action." Metab Brain Dis 36 (4): 639–652. doi:10.1007/s11011-020-00667-3.

Chaves, Y. C., K. Genaro, C. A. Stern, G. de Oliveira Guaita, J. A. de Souza Crippa, J. M. da Cunha, and J. M. Zanoveli. 2020. "Two-weeks treatment with cannabidiol improves biophysical and behavioral deficits associated with experimental type-1 diabetes." Neurosci Lett 729: 135020. doi:10.1016/j.neulet.2020.135020.

Chesher, G. B., C. J. Dahl, M. Everingham, D. M. Jackson, H. Marchant-Williams, and G. A. Starmer. 1973. "The effect of cannabinoids on intestinal motility and their antinociceptive effect in mice." Br J Pharmacol 49 (4):588–594. doi:10.1111/j.1476–5381.1973.tb08534.x.

Chesher, G. B., and D. M. Jackson. 1985. "The quasi-morphine withdrawal syndrome: Effect of cannabinol, cannabidiol and tetrahydrocannabinol." Pharmacol Biochem Behav 23 (1): 13–15. doi:10.1016/0091–3057(85)90122–4.

Chesney, E., D. Oliver, A. Green, S. Sovi, J. Wilson, A. Englund, T. P. Freeman, and P. McGuire. 2020. "Adverse effects of cannabidiol: A systematic review and meta-analysis of randomized clinical trials." Neuropsychopharmacology. 45 (11): 1799–1806. doi:10.1038/s41386-020-0667-2.

Chesney E, D. Oliver, P. McGuire. 2021 "Cannabidiol (CBD as a novel treatment in the early phases of psychosis." Psychopharmacology, online ahead of print. doi: 10.1007/s00213-021-05905-9.

Cipriani, A., T. A. Furukawa, G. Salanti, A. Chaimani, L. Z. Atkinson, Y. Ogawa, S. Leucht, H. G. Ruhe, E. H. Turner, J. P. T. Higgins, M. Egger, N. Takeshima, Y. Hayasaka, H. Imai, K. Shinohara, A. Tajika, J. P. A. Ioannidis, and J. R. Geddes. 2018. "Comparative efficacy and acceptability of 21 antidepressant drugs for the acute treatment of adults with major depressive disorder: A systematic review and network meta-analysis." Focus (Am Psychiatr Publ) 16 (4): 420–429. doi:10.1176/appi.focus.16407.

Cluny, N. L., R. J. Naylor, B. A. Whittle, and F. A. Javid. 2008. "The effects of cannabidiol and tetrahydrocannabinol on motion-induced emesis in Suncus murinus." Basic Clin Pharmacol Toxicol 103 (2): 150–156. doi:10.1111/j.1742–7843.2008.00253.x.

Colasanti, B. K., C. Lindamood III, and C. R. Craig. 1982. "Effects of marihuana cannabinoids on seizure activity in cobalt-epileptic rats." Pharmacol Biochem Behav 16 (4): 573–578. doi:10.1016/0091–3057(82)90418-x.

Coles, M., G. Watt, F. Kreilaus, and T. Karl. 2020. "Medium-dose chronic cannabidiol treatment reverses object recognition memory deficits of APP Swe /PS1DeltaE9 transgenic female mice." Front Pharmacol 11: 587604. doi:10.3389/fphar.2020.587604.

Collin, C., E. Ehler, G. Waberzinek, Z. Alsindi, P. Davies, K. Powell, W. Notcutt, C. O'Leary, S. Ratcliffe, I. Novakova, O. Zapletalova, J. Pikova, and Z. Ambler. 2010. "A double-blind, randomized, placebo-controlled, parallel-group study of Sativex, in subjects with symptoms of spasticity due to multiple sclerosis." Neurol Res 32 (5): 451–459. doi:10.1179/016164109X12590518685660.

Comelli, F., G. Giagnoni, I. Bettoni, M. Colleoni, and B. Costa. 2008. "Antihyperalgesic effect of a Cannabis sativa extract in a rat model of neuropathic pain: Mechanisms involved." Phytother Res 22 (8): 1017–1024. doi:10.1002/ptr.2401.

Consroe, P., E. A. Carlini, A. P. Zwicker, and L. A. Lacerda. 1979. "Interaction of cannabidiol and alcohol in humans." Psychopharmacology (Berl) 66(1): 45–50. doi:10.1007/bf00431988.

Consroe, P., J. Laguna, J. Allender, S. Snider, L. Stern, R. Sandyk, K. Kennedy, and K. Schram. 1991. "Controlled clinical trial of cannabidiol in Huntington's disease." Pharmacol Biochem Behav 40 (3): 701–708. doi:10.1016/0091–3057(91)90386-g.

Cordova, T., D. Ayalon, N. Lander, R. Mechoulam, I. Nir, M Puder, and H. R. Lindner. 1980. "The ovulation blocking effect of cannabinoids: Structure-activity relationships." Psychoneuroendocrinology 5: 53–62. doi:10.1016 /0306-4530(80)90009-8.

Corroon, J., and J. A. Phillips. 2018. "A cross-sectional study of cannabidiol users." Cannabis Cannabinoid Res 3 (1):152–161. doi:10.1089/can.2018.0006.

Costa, B., M. Colleoni, S. Conti, D. Parolaro, C. Franke, A. E. Trovato, and G. Giagnoni. 2004. "Oral anti-inflammatory activity of cannabidiol, a non-psychoactive constituent of cannabis, in acute carrageenan-induced inflammation in the rat paw." Naunyn Schmiedebergs Arch Pharmacol 369 (3):294–299. doi:10.1007/s00210-004-0871-3.

Costa, B., G. Giagnoni, C. Franke, A. E. Trovato, and M. Colleoni. 2004. "Vanilloid TRPV1 receptor mediates the antihyperalgesic effect of the nonpsychoactive cannabinoid, cannabidiol, in a rat model of acute inflammation." Br J Pharmacol 143 (2): 247–250. doi:10.1038/sj.bjp.0705920.

Costa, B., A. E. Trovato, F. Comelli, G. Giagnoni, and M. Colleoni. 2007. "The non-psychoactive cannabis constituent cannabidiol is an orally effective therapeutic agent in rat chronic inflammatory and neuropathic pain." Eur J Pharmacol 556 (1–3):75–83. doi:10.1016/j.ejphar.2006.11.006.

Costiniuk, C. T., and M. A. Jenabian. 2020. "Acute inflammation and pathogenesis of SARS-CoV-2 infection: Cannabidiol as a potential anti-inflammatory treatment?" Cytokine Growth Factor Rev. 53: 63–65. doi:10.1016/j.cytogfr.2020.05.008.

Costiniuk, C. T., Z. Saneei, J. P. Routy, S. Margolese, E. Mandarino, J. Singer, B. Lebouche, J. Cox, J. Szabo, M. J. Brouillette, M. B. Klein, N. Chomont, and M. A. Jenabian. 2019. "Oral cannabinoids in people living with HIV on effective antiretroviral therapy: CTN PT028-study protocol for a pilot randomised trial to assess safety, tolerability and effect on immune activation." BMJ Open 9 (1): e024793. doi:10.1136/bmjopen-2018–024793.

Couch, D. G., H. Cook, C. Ortori, D. Barrett, J. N. Lund, and S. E. O'Sullivan. 2019. "Palmitoylethanolamide and cannabidiol prevent inflammation-induced hyperpermeability of the human gut in vitro and in vivo: A randomized, placebo-controlled, double-blind controlled trial." Inflamm Bowel Dis 25 (6): 1006–1018. doi:10.1093/ibd/izz017.

Couch, D. G., C. Tasker, E. Theophilidou, J. N. Lund, and S. E. O'Sullivan. 2017. "Cannabidiol and palmitoylethanolamide are anti-inflammatory in the acutely inflamed human colon." Clin Sci (Lond) 131 (21): 2611–2626. doi:10.1042/CS20171288.

Cousens, K., and A. DiMascio. 1973. "(–) Delta 9 THC as an hypnotic. An experimental study of three dose levels." Psychopharmacologia 33 (4): 355–464. doi:10.1007/bf00437513.

Crawley, J., and F. K. Goodwin. 1980. "Preliminary report of a simple animal behavior model for the anxiolytic effects of benzodiazepines." Pharmacol Biochem Behav 13 (2): 167–170. doi:10.1016/0091-3057(80)90067-2.

Crippa, J. A., G. N. Derenusson, T. B. Ferrari, L. Wichert-Ana, F. L. Duran, R. Martin-Santos, M. V. Simoes, S. Bhattacharyya, P. Fusar-Poli, Z. Atakan, A. Santos Filho, M. C. Freitas-Ferrari, P. K. McGuire, A. W. Zuardi, G. F.

Busatto, and J. E. Hallak. 2011. "Neural basis of anxiolytic effects of cannabidiol (CBD) in generalized social anxiety disorder: A preliminary report." J Psychopharmacol 25 (1): 121–130. doi:10.1177/0269881110379283.

Crippa, J. A., J. E. Hallak, J. P. Machado-de-Sousa, R. H. Queiroz, M. Bergamaschi, M. H. Chagas, and A. W. Zuardi. 2013. "Cannabidiol for the treatment of cannabis withdrawal syndrome: A case report." J Clin Pharm Ther 38 (2): 162–164. doi:10.1111/jcpt.12018.

Crippa, J. A. S., A. W. Zuardi, F. S. Guimar.es, A. C. Campos, F. de Lima Os.rio, S. R. Loureiro, R. G. Dos Santos, J. D. S. Souza, J. M. Ushirohira, J. C. Pacheco, R. R. Ferreira, K. C. Mancini Costa, D. S. Scomparin, F. F. Scarante, I. Pires-Dos-Santos, R. Mechoulam, F. Kapczinski, B. A. L. Fonseca, D. L. A. Esposito, K. Pereira-Lima, S. Sen, M. H. Andraus, and J. E. C. Hallak. 2021. "Efficacy and safety of cannabidiol plus standard care vs standard care alone for the treatment of emotional exhaustion and burnout among frontline health care workers during the COVID-19 pandemic: A randomized clinical trial." JAMA Netw Open 4 (8): e2120603. doi:10.1001/jamanetworkopen.2021.20603.

Crippa, J. A., A. W. Zuardi, G. E. Garrido, L. Wichert-Ana, R. Guarnieri, L. Ferrari, P. M. Azevedo--Marques, J. E. Hallak, P. K. McGuire, and G. Filho Busatto. 2004. "Effects of cannabidiol (CBD) on regional cerebral blood flow." Neuropsychopharmacology 29 (2): 417–426. doi:10.1038/sj.npp.1300340.

Crippa, J. A. S., A. W. Zuardi, J. E. C. Hallak, S. A. Miyazawa, S. A. Bernardo, C. M. Donaduzzi, S. Guzzi, W. A. J. Favreto, A. Campos, M. E. C. Queiroz, F. S. Guimar.es, P. M. da Rosa Zimmermann, L. M. Rechia, V. Jose Tondo Filho, and L Brum Junior. 2020. "Oral cannabidiol does not convert to delta-8-THC or delta-9-THC in humans: A pharmacokinetic study in health subjects." Cannabis Cannabinoid Res 5 (5): 89–98. doi:10.1089/can.2019.0024.

Crippa, J. A., A. W. Zuardi, R. Martin-Santos, S. Bhattacharyya, Z. Atakan, P. McGuire, and P. Fusar--Poli. 2009. "Cannabis and anxiety: A critical review of the evidence." Hum Psychopharmacol 24 (7): 515–523. doi:10.1002/hup.1048.

Criscuolo, E., M. DeSciscio, F. Fezza, and M. Marrarrone. 2020. "In silico and in vitro analysis of major cannabis-derived compounds as fatty acid amide hydrolase inhibitors." Molecules (Basel, Switzerland) 26 (1): 48. doi:10.3390/molecules26010048.

Crockett, J., D. Critchley, B. Tayo, J. Berwaerts, and G. Morrison. 2020. "A phase 1, randomized, pharmacokinetic trial of the effect of different meal compositions, whole milk, and alcohol on cannabidiol exposure and safety in healthy subjects." Epilepsia 61 (2): 267–277. doi:10.1111/epi.16419.

Cunetti, L., L. Manzo, R. Peyraube, J. Arnaiz, L. Curi, and S. Orihuela. 2018. "Chronic pain treatment with cannabidiol in kidney transplant patients in Uruguay." Transplant Proc 50 (2): 461–464. doi:10.1016/j.transproceed.2017.12.042.

Cunha, J. M., E. A. Carlini, A. E. Pereira, O. L. Ramos, C. Pimentel, R. Gagliardi, W. L. Sanvito, N. Lander, and R. Mechoulam. 1980. "Chronic administration of cannabidiol to healthy volunteers and epileptic patients." Pharmacology 21 (3): 175–185. doi:10.1159/000137430.

Cuttler, C., E. M. LaFrance, and R. M. Craft. 2020. "A large-scale naturalistic examination of the acute effects of cannabis on pain." Cannabis Cannabinoid Res. Online ahead of print. doi:10.1089/can.2020.0068.

Cuttler, C., E. M. LaFrance, and A. Stueber. 2021. "Acute effects of high-potency cannabis flower and cannabis concentrates on everday life memory and decision making." Scientific Reports 11:13784. https://doi.org/10.1038/s41598-021-93198-5.

D'Souza, D. C., E. Perry, L. MacDougall, Y. Ammerman, T. Cooper, Y. T. Wu, G. Braley, R. Gueorguieva, and J. H. Krystal. 2004. "The psychotomimetic effects of intravenous delta-9-tetrahydrocannabinol in healthy individuals: Implications for psychosis." Neuropsychopharmacology 29 (8): 1558–1572. doi:10.1038/sj.npp.1300496.

Dall'Stella, P. B., M. F. L. Docema, M. V. C. Maldaun, O. Feher, and C. L. P. Lancellotti. 2019. "Case report: Clinical outcome and image response of two patients with secondary high-grade glioma treated with chemoradiation, PCV, and cannabidiol." Frontiers in Oncology 8: 643. doi:10.3389/fonc.2018.00643.

Dalton, W. S., R. Martz, L. Lemberger, B. E. Rodda, and R. B. Forney. 1976. "Influence of cannabidiol on delta-9-tetrahydrocannabinol effects." Clin Pharmacol Ther 19 (3): 300–309. doi:10.1002/cpt1976193300.

Das, R. K., S. K. Kamboj, M. Ramadas, K. Yogan, V. Gupta, E. Redman, H. V. Curran, and C. J. Morgan. 2013. "Cannabidiol enhances consolidation of explicit fear extinction in humans." Psychopharmacology (Berl) 226 (4): 781–792. doi:10.1007/s00213-012-2955-y.

Davies, C., and S. Bhattacharyya. 2019. "Cannabidiol as a potential treatment for psychosis." Ther Adv Psychopharmacol 9: 2045125319881916. doi:10.1177/2045125319881916.

de Almeida, C. M. O., M. M. C. Brito, N. B. Bosaipo, A. V. Pimentel, V. Tumas, A. W. Zuardi, J. A. S. Crippa, J. E. C. Hallak, and A. L. Eckeli. 2021. "Cannabidiol for rapid eye movement sleep behavior disorder." Mov Disord. 36 (7): 1711–1715. doi:10.1002/mds.28577.

de Faria, S. M., D. de Morais Fabricio, V. Tumas, P. C. Castro, M. A. Ponti, J. E. Hallak, A. W. Zuardi, J. A. S. Crippa, and M. H. N. Chagas. 2020. "Effects of acute cannabidiol administration on anxiety and tremors induced by a simulated public speaking test in patients with Parkinson's disease." J Psychopharmacol 34 (2): 189–196. doi:10.1177/0269881119895536.

De Filippis, D., G. Esposito, C. Cirillo, M. Cipriano, B. Y. De Winter, C. Scuderi, G. Sarnelli, R. Cuomo, L. Steardo, J. G. De Man, and T. Iuvone. 2011. "Cannabidiol reduces intestinal inflammation through the control of neuroimmune axis." PLoS One 6 (12): e28159. doi:10.1371/journal.pone.0028159.

De Gregorio, D., R. J. McLaughlin, L. Posa, R. Ochoa-Sanchez, J. Enns, M. Lopez-Canul, M. Aboud, S. Maione, S. Comai, and G. Gobbi. 2019. "Cannabidiol modulates serotonergic transmission and reverses both allodynia and anxiety-like behavior in a model of neuropathic pain." Pain 160 (1): 136–150. doi:10.1097/j.pain.0000000000001386.

De Petrocellis, L. P. Orlando, A. S. Moriello, G. Aviello, C. Stott, A. A. Izzo, and V. Di Marzo. 2012. "Cannabinoid actions at TRPV channels: Effects on TRPV3 and TRPV4 and their potential relevance to gastrointestinal inflammation." Acta Physiol (Oxf) 204 (2): 255–266. doi:10.1111/j. 1748–1716.2011.02338.x.

De Ternay, J., M. Naassila, M. Nourredine, A. Louvet, F. Bailly, G. Sescousse, P. Maurage, O. Cottencin, P. M. Carrieri, and B. Rolland. 2019. "Therapeutic prospects of cannabidiol for alcohol use disorder and alcohol-related damages on the liver and the brain." Front Pharmacol 10: 627. doi:10.3389/fphar.2019.00627.

DeJesus, E., B. M. Rodwick, D. Bowers, C. J. Cohen, and D. Pearce. 2007. "Use of dronabinol improves appetite and reverses weight loss in HIV/AIDS-INFECTED PATIEnts." J Int Assoc Physicians AIDS Care (Chic) 6 (2): 95–100. doi:10.1177/1545109707300157.

Devane, W. A., L. Hanus, A. Breuer, R. G. Pertwee, L. A. Stevenson, G. Griffin, D. Gibson, A. Mandelbaum, A. Etinger, and R. Mechoulam. 1992. "Isolation and structure of a brain constituent that binds to the cannabinoid receptor." Science 258 (5090): 1946–1949. doi:10.1126/science.1470919.

Devinsky, O., M. R. Cilio, H. Cross, J. Fernandez-Ruiz, J. French, C. Hill, R. Katz, V. Di Marzo, D. Jutras-Aswad, W. G. Notcutt, J. Martinez-Orgado, P. J. Robson, B. G. Rohrback, E. Thiele, B. Whalley, and D. Friedman. 2014. "Cannabidiol: Pharmacology and potential therapeutic role in epilepsy and other neuropsychiatric disorders." Epilepsia 55 (6): 791–802. doi:10.1111/epi.12631.

Devinsky, O., J. H. Cross, L. Laux, E. Marsh, I. Miller, R. Nabbout, I. E. Scheffer, E. A. Thiele, S. Wright, and Group Cannabidiol in Dravet Syndrome Study. 2017. "Trial of cannabidiol for drug-resistant seizures in the Dravet syndrome." N Engl J Med 376 (21): 2011–2020. doi:10.1056/NEJMoa1611618.

Devinsky, O., E. Marsh, D. Friedman, E. Thiele, L. Laux, J. Sullivan, I. Miller, R. Flamini, A. Wilfong, F. Filloux, M. Wong, N. Tilton, P. Bruno, J. Bluvstein, J. Hedlund, R. Kamens, J. Maclean, S. Nangia, N. S. Singhal, C. A. Wilson, A. Patel, and M. R. Cilio. 2016. "Cannabidiol in patients with treatment-resistant epilepsy: An open-label interventional trial." Lancet Neurol 15 (3): 270–278. doi:10.1016/S1474-4422(15)00379-8.

Devinsky, O., A. D. Patel, J. H. Cross, V. Villanueva, E. C. Wirrell, M. Privitera, S. M. Greenwood, C. Roberts, D. Checketts, K. E. VanLandingham, and S. M. Zuberi. 2018. "Effect of cannabidiol on drop seizures in the Lennox-Gastaut syndrome." N Engl J Med 378 (20): 1888–1897. doi:10.1056/NEJMoa1714631.

Devinsky, O., A. D. Patel, J. H. Cross, V. Villanueva, E. C. Wirrell, M. Privitera, S. M. Greenwood, C. Roberts, D. Checketts, K. E. VanLandingham, S. M. Zuberi, and Gwpcare Study Group. 2018. "Effect of cannabidiol on drop seizures in the Lennox-Gastaut syndrome." N Engl J Med 378 (20):1888–1897. doi:10.1056/NEJMoa1714631.

Devinsky, O., A. D. Patel, E. A. Thiele, M. H. Wong, R. Appleton, C. L. Harden, S. Greenwood, G. Morrison, K. Sommerville, and Gwpcare Part A Study Group. 2018. "Randomized, dose-ranging safety trial of cannabidiol in Dravet syndrome." Neurology 90 (14): e1204-e1211. doi:10.1212/WNL.0000000000005254.

De Vita, M. J., S. A. Maisto, C. E. Gilmour, L. McGuire, E. Tarvin, and D. Moskal. 2021. "The effects of cannabidiol and analgesic expectancies on experimental pain reactivity in healthy adults: A balanced placebo design trial." Exp Clin Psychopharmacol doi:10.1037/pha0000465.

DeVuono, M. V., O. La Caprara, G. N. Petrie, C. L. Limebeer, E. M. Rock, M. N. Hill, and L. A. Parker. 2020. "Cannabidiol Interferes with establishment of Δ 9-tetrahydrocannabinol-induced nausea through a 5-HT 1A mechanism." Cannabis and Cannabinoid Research. Online ahead of print. doi:10.1089/can.2020.0083.

DeVuono, M. V., and L. A. Parker. 2020. "Cannabinoid hyperemesis syndrome: A review of potential mechanisms." Cannabis and Cannabinoid Research. 5 (2): 132–144. doi:10.1089/can.2019.0059.

Dezieck, L., Z. Hafez, A. Conicella, E. Blohm, M. J. O'Connor, E. S. Schwarz, and M.l E. Mullins. 2017. "Resolution of cannabis hyperemesis syndrome with topical capsaicin in the emergency department: A case series." Clinical Toxicology 55 (8): 908–913. doi:10.1080/15563650.2017.1324166.

Di Forti, M., C. Morgan, P. Dazzan, C. Pariante, V. Mondelli, T. R. Marques, R. Handley, S. Luzi, M. Russo, A. Paparelli, A. Butt, S. A. Stilo, B. Wiffen, J. Powell, and R. M. Murray. 2009. "High-potency cannabis and the risk of psychosis." Br J Psychiatry 195 (6): 488–491. doi:10.1192/bjp.bp.109.064220.

di Giacomo, V., A. Chiavaroli, G. Orlando, A. Cataldi, M. Rapino, V. Di Valerio, S. Leone, L. Brunetti, L. Menghini, L. Recinella, and C. Ferrante. 2020. "Neuroprotective and neuromodulatory effects induced by cannabidiol and cannabigerol in rat hypo-E22 cells and isolated hypothalamus." Antioxidants (Basel) 9 (1): 71. doi:10.3390/antiox9010071.

Do Monte, F. H., R. R. Souza, R. M. Bitencourt, J. A. Kroon, and R. N. Takahashi. 2013. "Infusion of cannabidiol into infralimbic cortex facilitates fear extinction via CB1 receptors." Behav Brain Res 250: 23–27. doi:10.1016/j.bbr.2013.04.045.

Duran, M., E. Perez, S. Abanades, X. Vidal, C. Saura, M. Majem, E. Arriola, M. Rabanal, A. Pastor, M. Farre, N. Rams, J. R. Laporte, and D. Capella. 2010. "Preliminary efficacy and safety of an oromucosal standardized cannabis extract in chemotherapy-induced nausea and vomiting." Br J Clin Pharmacol 70 (5): 656–663. doi:10.1111/j.1365-2125.2010.03743.x.

Durst, R., H. Danenberg, R. Gallily, R. Mechoulam, K. Meir, E. Grad, R. Beeri, T. Pugatsch, E. Tarsish, and C. Lotan. 2007. "Cannabidiol, a nonpsychoactive cannabis constituent, protects against myocardial ischemic reperfusion injury." Am J Physiol Heart Circ Physiol 293 (6): H3602–607. doi:10.1152/ajpheart.00098.2007.

Edery, H., Y. Grunfeld, G. Porath, Z. Ben-Zvi, A. Shani, and R. Mechoulam. 1972. "Structure-activity relationships in the tetrahydrocannabinol series. Modifications on the aromatic ring and in the side-chain." Arzneimittelforschung 22 (11): 1995–2003.

El-Alfy, A. T., K. Ivey, K. Robinson, S. Ahmed, M. Radwan, D. Slade, I. Khan, M. ElSohly, and S. Ross. 2010. "Antidepressant-like effect of delta9-tetrahydrocannabinol and other cannabinoids isolated from Cannabis sativa L." Pharmacol Biochem Behav 95 (4): 434–442. doi:10.1016/j.pbb.2010.03.004.

Elms, L., S. Shannon, S. Hughes, and N. Lewis. 2019. "Cannabidiol in the treatment of post-traumatic stress disorder: A case series." J Altern Complement Med 25 (4): 392–397. doi:10.1089/acm.2018.0437.

ElSohly, M. A., S. Chandra, M. Radwan, C. G. Majumdar, and J. C. Church. 2021. "A comprehensive review of cannabis potency in the United States in the last decade." Biol Psychiatry Cogn Neurosci Neuroimaging. 6 (6): 603–606. doi:10.1016/j.bpsc.2020.12.016.

ElSohly, M. A., Z. Mehmedic, S. Foster, C. Gon, S. Chandra, and J. C. Church. 2016. "Changes in cannabis potency over the last 2 decades (1995–2014): Analysis of current data in the United States." Biol Psychiatry 79 (7): 613–619. doi:10.1016/j.biopsych.2016.01.004.

ElSohly, M., and W. Gul. 2014. "Constituents of Cannabis sativa." In Handbook of Cannabis, edited by Roger G. Pertwee, 3–22. Oxford: Oxford University Press.

Englund, A., T. P. Freeman, R. M. Murray, and P. McGuire. 2017. "Can we make cannabis safer?" Lancet Psychiatry 4 (8): 643–648. doi:10.1016/S2215-0366(17)30075-5.

Englund, A., P. D. Morrison, J. Nottage, D. Hague, F. Kane, S. Bonaccorso, J. M. Stone, A. Reichenberg, R. Brenneisen, D. Holt, A. Feilding, L. Walker, R. M. Murray, and S. Kapur. 2013. "Cannabidiol inhibits THC-elicited paranoid symptoms and hippocampal-dependent memory impairment." J Psychopharmacol 27 (1): 19–27. doi:10.1177/0269881112460109.

Eskander, J. P., J. Spall, A. Spall, R. V. Shah, and A. D. Kaye. 2020. "Cannabidiol (CBD) as a treatment of acute and chronic back pain: A case series and literature review." J Opioid Manag 16 (3): 215–218. doi:10.5055/jom.2020.0570.

Evans, M. A., R. Martz, B. E. Rodda, L. Lemberger, and R. B. Forney. 1976. "Effects of marihuana-dextroamphetamine combination." Clin Pharmacol Ther 20 (3): 350–358. doi:10.1002/cpt1976203350.

Fallon, M. T., E. Albert Lux, R. McQuade, S. Rossetti, R. Sanchez, W. Sun, S. Wright, A. H. Lichtman, and E. Kornyeyeva. 2017. "Sativex oromucosal spray as adjunctive therapy in advanced cancer patients with chronic pain unalleviated by optimized opioid therapy: Two double-blind, randomized, placebo-controlled phase 3 studies." Br J Pain 11 (3): 119–133. doi:10.1177/2049463717710042.

Farrimond, J. A., B. J. Whalley, and C. M. Williams. 2012. "Cannabinol and cannabidiol exert opposing effects on rat feeding patterns." Psychopharmacology (Berl) 223 (1): 117–129. doi:10.1007/s00213-012-2697-x.

Feng, Y., F. Chen, T. Yin, Q. Xia, Y. Liu, G. Huang, J. Zhang, R. Oyen, and Y. Ni. 2015. "Pharmacologic effects of cannabidiol on acute reperfused myocardial infarction in rabbits: Evaluated with 3.0T cardiac magnetic resonance imaging and histopathology." J Cardiovasc Pharmacol 66 (4): 354–363. doi:10.1097/FJC.0000000000000287.

Fernández-Ruiz, J., E. de Lago, M. Gómez-Ruiz, C. García, O. Sagredo, and M. García-Arencibia. 2014. "Neurodegenerative disorders other than multiple sclerosis." In Handbook of Cannabis, edited by Roger G. Pertwee, 505–525. Oxford: Oxford University Press.

Ferre, L., A. Nuara, G. Pavan, M. Radaelli, L. Moiola, M. Rodegher, B. Colombo, I. J. Keller Sarmiento, V. Martinelli, L. Leocani, F. Martinelli Boneschi, G. Comi, and F. Esposito. 2016. "Efficacy and safety of nabiximols (Sativex) on multiple sclerosis spasticity in a real-life Italian monocentric study." Neurol Sci 37 (2): 235–242. doi:10.1007/s10072-015-2392-x.

Finn, D. P., S. R. Beckett, C. H. Roe, A. Madjd, K. C. Fone, D. A. Kendall, C. A. Marsden, and V. Chapman. 2004. "Effects of coadministration of cannabinoids and morphine on nociceptive behaviour, brain monoamines and HPA axis activity in a rat model of persistent pain." Eur J Neurosci 19 (3): 678–686. doi:10.1111/j.0953-816x.2004.03177.x.

Flachenecker, P., T. Henze, and U. K. Zettl. 2014. "Nabiximols (THC/CBD oromucosal spray, Sativex in clinical practice–results of a multicenter, non-interventional study (MOVE 2) in patients with multiple sclerosis spasticity." Eur Neurol 71 (5–6): 271–279. doi:10.1159/000357427.

Florensa-Zanuy, E., E. Garro-Martínez, A. Adell, E. Castro, Á Díaz, Á Pazos, K. S. Mac-Dowell, D. Martín-Hernández, and F. Pilar-Cuéllar. 2021. "Cannabidiol antidepressant-like effect in the lipopolysaccharide model in mice: Modulation of inflammatory pathways." Biochem Pharmacol 185: 114433. doi:10.1016/j.bcp.2021.114433.

Fogaca, M. V., F. M. Reis, A. C. Campos, and F. S. Guimaraes. 2014. "Effects of intra-prelimbic prefrontal cortex injection of cannabidiol on anxiety-like behavior: Involvement of 5HT1A receptors and previous stressful experience." Eur Neuropsychopharmacol 24 (3): 410–419. doi:10.1016/j.euroneuro.2013.10.012.

Forget, B., K. M. Coen,and B. LeFoll. 2009. "Inhibition of fatty acid amide hydrolase reduces reinstatement of nicotine seeking but not break point for nicotine self-administration–comparison with CB1 receptor blockade." Psychopharmacology 205 (4): 613–624. doi:10.1007 /s00213-009-1569-5.

Formukong, E. A., A. T. Evans, and F. J. Evans. 1988. "Analgesic and anti-inflammatory activity of constituents of Cannabis sativa L." Inflammation 12 (4): 361–371. doi:10.1007/bf00915771.

Foss, J. D., D. J. Farkas, L. M. Huynh, W. A. Kinney, D. E. Brenneman, and S. J. Ward. 2021. "Behavioural and pharmacological effects of cannabidiol (CBD) and the cannabidiol analogue KLS-13019 in mouse models of pain and reinforcement." Br J Pharmacol 178 (15): 3067–3078. doi:10.1111/bph.15486.

Fouad, A. A., A. S. Al-Mulhim, and W. Gomaa. 2013. "Protective effect of cannabidiol against cadmium hepatotoxicity in rats." J Trace Elem Med Biol 27 (4): 355–363. doi:10.1016/j.jtemb.2013.07.001.

Freeman, A. M., K. Petrilli, R. Lees, C. Hindocha, C. Mokrysz, H. V. Curran, R. Saunders, and T. P. Freeman. 2019. "How does cannabidiol (CBD) influence the acute effects of delta-9-tetrahydrocannabinol (THC) in humans? A systematic review." Neurosci Biobehav Rev 107: 696–712. doi:10.1016/j.neubiorev.2019.09.036.

Freeman, T. P., R. A. Pope, M. B. Wall, J. A. Bisby, M. Luijten, C. Hindocha, C. Mokrysz, W. Lawn, A. Moss, M. A. P. Bloomfield, C. J. A. Morgan, D. J. Nutt, and H. V. Curran. 2018. "Cannabis dampens the effects of music in brain regions sensitive to reward and emotion." Int J Neuropsychopharmacol 21 (1): 21–32. doi:10.1093/ijnp/pyx082.

French, E. D., K. Dillon, and X. Wu. 1997. "Cannabinoids excite dopamine neurons in the ventral tegmentum and substantia nigra." Neuroreport 8 (3):649–652. doi:10.1097/00001756-199702100-00014.

Fride, E., C. Feigin, D. E. Ponde, A. Breuer, L. Hanus, N. Arshavsky, and R. Mechoulam. 2004. "(+)-Cannabidiol analogues which bind cannabinoid receptors but exert peripheral activity only." Eur J Pharmacol 506 (2):179–188. doi:10.1016/j.ejphar.2004.10.049.

Friedman, D., J. A. French, and M. Maccarrone. 2019. "Safety, efficacy, and mechanisms of action of cannabinoids in neurological disorders." Lancet Neurol 18 (5): 504–512. doi:10.1016/S1474-4422(19)30032-8.

Fu, B., X. Xu, and H. Wei. 2020. "Why tocilizumab could be an effective treatment for severe COVID-19?" Journal of Translational Medicine 18 (1):164. doi:10.1186/s12967-020-02339-3.

Fusar-Poli, P., P. Allen, S. Bhattacharyya, J. A. Crippa, A. Mechelli, S. Borgwardt, R. Martin-Santos, M. L. Seal, C. O'Carrol, Z. Atakan, A. W. Zuardi, and P. McGuire. 2010. "Modulation of effective connectivity during emotional processing by delta 9-tetrahydrocannabinol and cannabidiol." Int J Neuropsychopharmacol 13 (4): 421–432. doi:10.1017/S1461145709990617.

Fusar-Poli, P., J. A. Crippa, S. Bhattacharyya, S. J. Borgwardt, P. Allen, R. Martin-Santos, M. Seal, S. A. Surguladze, C. O'Carrol, Z. Atakan, A. W. Zuardi, and P. K. McGuire. 2009. "Distinct effects of {delta}9-tetrahydrocannabinol and cannabidiol on neural activation during emotional processing." Arch Gen Psychiatry 66 (1): 95–105. doi:10.1001/archgenpsychiatry.2008.519.

Galaj, E., G. H. Bi, H. J. Yang, and Z. X. Xi. 2020. "Cannabidiol attenuates the rewarding effects of cocaine in rats by CB2, 5-HT1A and TRPV1 receptor mechanisms." Neuropharmacology 167: 107740. doi:10.1016/j.neuropharm.2019.107740.

Gallily, R., T. Even-Chena, G. Katzavian, D. Lehmann, A. Dagan, and R. Mechoulam. 2003. "Gamma-irradiation enhances apoptosis induced by cannabidiol, a non-psychotropic cannabinoid, in cultured HL-60 myeloblastic leukemia cells." Leuk Lymphoma 44 (10): 1767–173. doi:10.1080/1042819031000103917.

Gamble, L. J., J. M. Boesch, C. W. Frye, W. S. Schwark, S. Mann, L. Wolfe, H. Brown, E. S. Berthelsen, and J. J. Wakshlag. 2018. "Pharmacokinetics, safety, and clinical efficacy of cannabidiol treatment in osteoarthritic dogs." Front Vet Sci 5: 165. doi:10.3389/fvets.2018.00165.

Gaoni, Y., and R. Mechoulam. 1964. "Hashish. III. Isolation, structure, and partial synthesis of an active constituent of hashish." Journal of the American Chemical Society 86: 1646–1647.

Gaoni, Y., and R. Mechoulam. 1966a. "The isomerization of cannabidiol to tetrahydrocannabinols." Tetrahedron 22: 1481–1488.

Gaoni, Y., and R. Mechoulam. 1966b. "Concerning the isomerization of delta1 to delta6-tetrahydrocannabinol." J Amer Chem Soc 88: 5673–5675. doi:10.1089/can.2019.0024.

Gaston, T. E., E. M. Bebin, G. R. Cutter, S. B. Ampah, Y. Liu, L. P. Grayson, J. P. Szaflarski, and UAB CBD Program. 2019. "Drug-drug interactions with cannabidiol (CBD) appear to have no effect on treatment response in an open-label expanded access program." Epilepsy Behav 98 (Pt. A): 201–206. doi:10.1016/j.yebeh.2019.07.008.

Gaston, T. E., E. M. Bebin, G. R. Cutter, Y. Liu, J. P. Szaflarski, and UAB CBD Program. 2017. "Interactions between cannabidiol and commonly used antiepileptic drugs." Epilepsia 58 (9): 1586–1592. doi:10.1111/epi.13852.

Geffrey, A. L., S. F. Pollack, P. L. Bruno, and E. A. Thiele. 2015. "Drug-drug interaction between clobazam and cannabidiol in children with refractory epilepsy." Epilepsia 56 (8): 1246–1251. doi:10.1111/epi.13060.

Genaro, K., D. Fabris, A. L. F. Arantes, A. W. Zuardi, J. A. S. Crippa, and W. A. Prado. 2017. "Cannabidiol is a potential therapeutic for the affective-motivational dimension of incision pain in rats." Front Pharmacol 8: 391. doi:10.3389/fphar.2017.00391.

Ghabrash, M. F., S. Coronado-Montoya, J. Aoun, A. A. Gagne, F. Mansour, C. Ouellet-Plamondon, A. Trepanier, and D. Jutras-Aswad. 2020. "Cannabidiol for the treatment of psychosis among patients with schizophrenia and other primary psychotic disorders: A systematic review with a risk of bias assessment." Psychiatry Res 286: 112890. doi:10.1016/j.psychres.2020.112890.

Giacoppo, S., M. Galuppo, F. Pollastro, G. Grassi, P. Bramanti, and E. Mazzon. 2015. "A new formulation of cannabidiol in cream shows therapeutic effects in a mouse model of experimental autoimmune encephalomyelitis." Daru 23: 48. doi:10.1186/s40199-015-0131-8.

Giuffrida, A., F. M. Leweke, C. W. Gerth, D. Schreiber, D. Koethe, J. Faulhaber, J. Klosterkotter, and D. Piomelli. 2004. "Cerebrospinal anandamide levels are elevated in acute schizophrenia and are inversely correlated with psychotic symptoms." Neuropsychopharmacology 29 (11): 2108–2114. doi:10.1038/sj.npp.1300558.

Goldstein, R. B., S. M. Smith, S. P. Chou, T. D. Saha, J. Jung, H. Zhang, R. P. Pickering, W. J. Ruan, B. Huang, and B. F. Grant. 2016. "The epidemiology of DSM-5 posttraumatic stress disorder in the United States: Results from the National Epidemiologic Survey on Alcohol and Related Conditions–III." Soc Psychiatry Psychiatr Epidemiol 51 (8): 1137–1148. doi:10.1007/s00127-016-1208-5.

Gomes, F. V., E. A. Del Bel, and F. S. Guimaraes. 2013. "Cannabidiol attenuates catalepsy induced by distinct pharmacological mechanisms via 5-HT1A receptor activation in mice." Prog Neuropsychopharmacol Biol Psychiatry 46: 43–47. doi:10.1016/j.pnpbp.2013.06.005.

Gomes, F. V., A. C. Issy, F. R. Ferreira, M. P. Viveros, E. A. Del Bel, and F. S. Guimaraes. 2014. "Cannabidiol attenuates sensorimotor gating disruption and molecular changes induced by chronic antagonism of NMDA receptors in mice." Int J Neuropsychopharmacol 18 (5): pyu041. doi:10.1093/ijnp/pyu041.

Gomes, F. V., D. G. Reis, F. H. Alves, F. M. Correa, F. S. Guimaraes, and L. B. Resstel. 2012. "Cannabidiol injected into the bed nucleus of the stria terminalis reduces the expression of contextual fear conditioning via 5-HT1A receptors." J Psychopharmacol 26 (1): 104–113. doi:10.1177/0269881110389095.

Gomes, F. V., L. B. Resstel, and F. S. Guimaraes. 2011. "The anxiolytic-like effects of cannabidiol injected into the bed nucleus of the stria terminalis are mediated by 5-HT1A receptors." Psychopharmacology (Berl) 213 (2–3): 465–473. doi:10.1007/s00213-010-2036-z.

Gonzalez-Cuevas, G., R. Martin-Fardon, T. M. Kerr, D. G. Stouffer, L. H. Parsons, D. C. Hammell, S. L. Banks, A. L. Stinchcomb, and F. Weiss. 2018. "Unique treatment potential of cannabidiol for the prevention of relapse to drug use: Preclinical proof of principle." Neuropsychopharmacology 43 (10): 2036–2045. doi:10.1038/s41386-018-0050-8.

Good, P. D., R. M. Greer, G. E. Huggett, and J. R. Hardy. 2020. "An open-label pilot study testing the feasibility of assessing total symptom burden in trials of cannabinoid medications in palliative care." Journal of Palliative Medicine 23 (5): 650–655. doi:10.1089/jpm.2019.0540.

Greene, N. Z., J. L. Wiley, Z. Yu, B. H. Clowers, and R. M. Craft. 2018. "Cannabidiol modulation of antinociceptive tolerance to delta(9)-tetrahydrocannabinol." Psychopharmacology (Berl) 235 (11): 3289–3302. doi:10.1007/s00213-018-5036-z.

Grill, H. J., and R. Norgren. 1978. "The taste reactivity test. I. Mimetic responses to gustatory stimuli in neurologically normal rats." Brain Res 143 (2): 263–279.

Grim, T. W., S. Ghosh, K. L. Hsu, B. F. Cravatt, S. G. Kinsey, and A. H. Lichtman. 2014. "Combined inhibition of FAAH and COX produces enhanced anti-allodynic effects in mouse neuropathic and inflammatory pain models." Pharmacol Biochem Behav 124: 405–411. doi:10.1016/j.pbb.2014.07.008.

Grimison, P., A. Mersiades, A. Kirby, N. Lintzeris, R. Morton, P. Haber, I. Olver, A. Walsh, I. McGregor, Y. Cheung, A. Tognela, C. Hahn, K. Briscoe, M. Aghmesheh, P. Fox, E. Abdi, S. Clarke, S. Della-Fiorentina, J. Shannon, C. Gedye, S. Begbie, J. Simes, and M. Stockler. 2020. "Oral THC:-CBD cannabis extract for refractory chemotherapy-induced nausea and vomiting: A randomised, placebo-controlled, phase II crossover trial." Ann Oncol 31 (11): 1553–1560. doi:10.1016/j.annonc.2020.07.020.

Grotenhermen, F. 2003. "Pharmacokinetics and pharmacodynamics of cannabinoids." Clin Pharmacokinet 42 (4): 327–360. doi:10.2165 /00003088-200342040-00003.

Grotenhermen, F., E. Russo, and A. W. Zuardi. 2017. "Even high doses of oral cannabidol do not cause THC-like Effects in humans: Comment on Merrick et al. cannabis and cannabinoid research 2016;1(1): 102–112; DOI:10.1089/can.2015.0004." Cannabis Cannabinoid Res 2 (1): 1–4. doi:10.1089/can.2016.0036.

Guimaraes, F. S., T. M. Chiaretti, F. G. Graeff, and A. W. Zuardi. 1990. "Antianxiety effect of cannabidiol in the elevated plus-maze." Psychopharmacology (Berl) 100 (4): 558–559.

Gulbransen, G., W. Xu, and B. Arroll. 2020. "Cannabidiol prescription in clinical practice: An audit on the first 400 patients in New Zealand." BJGP Open 4 (1): bjgpopen20X101010. doi:10.3399/bjgpopen20X101010.

Gururajan, A., and D. T. Malone. 2016. "Does cannabidiol have a role in the treatment of schizophrenia?" Schizophr Res 176 (2–3): 281–290. doi:10.1016/j.schres.2016.06.022.

Guy, G. W., Robson, P. J. 2003. "A phase I, double blind, three-way crossover study to assess the pharmacokinetic profile of cannabis-based medicine extract (CBME) administered sublingually in variant cannabinoid ratios in normal healthy male volunteers (GWPK0215)." J Cannabis Ther 3: 121–152. doi:10.1300/J175v03n04_02

Hacke, A. C. M., D. Lima, F. de Costa, K. Deshmukh, N. Li, A. M. Chow, J. A. Marques, R. P. Pereira, and K. Kerman. 2019. "Probing the antioxidant activity of delta(9)-tetrahydrocannabinol and cannabidiol in Cannabis sativa extracts." Analyst 144 (16): 4952–4961. doi:10.1039/c9an00890j.

Halladay, J. E., J. MacKillop, C. Munn, S. M. Jack, and K. Georgiades. 2020. "Cannabis use as a risk factor for depression, anxiety, and suicidality: Epidemiological associations and implications for nurses." J Addict Nurs 31 (2): 92–101. doi:10.1097/jan.0000000000000334.

Hamelink, C., A. Hampson, D. A. Wink, L. E. Eiden, and R. L. Eskay. 2005. "Comparison of cannabidiol, antioxidants, and diuretics in reversing binge ethanol-induced neurotoxicity." J Pharmacol Exp Ther 314 (2): 780–788. doi:10.1124/jpet.105.085779.

Hammell, D. C., L. P. Zhang, F. Ma, S. M. Abshire, S. L. McIlwrath, A. L. Stinchcomb, and K. N. Westlund. 2016. "Transdermal cannabidiol reduces inflammation and pain-related behaviours in a rat model of arthritis." Eur J Pain 20 (6): 936–948. doi:10.1002/ejp.818.

Hampson, A. J., M. Grimaldi, J. Axelrod, and D. Wink. 1998. "Cannabidiol and (–)delta9-tetrahydrocannabinol are neuroprotective antioxidants." Proc Natl Acad Sci USA 95 (14): 8268–8273. doi:10.1073/pnas.95.14.8268.

Hampson, A. J., M. Grimaldi, M. Lolic, D. Wink, R. Rosenthal, and J. Axelrod. 2000. "Neuroprotective antioxidants from marijuana." Ann NY Acad Sci 899: 274–282.

Haney, M. 2020. "Perspectives on cannabis research-barriers and recommendations." JAMA Psychiatry 77: 994–995. doi:10.1001/jamapsychiatry.2020.103.

Haney, M., E. W. Gunderson, J. Rabkin, C. L. Hart, S. K. Vosburg, S. D. Comer, and R. W. Foltin. 2007. "Dronabinol and marijuana in HIV-positive marijuana smokers. Caloric intake, mood, and sleep." J Acquir Immune Defic Syndr 45 (5): 545–554. doi:10.1097/QAI.0b013e31811ed205.

Haney, M., R. J. Malcolm, S. Babalonis, P. A. Nuzzo, Z. D. Cooper, G. Bedi, K. M. Gray, A. McRae-Clark, M. R. Lofwall, S. Sparenborg, and S. L. Walsh. 2016. "Oral cannabidiol does not alter the subjective, reinforcing or cardiovascular effects of smoked cannabis." Neuropsychopharmacology 41 (8): 1974–1982. doi:10.1038/npp.2015.367.

Haney, M., J. Rabkin, E. Gunderson, and R. W. Foltin. 2005. "Dronabinol and marijuana in HIV(+) marijuana smokers: Acute effects on caloric intake and mood." Psychopharmacology (Berl) 181 (1): 170–178. doi:10.1007/s00213-005-2242-2.

Hanus, L. O., S. Tchilibon, D. E. Ponde, A. Breuer, E. Fride, and R. Mechoulam. 2005. "Enantiomeric cannabidiol derivatives: Synthesis and binding to cannabinoid receptors." Org Biomol Chem 3 (6): 1116–1123. doi:10.1039/b416943c.

Hao, E., P. Mukhopadhyay, Z. Cao, K. Erdelyi, E. Holovac, L. Liaudet, W. S. Lee, G. Hasko, R. Mechoulam, and P. Pacher. 2015. "Cannabidiol protects against doxorubicin-induced cardiomyopathy by modulating mitochondrial function and biogenesis." Mol Med 21: 38–45. doi:10.2119/molmed.2014.00261.

Harris, H. M., K. J. Sufka, W. Gul, and M. A. ElSohly. 2016. "Effects of delta-9-tetrahydrocannabinol and cannabidiol on cisplatin-induced neuropathy in mice." Planta Med 82 (13): 1169–1172. doi:10.1055/s-0042–106303.

Haupts, M., C. Vila, A. Jonas, K. Witte, and L. Alvarez-Ossorio. 2016. "Influence of previous failed antispasticity therapy on the efficacy and tolerability of THC:CBD oromucosal spray for multiple sclerosis spasticity." Eur Neurol 75 (5–6): 236–243. doi:10.1159/000445943.

Hay, G. L., S. J. Baracz, N. A. Everett, J. Roberts, P. A. Costa, J. C. Arnold, I. S. McGregor, and J. L. Cornish. 2018. "Cannabidiol treatment reduces the motivation to self-administer methamphetamine and methamphetamine-primed relapse in rats." J Psychopharmacol 32 (12): 1369–1378. doi:10.1177/0269881118799954.

Hayakawa, K., K. Mishima, K. Irie, M. Hazekawa, S. Mishima, M. Fujioka, K. Orito, N. Egashira, S. Katsurabayashi, K. Takasaki, K. Iwasaki, and M. Fujiwara. 2008. "Cannabidiol prevents a post-ischemic injury progressively induced by cerebral ischemia via a high-mobility group box1-inhibiting mechanism." Neuropharmacology 55 (8): 1280–1286. doi:10.1016/j.neuropharm.2008.06.040.

Hayakawa, K., K. Mishima, M. Nozako, A. Ogata, M. Hazekawa, A. X. Liu, M. Fujioka, K. Abe, N. Hasebe, N. Egashira, K. Iwasaki, and M. Fujiwara. 2007. "Repeated treatment with cannabidiol but not delta9-tetrahydrocannabinol has a neuroprotective effect without the development of tolerance." Neuropharmacology 52 (4): 1079–1087. doi:10.1016/j.neuropharm.2006.11.005.

Hegde, V. L., P. S. Nagarkatti, and M. Nagarkatti. 2011. "Role of myeloid-derived suppressor cells in amelioration of experimental autoimmune hepatitis following activation of TRPV1 receptors by cannabidiol." PLoS One 6 (4): e18281. doi:10.1371/journal.pone.0018281.

Hen-Shoval, D., S. Amar, L. Shbiro, R. Smoum, C. G. Haj, R. Mechoulam, G. Zalsman, A. Weller, and G. Shoval. 2018. "Acute oral cannabidiolic acid methyl ester reduces depression-like behavior in two genetic animal models of depression." Behav Brain Res 351: 1–3. doi:10.1016/j.bbr.2018.05.027.

Herlopian, A., E. J. Hess, J. Barnett, A. L. Geffrey, S. F. Pollack, L. Skirvin, P. Bruno, J. Sourbron, and E. A. Thiele. 2020. "Cannabidiol in treatment of refractory epileptic spasms: An open-label study." Epilepsy Behav 106: 106988. doi:10.1016/j.yebeh.2020.106988.

Hickok, J. T., J. A. Roscoe, G. R. Morrow, D. K. King, J. N. Atkins, and T. R. Fitch. 2003. "Nausea and emesis remain significant problems of chemotherapy despite prophylaxis with 5-hydroxytryptamine-3 antiemetics: A University of Rochester James P. Wilmot Cancer Center Community Clinical Oncology Program Study of 360 cancer patients treated in the community." Cancer 97 (11): 2880–2886. doi:10.1002/cncr.11408.

Highet, B. H., E. R. Lesser, P. W. Johnson, and J. S. Kaur. 2020. "Tetrahydrocannabinol and cannabidiol use in an outpatient palliative medicine population." American Journal of Hospice and Palliative Medicine 37 (8): 589–593. doi:10.1177/1049909119900378.

Hill, A. J., M. S. Mercier, T. D. Hill, S. E. Glyn, N. A. Jones, Y. Yamasaki, T. Futamura, M. Duncan, C. G. Stott, G. J. Stephens, C. M. Williams, and B. J. Whalley. 2012. "Cannabidivarin is anticonvulsant in mouse and rat." Br J Pharmacol 167 (8): 1629–1642. doi:10.1111/j.1476–5381.2012.02207.x.

Hill, K. P. 2020. "Cannabinoids and the coronavirus." Cannabis and Cannabinoid Research. 5 (2): 118-120. doi:10.1089/can.2020.0035.

Hindocha, C., T. P. Freeman, M. Grabski, J. B. Stroud, H. Crudgington, A. C. Davies, R. K. Das, W. Lawn, C. J. A. Morgan, and H. V. Curran. 2018. "Cannabidiol reverses attentional bias to cigarette cues in a human experimental model of tobacco withdrawal." Addiction. 113 (9): 1696-1705. doi:10.1111/add.14243.

Hindocha, C., T. P. Freeman, G. Schafer, C. Gardener, R. K. Das, C. J. Morgan, and H. V. Curran. 2015. "Acute effects of delta-9-tetrahydrocannabinol, cannabidiol and their combination on facial emotion recognition: A randomised, double-blind, placebo-controlled study in cannabis users." Eur Neuropsychopharmacol 25 (3): 325–334. doi:10.1016/j.euroneuro.2014.11.014.

Hine, B., E. Friedman, M. Torrelio, and S. Gershon. 1975. "Morphine-dependent rats: Blockade of precipitated abstinence by tetrahydrocannabinol." Science 187 (4175): 443–445. doi:10.1126/science.1167428.

Hine, B., M. Torrelio, and S. Gershon. 1975. "Interactions between cannabidiol and delta-9-THC during abstinence in morphine-dependent rats." Life Sci 17 (6): 851–857. doi:10.1016/0024–3205(75)90435-x.

Hirvonen, J., R. S. Goodwin, C. T. Li, G. E. Terry, S. S. Zoghbi, C. Morse, V. W. Pike, N. D. Volkow, M. A. Huestis, and R. B. Innis. 2012. "Reversible and regionally selective downregulation of brain cannabinoid CB1 receptors in chronic daily cannabis smokers." Mol Psychiatry 17 (6): 642–649. doi:10.1038/mp.2011.82.

Hobbs, J. M., A. R. Vazquez, N. D. Remijan, R. E. Trotter, T. V. McMillan, K. E. Freedman, Y. Wei, K. A. Woelfel, O. R. Arnold, L. M. Wolfe, S. A. Johnson, and T. L. Weir. 2020. "Evaluation of pharmacokinetics and acute anti-inflammatory potential of two oral cannabidiol preparations in healthy adults." Phytother Res. 34 (7): 1696–1703. doi:10.1002/ptr.6651.

Hoggart, B., S. Ratcliffe, E. Ehler, K. H. Simpson, J. Hovorka, J. Lejcko, L. Taylor, H. Lauder, and M. Serpell. 2015. "A multicentre, open-label, follow-on study to assess the long-term maintenance of effect, tolerance and safety of THC/CBD oromucosal spray in the management of neuropathic pain." J Neurol 262 (1): 27–40. doi:10.1007/s00415-014-7502-9.

Holmes, A. 2001. "Targeted gene mutation approaches to the study of anxiety-like behavior in mice." Neurosci Biobehav Rev 25 (3): 261–273. doi:10.1016/s0149-7634(01)00012-4.

Howes, O. D., R. McCutcheon, M. J. Owen, and R. M. Murray. 2017. "The role of genes, stress, and dopamine in the development of schizophrenia." Biol Psychiatry 81 (1): 9–20. doi:10.1016/j.biopsych.2016.07.014.

Hsiao, Y. T., P. L. Yi, C. L. Li, and F. C. Chang. 2012. "Effect of cannabidiol on sleep disruption induced by the repeated combination tests consisting of open field and elevated plus-maze in rats." Neuropharmacology 62 (1): 373–384. doi:10.1016/j.neuropharm.2011.08.013.

Hudson, R., J. Renard, C. Norris, W. J. Rushlow, and S. R. Laviolette. 2019. "Cannabidiol counteracts the psychotropic side-effects of delta-9-tetrahydrocannabinol in the ventral hippocampus through bidirectional control of ERK1-2 phosphorylation." J Neurosci 39 (44): 8762–8777. doi:10.1523/JNEUROSCI.0708-19.2019.

Hundal, H., R. Lister, N. Evans, A. Antley, A. Englund, R. M. Murray, D. Freeman, and P. D. Morrison. 2018. "The effects of cannabidiol on persecutory ideation and anxiety in a high trait paranoid group." J Psychopharmacol 32 (3): 276–282. doi:10.1177/0269881117737400.

Hunt, C. A., R. T. Jones, R. I. Herning, and J. Bachman. 1981. "Evidence that cannabidiol does not significantly alter the pharmacokinetics of tetrahydrocannabinol in man." J Pharmacokinet Biopharm 9 (3): 245–260. doi:10.1007/bf01059266.

Hurd, Y. L., S. Spriggs, J. Alishayev, G. Winkel, K. Gurgov, C. Kudrich, A. M. Oprescu, and E. Salsitz. 2019. "Cannabidiol for the reduction of cue-induced craving and anxiety in drug-abstinent individuals with heroin use disorder: A double-blind randomized placebo-controlled trial." Am J Psychiatry 176 (11): 911–922. doi:10.1176/appi.ajp.2019.18101191.

Hurd, Y. L., M. Yoon, A. F. Manini, S. Hernandez, R. Olmedo, M. Ostman, and D. Jutras-Aswad. 2015. "Early phase in the development of cannabidiol as a treatment for addiction: Opioid relapse takes initial center stage." Neurotherapeutics 12 (4): 807–815. doi:10.1007/s13311-015-0373-7.

Iffland, K., and F. Grotenhermen. 2017. "An update on safety and side effects of cannabidiol: A review of clinical data and relevant animal studies." Cannabis Cannabinoid Res 2 (1): 139–154. doi:10.1089/can.2016.0034.

Ignatowska-Jankowska, B., M. M. Jankowski, and A. H. Swiergiel. 2011. "Cannabidiol decreases body weight gain in rats: Involvement of CB2 receptors." Neurosci Lett 490 (1): 82–84. doi:10.1016/j.neulet.2010.12.031.

Irving, P. M., T. Iqbal, C. Nwokolo, S. Subramanian, S. Bloom, N. Prasad, A. Hart, C. Murray, J. O. Lindsay, A. Taylor, R. Barron, and S. Wright. 2018. "A randomized, double-blind, placebo-controlled, parallel-group, pilot study of cannabidiol-rich botanical extract in the symptomatic treatment of ulcerative colitis." Inflamm Bowel Dis 24 (4): 714–724. doi:10.1093/ibd/izy002.

Izquierdo, I., O. A. Orsingher, and A. C. Berardi. 1973. "Effect of cannabidiol and of other Cannabis sativa compounds on hippocampal seizure discharges." Psychopharmacologia 28 (1): 95–102. doi:10.1007/bf00413961.

Izzo, A. A., F. Borrelli, R. Capasso, V. Di Marzo, and R. Mechoulam. 2009. "Non-psychotropic plant cannabinoids: New therapeutic opportunities from an ancient herb." Trends Pharmacol Sci 30 (10): 515–527. doi:10.1016/j.tips.2009.07.006.

Jacobs, A., and A. R. Todd. 1940. "Cannabidiol and cannabol, constituents of Cannabis indica resin." Nature 145: 350.

Jacobs, D. S., S. J. Kohut, S. Jiang, S. P. Nikas, A. Makriyannis, and J. Bergman. 2016. "Acute and chronic effects of cannabidiol on delta(9)-tetrahydrocannabinol (delta(9)-THC)-induced disruption in stop signal task performance." Exp Clin Psychopharmacol 24 (5): 320–330. doi:10.1037/pha0000081.

Jacobsen, L. K., S. M. Southwick, and T. R. Kosten. 2001. "Substance use disorders in patients with posttraumatic stress disorder: A review of the literature." Am J Psychiatry 158 (8): 1184–1190. doi:10.1176/appi.ajp.158.8.1184.

Jacobsson, S. O., E. Rongard, M. Stridh, G. Tiger, and C. J. Fowler. 2000. "Serum-dependent effects of tamoxifen and cannabinoids upon C6 glioma cell viability." Biochem Pharmacol 60 (12): 1807–1813. doi:10.1016/s0006–2952(00)00492–5.

Jamontt, J. M., A. Molleman, R. G. Pertwee, and M. E. Parsons. 2010. "The effects of delta-tetrahydrocannabinol and cannabidiol alone and in combination on damage, inflammation and in vitro motility disturbances in rat colitis." Br J Pharmacol 160 (3): 712–723. doi:10.1111/j.1476-5381.2010.00791.x.

Jarocka-Karpowicz, I., M. Biernacki, A. Wronski, A. Gegotek, and E. Skrzydlewska. 2020. "Cannabidiol effects on phospholipid metabolism in keratinocytes from patients with psoriasis vulgaris." Biomolecules 10 (3): 367. doi:10.3390/biom10030367.

Jastrzab, A., A. Gegotek, and E. Skrzydlewska. 2019. "Cannabidiol regulates the expression of keratinocyte proteins involved in the inflammation process through transcriptional regulation." Cells 8 (8): 827. doi:10.3390/cells8080827.

Jefferson, D. A., H. E. Harding, S. O. Cawich, and A. Jackson-Gibson. 2013. "Postoperative analgesia in the Jamaican cannabis user." J Psychoactive Drugs 45 (3): 227–232. doi:10.1080/02791072.2013.803644.

Jennings, J. M., M. R. Angerame, C. L. Eschen, A. J. Phocas, and D. A. Dennis. 2019. "Cannabis use does not affect outcomes after total knee arthroplasty." J Arthroplasty 34 (8): 1667–1669. doi:10.1016/j.arth.2019.04.015.

Jesus, C. H. A., D. D. B. Redivo, A. T. Gasparin, B. B. Sotomaior, M. C. de Carvalho, K. Genaro, A. W. Zuardi, J. E. C. Hallak, J. A. Crippa, J. M. Zanoveli, and J. M. da Cunha. 2019. "Cannabidiol attenuates mechanical allodynia in streptozotocin-induced diabetic rats via serotonergic system activation through 5-HT1A receptors." Brain Res 1715: 156–164. doi:10.1016/j.brainres.2019.03.014.

Jhawar, N., E. Schoenberg, J. V. Wang, and N. Saedi. 2019. "The growing trend of cannabidiol in skincare products." Clin Dermatol 37 (3): 279–281. doi:10.1016/j.clindermatol.2018.11.002.

Jiang, R., S. Yamaori, Y. Okamoto, I. Yamamoto, and K. Watanabe. 2013. "Cannabidiol is a potent inhibitor of the catalytic activity of cytochrome P450 2C19." Drug Metab Pharmacokinet 28 (4): 332–338. doi:10.2133/dmpk.dmpk-12-rg-129.

Jiang, R., S. Yamaori, S. Takeda, I. Yamamoto, and K. Watanabe. 2011. "Identification of cytochrome P450 enzymes responsible for metabolism of cannabidiol by human liver microsomes." Life Sci 89 (5–6): 165–170. doi:10.1016/j.lfs.2011.05.018.

Johnson, J. R., M. Burnell-Nugent, D. Lossignol, E. D. Ganae-Motan, R. Potts, and M. T. Fallon. 2010. "Multicenter, double-blind, randomized, placebo-controlled, parallel-group study of the efficacy, safety, and tolerability of THC:CBD extract and THC extract in patients with intractable cancer-related pain." J Pain Symptom Manage 39 (2): 167–179. doi:10.1016/j.jpainsymman.2009.06.008.

Johnson, J. R., D. Lossignol, M. Burnell-Nugent, and M. T. Fallon. 2013. "An open-label extension study to investigate the long-term safety and tolerability of THC/CBD oromucosal spray and oromucosal THC spray in patients with terminal cancer-related pain refractory to strong opioid analgesics." J Pain Symptom Manage 46 (2): 207–218. doi:10.1016/j.jpainsymman.2012.07.014.

Jones, A. B., M. A. Elsohly, J. A. Bedford, and C. E. Turner. 1981. "Determination of cannabidiol in plasma by electron-capture gas chromatography." J Chromatogr 226 (1): 99–105. doi:10.1016/s0378–4347(00)84210–3.

Jones, G., and R. G. Pertwee. 1972. "A metabolic interaction in vivo between cannabidiol and 1-tetrahydrocannabinol." Br J Pharmacol 45 (2): 375–377. doi:10.1111/j.1476–5381.1972.tb08092.x.

Jones, N. A., A. J. Hill, I. Smith, S. A. Bevan, C. M. Williams, B. J. Whalley, and G. J. Stephens. 2010. "Cannabidiol displays antiepileptiform and antiseizure properties in vitro and in vivo." J Pharmacol Exp Ther 332 (2): 569–577. doi:10.1124/jpet.109.159145.

Jones, P. G., L. Flavello, O. Kennard, G. M. Sheldrick, and R. Mechoulam. 1977. "Cannabidiol." Acta Cryst B33: 3211–3214.

Juknat, A., E. Kozela, N. Kaushansky, R. Mechoulam, and Z. Vogel. 2016. "Anti-inflammatory effects of the cannabidiol derivative dimethylheptyl-cannabidiol–studies in BV-2 microglia and encephalitogenic T cells." J Basic Clin Physiol Pharmacol 27 (3): 289–296. doi:10.1515/jbcpp-2015–0071.

Jung, B., J. K. Lee, J. Kim, E. K. Kang, S. Y. Han, H. Y. Lee, and I. S. Choi. 2019. "Synthetic strategies for (–)-cannabidiol and its structural analogs." Chem Asian J 14 (21): 3749–3762. doi:10.1002/asia.201901179.

Jurkus, R., H. L. Day, F. S. Guimaraes, J. L. Lee, L. J. Bertoglio, and C. W. Stevenson. 2016. "Cannabidiol regulation of learned fear: Implications for treating anxiety-related disorders." Front Pharmacol 7: 454. doi:10.3389/fphar.2016.00454.

Kaczkurkin, A. N., and E. B. Foa. 2015. "Cognitive-behavioral therapy for anxiety disorders: An update on the empirical evidence." Dialogues in Clinical Neuroscience 17 (3): 337–346. doi:10.31887/DCNS.2015.17.3/akaczkurkin.

Kaplan, J. S., J. K. Wagner, K. Reid, F. McGuinness, S. Arvila, M. Brooks, H. Stevenson, J. Jones, B. Risch, T, McGillis, R. Budinich, E. Gambell, and B. Predovich. 2021. "Cannabidiol exposure during the mouse adolescent period is without harmful behavioral effects on locomotor activity, anxiety, and spatial memory." Front Behav Neurosci 15: 711639. doi:10.3389/fnbeh.2021.711639.

Kapur, S., and G. Remington. 2001. "Dopamine D(2) receptors and their role in atypical antipsychotic action: Still necessary and may even be sufficient." Biol Psychiatry 50 (11): 873–883. doi:10.1016/s0006–3223(01)01251–3.

Karler, R., and S. A. Turkanis. 1980. "Subacute cannabinoid treatment: anticonvulsant activity and withdrawal excitability in mice." Br J Pharmacol 68 (3): 479-484. doi:10.1111/j.1476-5381.1980.tb14562.x.

Karler, R., W. Cely, and S. A. Turkanis. 1973. "The anticonvulsant activity of cannabidiol and cannabinol." Life Sci 13 (11): 1527–1531. doi:10.1016/0024–3205(73)90141–0.

Karniol, I. G., and E. A. Carlini. 1973. "Pharmacological interaction between cannabidiol and δ9-tetrahydrocannabinol." Psychopharmacologia 33 (1): 53–70. doi:10.1007/BF00428793.

Karniol, I. G., I. Shirakawa, N. Kasinski, A. Pfeferman, and E. A. Carlini. 1974. "Cannabidiol interferes with the effects of delta 9–tetrahydro cannabinol in man." Eur J Pharmacol 28 (1): 172–177. doi:10.1016/0014-2999(74)90129-0.

Karschner, E. L., W. D. Darwin, R. S. Goodwin, S. Wright, and M. A. Huestis. 2011. "Plasma cannabinoid pharmacokinetics following controlled oral delta9-tetrahydrocannabinol and oromucosal cannabis extract administration." Clin Chem 57 (1): 66–75. doi:10.1373/clinchem.2010.152439.

Karschner, E. L., W. D. Darwin, R. P. McMahon, F. Liu, S. Wright, R. S. Goodwin, and M. A. Huestis. 2011. "Subjective and physiological effects after controlled Sativex and oral THC administration." Clin Pharmacol Ther 89 (3): 400–407. doi:10.1038/clpt.2010.318.

Katona, I. 2015. "Cannabis and endocannabinoid signaling in epilepsy." Handb Exp Pharmacol 231: 285–316. doi:10.1007/978-3-319-20825-1_10.

Katsidoni, V., I. Anagnostou, and G. Panagis. 2013. "Cannabidiol inhibits the reward-facilitating effect of morphine: Involvement of 5-HT1A receptors in the dorsal raphe nucleus." Addict Biol 18 (2): 286–296. doi:10.1111/j.1369–1600.2012.00483.x.

Katz-Talmor, D., S. Kivity, M. Blank, I. Katz, O. Perry, A. Volkov, I. Barshack, H. Amital, and Y. Shoenfeld. 2018. "Cannabidiol treatment in a murine model of systemic lupus erythematosus accelerates proteinuria development." Isr Med Assoc J 20 (12): 741–745.

Katzman, M. A., P. Bleau, P. Blier, P. Chokka, K. Kjernisted, M. Van Ameringen, M. M. Antony, S. Bouchard, A. Brunet, M. Flament, S. Grigoriadis, S. Mendlowitz, K. O'Connor, K. Rabheru, P. M. Richter, M. Robichaud, and J. R. Walker. 2014. "Canadian clinical practice guidelines for the management of anxiety, posttraumatic stress and obsessive-compulsive disorders." BMC Psychiatry 14 Suppl. 1: S1. doi:10.1186/1471–244x-14-s1-s1.

Kedzior, K. K., and L. T. Laeber. 2014. "A positive association between anxiety disorders and cannabis use or cannabis use disorders in the general population–a meta-analysis of 31 studies." BMC Psychiatry 14: 136. doi:10.1186/1471–244x-14–136.

Kenyon, J., W. Liu, and A. Dalgleish. 2018. "Report of objective clinical responses of cancer patients to pharmaceutical-grade synthetic cannabidiol." Anticancer Res 38 (10): 5831–5835. doi:10.21873/anticanres.12924.

Kessler, R. C., N. A. Sampson, P. Berglund, M. J. Gruber, A. Al-Hamzawi, L. Andrade, B. Bunting, K. Demyttenaere, S. Florescu, G. de Girolamo, O. Gureje, Y. He, C. Hu, Y. Huang, E. Karam, V. Kovess-Masfety, S. Lee, D. Levinson, M. E. Medina Mora, J. Moskalewicz, Y. Nakamura, F. Navarro-Mateu, M. A. Browne, M. Piazza, J. Posada-Villa, T. Slade, M. Ten Have, Y. Torres, G. Vilagut, M. Xavier, Z.

Zarkov, V. Shahly, and M. A. Wilcox. 2015. "Anxious and non-anxious major depressive disorder in the World Health Organization World Mental Health Surveys." Epidemiol Psychiatr Sci 24 (3): 210–226. doi:10.1017/s2045796015000189.

Khodadadi, H., E. L. Salles, A. Jarrahi, F. Chibane, V. Costigliola, J. C. Yu, K. Vaibhav, D. C. Hess, K. M. Dhandapani, and B. Baban. 2020. "Cannabidiol modulates cytokine storm in acute respiratory distress syndrome induced by simulated viral infection using synthetic RNA." Cannabis Cannabinoid Res 5 (3): 197–201. doi:10.1089/can.2020.0043.

King, K. M., A. M. Myers, A. J. Soroka-Monzo, R. F. Tuma, R. J. Tallarida, E. A. Walker, and S. J. Ward. 2017. "Single and combined effects of delta(9)-tetrahydrocannabinol and cannabidiol in a mouse model of chemotherapy-induced neuropathic pain." Br J Pharmacol 174 (17): 2832–2841. doi:10.1111/bph.13887.

Kintz, P. 2021. "Vaping pure cannabidiol e-cigarettes does not produce detectable amount of 9-THC in human blood." J Anal Toxicol. 44 (9): e1–e2. doi:10.1093/jat/bkaa008.

Klein, C., E. Karanges, A. Spiro, A. Wong, J. Spencer, T. Huynh, N. Gunasekaran, T. Karl, L. E. Long, X. F. Huang, K. Liu, J. C. Arnold, and I. S. McGregor. 2011. "Cannabidiol potentiates delta(9)-tetrahydrocannabinol (THC) behavioural effects and alters THC pharmacokinetics during acute and chronic treatment in adolescent rats." Psychopharmacology (Berl) 218 (2): 443–457. doi:10.1007/s00213-011-2342-0.

Kogan, N. M., R. Rabinowitz, P. Levi, D. Gibson, P. Sandor, M. Schlesinger, and R. Mechoulam. 2004. "Synthesis and antitumor activity of quinonoid derivatives of cannabinoids." J Med Chem 47 (15): 3800–3806. doi:10.1021/jm040042o.

Kogan, N. M., M. Schlesinger, M. Peters, G. Marincheva, R. Beeri, and R. Mechoulam. 2007. "A cannabinoid anticancer quinone, HU-331, is more potent and less cardiotoxic than doxorubicin: A comparative in vivo study." J Pharmacol Exp Ther 322 (2): 646–653. doi:10.1124 /jpet.107.120865.

Kogan, N. M., M. Schlesinger, E. Priel, R. Rabinowitz, E. Berenshtein, M. Chevion, and R. Mechoulam. 2007. "HU-331, a novel cannabinoid-based anticancer topoisomerase II inhibitor." Mol Cancer Ther 6 (1): 173–183. doi:10.1158/1535–7163.MCT-06–0039.

Koob, G. F., and N. Volkow. 2010. "Neurocircuitry of addiction." Neuropsychopharmacology 35 (1): 217–238. doi:10.1038/npp.2009.110.

Kosgodage, U. S., R. Mould, A. B. Henley, A. V. Nunn, G. W. Guy, E. L. Thomas, J. M. Inal, J. D. Bell, and S. Lange. 2018. "Cannabidiol (CBD) is a novel inhibitor for exosome and microvesicle (EMV) release in cancer." Front Pharmacol 9: 889. doi:10.3389/fphar.2018.00889.

Kosgodage, U. S., P. Uysal-Onganer, A. MacLatchy, R. Mould, A. V. Nunn, G. W. Guy, I. Kraev, N. P. Chatterton, E. L. Thomas, J. M. Inal, J. D. Bell, and S. Lange. 2019. "Cannabidiol affects extracellular vesicle release, miR21 and miR126, and reduces prohibitin protein in glioblastoma multiforme cells." Transl Oncol 12 (3): 513–522. doi:10.1016/j.tranon.2018.12.004.

Kosiba, J. D., S. A. Maisto, and J. W. Ditre. 2019. "Patient-reported use of medical cannabis for pain, anxiety, and depression symptoms: Systematic review and meta-analysis." Soc Sci Med 233: 181–192. doi:10.1016/j.socscimed.2019.06.005.

Kovalchuk, O., and I. Kovalchuk. 2020. "Cannabinoids as anticancer therapeutic agents." Cell Cycle 19 (9): 961–989. doi:10.1080/15384101.2020.1742952.

Kucerova, J., K. Tabiova, F. Drago, and V. Micale. 2014. "Therapeutic potential of cannabinoids in schizophrenia." Recent Pat CNS Drug Discov 9 (1): 13–25. doi:10.2174/15748898096661403071 15532.

Kwiatkowska, M., L. A. Parker, P. Burton, and R. Mechoulam. 2004. "A comparative analysis of the potential of cannabinoids and ondansetron to suppress cisplatin-induced emesis in the Suncus murinus (house musk shrew)." Psychopharmacology (Berl) 174 (2): 254–259. doi:10.100 7/s00213-003-1739-9.

Laczkovics, C., O. D. Kothgassner, A. Felnhofer, and C. M. Klier. 2020. "Cannabidiol treatment in an adolescent with multiple substance abuse, social anxiety and depression." Neuropsychiatr 35 (1): 31–34. doi:10.1007/s40211-020-00334-0.

Lafuente, H., F. J. Alvarez, M. R. Pazos, A. Alvarez, M. C. Rey-Santano, V. Mielgo, X. Murgia-Esteve, E. Hilario, and J. Martinez-Orgado. 2011. "Cannabidiol reduces brain damage and improves functional recovery after acute hypoxia-ischemia in newborn pigs." Pediatr Res 70 (3): 272–277. doi:10.1203/PDR.0b013e3182276b11.

Lafuente, H., M. R. Pazos, A. Alvarez, N. Mohammed, M. Santos, M. Arizti, F. J. Alvarez, and J. A. Martinez-Orgado. 2016. "Effects of cannabidiol and hypothermia on short-term brain damage in new-born piglets after acute hypoxia-ischemia." Front Neurosci 10: 323. doi:10.3389/fnins.2016.00323.

Lander, N., Z. Ben-Zvi, R. Mechoulam, B. Martin, M. Nordqvist, and S. Agurell. 1976. "Total synthesis of cannabidiol and delta1-tetrahydro cannabinol metabolites." J Chem Soc Perkin 1 (1): 8–16.

Langford, R. M., J. Mares, A. Novotna, M. Vachova, I. Novakova, W. Notcutt, and S. Ratcliffe. 2013. "A double-blind, randomized, placebo-controlled, parallel-group study of THC/CBD oromucosal spray in combination with the existing treatment regimen, in the relief of central neuropathic pain in patients with multiple sclerosis." J Neurol 260 (4): 984–997. doi:10.1007/s00415-012-6739-4.

Laprairie, R. B., A. M. Bagher, M. E. Kelly, and E. M. Denovan-Wright. 2015. "Cannabidiol is a negative allosteric modulator of the cannabinoid CB1 receptor." Br J Pharmacol 172 (20): 4790–4805. doi:10.1111/bph.13250.

Leas, Eric C., Erik M. Hendrickson, Alicia L. Nobles, Rory Todd, Davey M. Smith, Mark Dredze, and John W. Ayers. 2020. "Self-reported cannabidiol (CBD) use for conditions with proven therapies." JAMA Network Open 3 (10): e2020977–e2020977. doi:10.1001/jamanetworkopen.2020.20977.

Leas, E. C., A. L. Nobles, T. L. Caputi, M. Dredze, D. M. Smith, and J. W. Ayers. 2019. "Trends in Internet searches for cannabidiol (CBD) in the United States." JAMA Netw Open 2 (10): e1913853. doi:10.1001/jamanetworkopen.2019.13853.

LeDoux, J. E. 2000. "Emotion circuits in the brain." Annu Rev Neurosci 23: 155–184. doi:10.1146/annurev.neuro.23.1.155.

Lee, C. M., C. Neighbors, and B. A. Woods. 2007. "Marijuana motives: Young adults' reasons for using marijuana." Addict Behav 32 (7): 1384–1394. doi:10.1016/j.addbeh.2006.09.010.

Lee, C. Y., S. P. Wey, M. H. Liao, W. L. Hsu, H. Y. Wu, and T. R. Jan. 2008. "A comparative study on cannabidiol-induced apoptosis in murine thymocytes and EL-4 thymoma cells." Int Immunopharmacol 8 (5): 732–740. doi:10.1016/j.intimp.2008.01.018.

Lee, J. L. C., L. J. Bertoglio, F. S. Guimaraes, and C. W. Stevenson. 2017. "Cannabidiol regulation of emotion and emotional memory processing: Relevance for treating anxiety-related and substance abuse disorders." Br J Pharmacol 174 (19): 3242–3256. doi:10.1111/bph.13724.

Lee, W. S., K. Erdelyi, C. Matyas, P. Mukhopadhyay, Z. V. Varga, L. Liaudet, G. Hasku, D. Cihakova, R. Mechoulam, and P. Pacher. 2016. "Cannabidiol limits T cell-mediated chronic autoimmune myocarditis: Implications to autoimmune disorders and organ transplantation." Mol Med 22: 136–146. doi:10.2119/molmed.2016.00007.

Leehey, M. A., Y. Liu, F. Hart, C. Epstein, M. Cook, S. Sillau, J. Klawitter, H. Newman, C. Sempio, L. Forman, L. Seeberger, O. Klepitskaya, Z. Baud, and J. Bainbridge. 2020. "Safety and tolerability of cannabidiol in Parkinson disease: An open label, dose-escalation study." Cannabis Cannabinoid Res 5 (4): 326–336. doi:10.1089/can.2019.0068.

Lehmann, C., N. B. Fisher, B. Tugwell, A. Szczesniak, M. Kelly, and J. Zhou. 2016. "Experimental cannabidiol treatment reduces early pancreatic inflammation in type 1 diabetes." Clin Hemorheol Microcirc 64 (4): 655–662. doi:10.3233/CH-168021.

Leite, J. R., E. A. Carlini, N. Lander, and R. Mechoulam. 1982. "Anticonvulsant effects of the (–) and (+)isomers of cannabidiol and their dimethylheptyl homologs." Pharmacology 24 (3): 141–146. doi:10.1159/000137588.

Lemos, J. I., L. B. Resstel, and F. S. Guimaraes. 2010. "Involvement of the prelimbic prefrontal cortex on cannabidiol-induced attenuation of contextual conditioned fear in rats." Behav Brain Res 207 (1): 105–111. doi:10.1016/j.bbr.2009.09.045.

Levin, R., V. Almeida, F. F. Peres, M. B. Calzavara, N. D. da Silva, M. A. Suiama, S. T. Niigaki, A. W. Zuardi, J. E. Hallak, J. A. Crippa, and V. C. Abilio. 2012. "Antipsychotic profile of cannabidiol and rimonabant in an animal model of emotional context processing in schizophrenia." Curr Pharm Des 18 (32): 4960–4965. doi:10.2174/138161212802884735.

Levin, R., F. F. Peres, V. Almeida, M. B. Calzavara, A. W. Zuardi, J. E. Hallak, J. A. Crippa, and V. C. Abilio. 2014. "Effects of cannabinoid drugs on the deficit of prepulse inhibition of startle in an animal model of schizophrenia: The SHR strain." Front Pharmacol 5: 10. doi:10.3389/fphar.2014.00010.

Leweke, F. M., D. Piomelli, F. Pahlisch, D. Muhl, C. W. Gerth, C. Hoyer, J. Klosterkotter, M. Hellmich, and D. Koethe. 2012. "Cannabidiol enhances anandamide signaling and alleviates psychotic symptoms of schizophrenia." Transl Psychiatry 2: e94. doi:10.1038/tp.2012.15.

Leweke, F. M., C. Rohleder, C. W. Gerth, M. Hellmich, R. Pukrop, and D. Koethe. 2021. "Cannabidiol and amisulpride improve cognition in acute schizophrenia in an explorative, double--blind, active-controlled, randomized clinical trial." Front Pharmacol 12:614811. doi:10.3389/fphar.2021.614811.

Leweke, F. M., U. Schneider, M. Radwan, E. Schmidt, and H. M. Emrich. 2000. "Different effects of nabilone and cannabidiol on binocular depth inversion in man." Pharmacol Biochem Behav 66 (1): 175–181.

Li, H., W. Kong, C. R. Chambers, D. Yu, D. Ganea, R. F. Tuma, and S. J. Ward. 2018. "The non--psychoactive phytocannabinoid cannabidiol (CBD) attenuates pro-inflammatory mediators, T cell infiltration, and thermal sensitivity following spinal cord injury in mice." Cell Immunol 329: 1–9. doi:10.1016/j.cellimm.2018.02.016.

Lichtman, A. H., E. A. Lux, R. McQuade, S. Rossetti, R. Sanchez, W. Sun, S. Wright, E. Kornyeyeva, and M. T. Fallon. 2018. "Results of a double-blind, randomized, placebo-controlled study of nabiximols oromucosal spray as an adjunctive therapy in advanced cancer patients with chronic uncontrolled pain." J Pain Symptom Manage 55 (2): 179–188 e1. doi:10.1016/j.jpainsymman.2017.09.001.

Ligresti, A., L. De Petrocellis, and V. Di Marzo. 2016. "From phytocannabinoids to cannabinoid receptors and endocannabinoids: Pleiotropic physiological and pathological roles through complex pharmacology." Physiol Rev 96: 1593–1659. doi:10.1152/physrev.00002.2016.

Ligresti, A., A. S. Moriello, K. Starowicz, I. Matias, S. Pisanti, L. De Petrocellis, C. Laezza, G. Portella, M. Bifulco, and V. Di Marzo. 2006. "Antitumor activity of plant cannabinoids with emphasis on the effect of cannabidiol on human breast carcinoma." J Pharmacol Exp Ther 318 (3): 1375–1387. doi:10.1124/jpet.106.105247.

Lim, S. Y., S. Sharan, and S. Woo. 2020. "Model-based analysis of cannabidiol dose: Exposure relationship and bioavailability." Pharmacotherapy 40 (4): 291–300. doi:10.1002/phar.2377.

Limebeer, C. L., J. P. Krohn, S. Cross-Mellor, D. E. Litt, K. P. Ossenkopp, and L. A. Parker. 2008. "Exposure to a context previously associated with nausea elicits conditioned gaping in rats: A model of anticipatory nausea." Behav Brain Res 187 (1): 33–40. doi:10.1016/j.bbr.2007.08.024.

Limebeer, C. L., E. M. Rock, K. A. Sharkey, and L. A. Parker. 2018. "Nausea-induced 5-HT release in the interoceptive insular cortex and regulation by monoacylglycerol lipase (MAGL) inhibition and cannabidiol." eNeuro 5 (4): ENEURO.0256-18.2018. doi:10.1523/ENEURO.0256–18.2018.

Linares, I. M. P., F. S. Guimaraes, A. Eckeli, A. C. S. Crippa, A. W. Zuardi, J. D. S. Souza, J. E. Hallak, and J. A. S. Crippa. 2018. "No acute effects of cannabidiol on the sleep-wake cycle of healthy subjects: A randomized, double-blind, placebo-controlled, crossover study." Front Pharmacol 9: 315. doi:10.3389/fphar.2018.00315.

Linares, I. M., A. W. Zuardi, L. C. Pereira, R. H. Queiroz, R. Mechoulam, F. S. Guimaraes, and J. A. Crippa. 2019. "Cannabidiol presents an inverted U-shaped dose-response curve in a simulated public speaking test." Braz J Psychiatry 41 (1): 9–14. doi:10.1590/1516-4446-2017-0015.

Linge, R., L. Jimenez-Sanchez, L. Campa, F. Pilar-Cuellar, R. Vidal, A. Pazos, A. Adell, and A. Diaz. 2016. "Cannabidiol induces rapid-acting antidepressant-like effects and enhances cortical 5-HT/glutamate neurotransmission: role of 5-HT1A receptors." Neuropharmacology 103: 16–26. doi:10.1016/j.neuropharm.2015.12.017.

Linher-Melville, K., Y. F. Zhu, J. Sidhu, N. Parzei, A. Shahid, G. Seesankar, D. Ma, Z. Wang, N. Zacal, M. Sharma, V. Parihar, R. Zacharias, and G. Singh. 2020. "Evaluation of the preclinical analgesic efficacy of naturally derived, orally administered oil forms of Δ9-tetrahydrocannabinol (THC), cannabidiol (CBD), and their 1:1 combination." PLoS One 15 (6): e0234176. doi:10.1371/journal.pone.0234176.

Lintzeris, N., A. Bhardwaj, L. Mills, A. Dunlop, J. Copeland, I. McGregor, R. Bruno, J. Gugusheff, N. Phung, M. Montebello, T. Chan, A. Kirby, M. Hall, M. Jefferies, J. Luksza, M. Shanahan, R. Kevin, D. Allsop, and Group Agonist Replacement for Cannabis Dependence study. 2019. "Nabiximols for the treatment of cannabis dependence: A randomized clinical trial." JAMA Intern Med. 179 (9): 1242–1253. doi:10.1001/jamainternmed.2019.1993.

Liput, D. J., D. C. Hammell, A. L. Stinchcomb, and K. Nixon. 2013. "Transdermal delivery of cannabidiol attenuates binge alcohol-induced neurodegeneration in a rodent model of an alcohol use disorder." Pharmacol Biochem Behav 111: 120–127. doi:10.1016/j.pbb.2013.08.013.

Lodzki, M., B. Godin, L. Rakou, R. Mechoulam, R. Gallily, and E. Touitou. 2003. "Cannabidiol-transdermal delivery and anti-inflammatory effect in a murine model." J Control Release 93 (3): 377–387. doi:10.1016/j.jconrel.2003.09.001.

Long, L. E., R. Chesworth, X. F. Huang, I. S. McGregor, J. C. Arnold, and T. Karl. 2010. "A behavioural comparison of acute and chronic delta9-tetrahydrocannabinol and cannabidiol in C57BL/6JArc mice." Int J Neuropsychopharmacol 13 (7): 861–876. doi:10.1017/S1461145709990605.

Long, L. E., D. T. Malone, and D. A. Taylor. 2006. "Cannabidiol reverses MK-801-induced disruption of prepulse inhibition in mice." Neuropsychopharmacology 31 (4): 795–803. doi:10.1038/sj.npp.1300838.

Lopez-Sendon Moreno, J. L., J. Garcia Caldentey, P. Trigo Cubillo, C. Ruiz Romero, G. Garcia Ribas, M. A. Alonso Arias, M. J. Garcia de Yebenes, R. M. Tolon, I. Galve-Roperh, O. Sagredo, S. Valdeolivas, E. Resel, S. Ortega-Gutierrez, M. L. Garcia-Bermejo, J. Fernandez Ruiz, M. Guzman, and J. Garcia de Yebenes Prous. 2016. "A double-blind, randomized, cross-over, placebo-controlled, pilot trial with Sativex in Huntington's disease." J Neurol 263 (7): 1390–1400. doi:10.1007/s00415-016-8145-9.

Lowe, H. I., N. J. Toyang, and W. McLaughlin. 2017. "Potential of cannabidiol for the treatment of viral hepatitis." Pharmacognosy Res 9 (1): 116–118. doi:10.4103/0974–8490.199780.

Lujan, M. A., A. Castro-Zavala, L. Alegre-Zurano, and O. Valverde. 2018. "Repeated Cannabidiol treatment reduces cocaine intake and modulates neural proliferation and CB1R expression in the mouse hippocampus." Neuropharmacology 143: 163–175. doi:10.1016/j.neuropharm.2018.09.043.

Machado Rocha, F. C., S. C. Stefano, R. De Cassia Haiek, L. M. Rosa Oliveira, and D. X. Da Silveira. 2008. "Therapeutic use of Cannabis sativa on chemotherapy-induced nausea and vomiting among cancer patients: Systematic review and meta-analysis." European Journal of Cancer Care 17 (5): 431–443. doi:10.1111/j.1365–2354.2008.00917.x.

Madden, K., K. Tanco, and E. Bruera. 2020. "Clinically significant drug-drug interaction between methadone and cannabidiol." Pediatrics 145 (6):e20193256. doi:10.1542/peds.2019–3256.

Magen, I., Y. Avraham, Z. Ackerman, L. Vorobiev, R. Mechoulam, and E. M. Berry. 2009. "Cannabidiol ameliorates cognitive and motor impairments in mice with bile duct ligation." J Hepatol 51 (3): 528–534. doi:10.1016/j.jhep.2009.04.021.

Mahmud, A., S. Gallant, F. Sedki, T. D'Cunha, and U. Shalev. 2017. "Effects of an acute cannabidiol treatment on cocaine self-administration and cue-induced cocaine seeking in male rats." J Psychopharmacol 31 (1): 96–104. doi:10.1177/0269881116667706.

Maida, V., and P. J. Daeninck. 2016. "A user's guide to cannabinoid therapies in oncology." Curr Oncol 23 (6): 398–406. doi:10.3747/co.23.3487.

Maione, S., F. Piscitelli, L. Gatta, D. Vita, L. De Petrocellis, E. Palazzo, V. de Novellis, and V. Di Marzo. 2011. "Non-psychoactive cannabinoids modulate the descending pathway of antinociception in anaesthetized rats through several mechanisms of action." Br J Pharmacol 162 (3): 584–596. doi:10.1111/j.1476–5381.2010.01063.x.

Malfait, A. M., R. Gallily, P. F. Sumariwalla, A. S. Malik, E. Andreakos, R. Mechoulam, and M. Feldmann. 2000. "The nonpsychoactive cannabis constituent cannabidiol is an oral anti-arthritic therapeutic in murine collagen-induced arthritis." Proc Natl Acad Sci USA 97 (17): 9561–9566. doi:10.1073/pnas.160105897.

Malinowska, B., M. Baranowska-Kuczko, A. Kicman, and E. Schlicker. 2021. "Opportunities, challenges and pitfalls of using cannabidiol as an adjuvant drug in COVID-19." Int J Mol Sci 22 (4): 1986. doi:10.3390/ijms22041986.

Malone, D. T., D. Jongejan, and D. A. Taylor. 2009. "Cannabidiol reverses the reduction in social interaction produced by low dose delta(9)-tetrahydrocannabinol in rats." Pharmacol Biochem Behav 93 (2): 91–96. doi:10.1016/j.pbb.2009.04.010.

Mamber, S. W., S. Krakowka, J. Osborn, L. Saberski, R. G. Rhodes, A. E. Dahlberg, S. Pond-Tor, K. Fitzgerald, N. Wright, S. Beseme, and J. McMichael. 2020. "Can unconventional immunomodulatory agents help alleviate COVID-19 symptoms and severity?" mSphere 5 (3): e00288-20. doi:10.1128/mSphere.00288–20.

Manini, A. F., G. Yiannoulos, M. M. Bergamaschi, S. Hernandez, R. Olmedo, A. J. Barnes, G. Winkel, R. Sinha, D. Jutras-Aswad, M. A. Huestis, and Y. L. Hurd. 2015. "Safety and pharmacokinetics of oral cannabidiol when administered concomitantly with intravenous fentanyl in humans." J Addict Med 9 (3): 204–210. doi:10.1097/ADM.0000000000000118.

Mao, J., D. D. Price, J. Lu, L. Keniston, and D. J. Mayer. 2000. "Two distinctive antinociceptive systems in rats with pathological pain." Neurosci Lett 280 (1): 13–16. doi:10.1016/s0304–3940(99)00998–2.

Maren, S., and G. J. Quirk. 2004. "Neuronal signalling of fear memory." Nat Rev Neurosci 5 (11): 844–852. doi:10.1038/nrn1535.

Markova, J., U. Essner, B. Akmaz, M. Marinelli, C. Trompke, A. Lentschat, and C. Vila. 2019. "Sativex as add-on therapy versus further optimized first-line antispastics (SAVANT) in resistant multiple sclerosis spasticity: A double-blind, placebo-controlled randomised clinical trial." Int J Neurosci 129 (2): 119–128. doi:10.1080/00207454.2018.1481066.

Martell, K., A. Fairchild, B. LeGerrier, R. Sinha, S. Baker, H. Liu, A. Ghose, I. A. Olivotto, and M. Kerba. 2018. "Rates of cannabis use in patients with cancer." Current Oncology 25 (3): 219-225. doi:10.3747/co.25.3983.

Martin, B. R., D. J. Harvey, and W. D. Paton. 1977. "Biotransformation of cannabidiol in mice: Identification of new acid metabolites." Drug Metab Dispos 5 (3): 259–267.

Martin-Moreno, A. M., D. Reigada, B. G. Ramirez, R. Mechoulam, N. Innamorato, A. Cuadrado, and M. L. de Ceballos. 2011. "Cannabidiol and other cannabinoids reduce microglial activation in vitro and in vivo: Relevance to Alzheimer's disease." Mol Pharmacol 79 (6): 964–973. doi:10.1124/mol.111.071290.

Martin-Santos, R., J. A. Crippa, A. Batalla, S. Bhattacharyya, Z. Atakan, S. Borgwardt, P. Allen, M. Seal, K. Langohr, M. Farre, A. W. Zuardi, and P. K. McGuire. 2012. "Acute effects of a single, oral dose of d9-tetrahy drocannabinol (THC) and cannabidiol (CBD) administration in healthy volunteers." Curr Pharm Des 18 (32): 4966–4979.

Martinez-Pinilla, E., K. Varani, I. Reyes-Resina, E. Angelats, F. Vincenzi, C. Ferreiro-Vera, J. Oyarzabal, E. I. Canela, J. L. Lanciego, X. Nadal, G. Navarro, P. A. Borea, and R. Franco. 2017. "Binding and signaling studies disclose a potential allosteric site for cannabidiol in cannabinoid CB2 receptors." Front Pharmacol 8: 744. doi:10.3389/fphar.2017.00744.

Masataka, N. 2019. "Anxiolytic effects of repeated cannabidiol treatment in teenagers with social anxiety disorders." Front Psychol 10: 2466. doi:10.3389/fpsyg.2019.02466.

Massi, P., M. Solinas, V. Cinquina, and D. Parolaro. 2013. "Cannabidiol as potential anticancer drug." Br J Clin Pharmacol 75 (2): 303–312. doi:10.1111/j.1365–2125.2012.04298.x.

Massi, P., A. Vaccani, S. Bianchessi, B. Costa, P. Macchi, and D. Parolaro. 2006. "The non-psychoactive cannabidiol triggers caspase activation and oxidative stress in human glioma cells." Cell Mol Life Sci 63 (17): 2057–2066. doi:10.1007/s00018-006-6156-x.

Massi, P., A. Vaccani, S. Ceruti, A. Colombo, M. P. Abbracchio, and D. Parolaro. 2004. "Antitumor effects of cannabidiol, a nonpsychoactive cannabinoid, on human glioma cell lines." J Pharmacol Exp Ther 308 (3): 838–845. doi:10.1124/jpet.103.061002.

Mbachi, C., B. Attar, O. Oyenubi, W. Yuchen, A. Efesomwan, I. Paintsil, M. Madhu, O. Ajiboye, C. R. Simons-Linares, W. E. Trick, and V. Kotwal. 2019. "Association between cannabis use and complications related to ulcerative colitis in hospitalized patients: A propensity matched retrospective cohort study." Medicine (Baltimore) 98 (32): e16551. doi:10.1097/md.0000000000016551.

McAllister, S. D., R. T. Christian, M. P. Horowitz, A. Garcia, and P. Y. Desprez. 2007. "Cannabidiol as a novel inhibitor of Id-1 gene expression in aggressive breast cancer cells." Mol Cancer Ther 6 (11): 2921–2927. doi:10.1158/1535–7163.MCT-07–0371.

McCartney, D., R. C. Kevin, A.S.Suraev, C. Irwin, R.R. Grunstein, C. M. Hoyos, I. McGregor. 2021. "Orally administered cannabidiol does not produce false-positive tests for Δ9-tetrahydrocannabinol on the Securetec DrugWipe® 5S or Dr.ger DrugTest® 5000." Drug Testing and Analysis, 1–7. doi:10.1002/dta.3153.

McGuire, P., P. Robson, W. J. Cubala, D. Vasile, P. D. Morrison, R. Barron, A. Taylor, and S. Wright. 2018. "Cannabidiol (CBD) as an adjunctive therapy in schizophrenia: A multicenter randomized controlled trial." Am J Psychiatry 175 (3): 225–231. doi:10.1176/appi.ajp.2017.17030325.

McKallip, R. J., W. Jia, J. Schlomer, J. W. Warren, P. S. Nagarkatti, and M. Nagarkatti. 2006. "Cannabidiol-induced apoptosis in human leukemia cells: A novel role of cannabidiol in the regulation of p22phox and Nox4 expression." Mol Pharmacol 70 (3): 897–908. doi:10.1124/mol.106.023937.

Mechoulam, R. 1986. "Interview with Prof. Raphael Mechoulam, codiscoverer of THC: Interview by Stanley Einstein." Int J Addict 21 (4–5): 579–587. doi:10.3109/10826088609083542.

Mechoulam, R., and E. A. Carlini. 1978. "Toward drugs derived from cannabis." Naturwissenschaften 65 (4): 174–179. doi:10.1007/bf00450585.

Mechoulam, R., and Y. Gaoni. 1967a. "The absolute configuration of delta-1-tetrahydrocannabinol, the major active constituent of hashish." Tetrahedron Lett 12: 1109–1111. doi:10.1016/s0040–4039(00)90646–4.

Mechoulam, R., and Y. Gaoni. 1967b. "Recent advances in the chemistry of hashish." Fortschr Chem Org Naturst 25: 175–213. doi:10.1007/978-3-7091-8164-5_6.

Mechoulam, R., and L. Hanus. 2002. "Cannabidiol: An overview of some chemical and pharmacological aspects. Part I: Chemical aspects." Chem Phys Lipids 121 (1–2): 35–43. doi:10.1016/s0009–3084(02)00144–5.

Mechoulam, R., L. O. Hanus, R. Pertwee, and A. C. Howlett. 2014. "Early phytocannabinoid chemistry to endocannabinoids and beyond." Nat Rev Neurosci 15 (11): 757–764. doi:10.1038/nrn3811.

Mechoulam, R., and L. A. Parker. 2013. "The endocannabinoid system and the brain." Annu Rev Psychol 64: 21–47. doi:10.1146/annurev -psych-113011-143739.

Mechoulam, R., L. A. Parker, and R. Gallily. 2002. "Cannabidiol: An overview of some pharmacological aspects." J Clin Pharmacol 42 (S1): 11S-19S. doi:10.1002/j.1552–4604.2002.tb05998.x.

Mechoulam, R., and Y. Shvo. 1963. "Hashish. I. The structure of cannabidiol." Tetrahedron 19 (12): 2073–2078. doi:10.1016/0040–4020(63)85022-x.

Mehta, P., D. F. McAuley, M. Brown, E. Sanchez, R. S. Tattersall, and J. J. Manson. 2020. "COVID-19: Consider cytokine storm syndromes and immuno suppression." Lancet 395 (10229): 1033–1034. doi:10.1016/S0140-6736(20)30628-0.

Mejia, S., F. M. Duerr, G. Griffenhagen, and S. McGrath. 2021. "Evaluation of the effect of cannabidiol on naturally occurring osteoarthritis-associated pain: A pilot study in dogs." J Am Anim Hosp Assoc 57 (2): 81–90. doi:10.5326/jaaha-ms-7119.

Melas, P. A., M. Scherma, W. Fratta, C. Cifani, and P. Fadda. 2021. "Cannabidiol as a potential treatment for anxiety and mood disorders: Molecular targets and epigenetic insights from preclinical research." Int J Mol Sci 22 (4): 1863. doi:10.3390/ijms22041863.

Merrick, J., B. Lane, T. Sebree, T. Yaksh, C. O'Neill, and S. L. Banks. 2016. "Identification of psychoactive degradants of cannabidiol in simulated gastric and physiological fluid." Cannabis Cannabinoid Res 1 (1): 102–112. doi:10.1089/can.2015.0004.

Meuth, S. G., T. Henze, U. Essner, C. Trompke, and C. Vila Silvan. 2020. "Tetrahydrocannabinol and cannabidiol oromucosal spray in resistant multiple sclerosis spasticity: Consistency of response across subgroups from the SAVANT randomized clinical trial." Int J Neurosci 130 (12): 1199–1205. doi:10.1080/00207454.2020.1730832.

Miller, I., I. E. Scheffer, B. Gunning, R. Sanchez-Carpintero, A. Gil-Nagel, M. S. Perry, R. P. Saneto, D. Checketts, E. Dunayevich, V. Knappertz, and Gwpcare Study Group. 2020. "Dose-ranging effect of adjunctive oral cannabidiol vs placebo on convulsive seizure frequency in Dravet syndrome: A randomized clinical trial." JAMA Neurol. 77(5): 613–621. doi:10.1001/jamaneurol.2020.0073.

Mishima, K., K. Hayakawa, K. Abe, T. Ikeda, N. Egashira, K. Iwasaki, and M. Fujiwara. 2005. "Cannabidiol prevents cerebral infarction via a serotonergic 5-hydroxytryptamine1A receptor-dependent mechanism." Stroke 36 (5): 1077–1082. doi:10.1161/01.STR.0000163083.59201.34.

Mitchell, V. A., J. Harley, S. L. Casey, A. C. Vaughan, B. L. Winters, and C. W. Vaughan. 2021. "Oral efficacy of Δ(9)-tetrahydrocannabinol and cannabidiol in a mouse neuropathic pain model." Neuropharmacology 189: 108529. doi:10.1016/j.neuropharm.2021.108529.

Mlost, J., M. Bryk, and K. Starowicz. 2020. "Cannabidiol for pain treatment: Focus on pharmacology and mechanism of action." Int J Mol Sci 21 (22): 8870. doi:10.3390/ijms21228870.

Mohammed, N., M. Ceprian, L. Jimenez, M. R. Pazos, and J. Martinez-Orgado. 2017. "Neuroprotective effects of cannabidiol in hypoxic ischemic insult: The therapeutic window in newborn mice." CNS Neurol Disord Drug Targets 16 (1): 102–108. doi:10.2174/1871527315666160927110305.

Mondello, E., D. Quattrone, L. Cardia, G. Bova, R. Mallamace, A. A. Barbagallo, C. Mondello, C. Mannucci, M. Di Pietro, V. Arcoraci, and G. Calapai. 2018. "Cannabinoids and spinal cord stimulation for the treatment of failed back surgery syndrome refractory pain." J Pain Res 11: 1761–1767. doi:10.2147/JPR.S166617.

Mongeau-Pérusse, V., S. Brissette, J. Bruneau, P. Conrod, S. Dubreucq, G. Gazil, E. Stip, and D. Jutras-Aswad. 2021. "Cannabidiol as a treatment for craving and relapse in individuals with cocaine use disorder: A randomized placebo-controlled trial." Addiction. 116 (9): 2431–2442. doi:10.1111/add.15417.

Montgomery, K. C. 1955. "The relation between fear induced by novel stimulation and exploratory behavior." J Comp Physiol Psychol 48 (4): 254–260. doi:10.1037/h0043788.

Monti, J. M. 1977. "Hypnoticlike effects of cannabidiol in the rat." Psychopharmacology (Berl) 55 (3): 263–265. doi:10.1007/bf00497858.

Montoya, Z. T., A. L. Uhernik, and J. P. Smith. 2020. "Comparison of cannabidiol to citalopram in targeting fear memory in female mice." J Cannabis Res 2 (1): 48. doi:10.1186/s42238-020-00055-9.

Moreira, F. A., and F. S. Guimaraes. 2005. "Cannabidiol inhibits the hyperlocomotion induced by psychotomimetic drugs in mice." Eur J Pharmacol 512 (2–3):199–205. doi:10.1016/j.ejphar.2005.02.040.

Morgan, C. J., and H. V. Curran. 2008. "Effects of cannabidiol on schizophrenia-like symptoms in people who use cannabis." Br J Psychiatry 192 (4): 306–307. doi:10.1192/bjp.bp.107.046649.

Morgan, C. J., R. K. Das, A. Joye, H. V. Curran, and S. K. Kamboj. 2013. "Cannabidiol reduces cigarette consumption in tobacco smokers: Preliminary findings." Addict Behav 38 (9): 2433–2436. doi:10.1016/j.addbeh.2013.03.011.

Morgan, C. J. A., T. P. Freeman, C. Hindocha, G. Schafer, C. Gardner, and H. V. Curran. 2018. "Individual and combined effects of acute delta-9-tetrahydrocannabinol and cannabidiol on psychotomimetic symptoms and memory function." Transl Psychiatry 8 (1): 181. doi:10.1038/s41398-018-0191-x.

Morgan, C. J., T. P. Freeman, G. L. Schafer, and H. V. Curran. 2010. "Cannabidiol attenuates the appetitive effects of delta 9-tetrahydrocannabinol in humans smoking their chosen cannabis." Neuropsychopharmacology 35 (9): 1879–1885. doi:10.1038/npp.2010.58.

Morgan, C. J., C. Gardener, G. Schafer, S. Swan, C. Demarchi, T. P. Freeman, P. Warrington, I. Rupasinghe, A. Ramoutar, N. Tan, G. Wingham, S. Lewis, and H. V. Curran. 2012. "Sub-chronic impact of cannabinoids in street cannabis on cognition, psychotic-like symptoms and psychological well-being." Psychol Med 42 (2): 391–400. doi:10.1017/S0033291711001322.

Morgan, C. J., G. Schafer, T. P. Freeman, and H. V. Curran. 2010. "Impact of cannabidiol on the acute memory and psychotomimetic effects of smoked cannabis: Naturalistic study: naturalistic study [corrected]." Br J Psychiatry 197 (4): 285–290. doi:10.1192/bjp.bp.110.077503.

Morissette, F., V. Mongeau-Perusse, E. Rizkallah, R. Thebault, S. Lepage, S. Brissette, J. Bruneau, S. Dubreucq, E. Stip, J.F. Cailhier, D. Jutras-Aswad. 2021. "Exploring cannabidiol effects on inflammatory marker in individuals with cocaine use disorder: a randomized controlled trial." Neuropsychopharmacology 46 (12): 2101–2111. doi:10.1038/s41386-021-01098-z

Moulin, D. E., A. J. Clark, I. Gilron, M. A. Ware, C. P. Watson, B. J. Sessle, T. Coderre, P. K. Morley-Forster, J. Stinson, A. Boulanger, P. Peng, G. A. Finley, P. Taenzer, P. Squire, D. Dion, A. Cholkan, A. Gilani, A. Gordon, J. Henry, R. Jovey, M. Lynch, A. Mailis-Gagnon, A. Panju, G. B. Rollman, and A. Velly. 2007. "Pharmacological management of chronic neuropathic pain–consensus statement and guidelines from the Canadian Pain Society." Pain Res Manag 12 (1): 13–21. doi:10.1155/2007/730785.

Mukhopadhyay, P., M. Rajesh, B. Horvath, S. Batkai, O. Park, G. Tanchian, R. Y. Gao, V. Patel, D. A. Wink, L. Liaudet, G. Hasko, R. Mechoulam, and P. Pacher. 2011. "Cannabidiol protects against hepatic ischemia/reperfusion injury by attenuating inflammatory signaling and response, oxidative/nitrative stress, and cell death." Free Radic Biol Med 50 (10): 1368–1381. doi:10.1016/j.freeradbiomed.2011.02.021.

Murillo-Rodriguez, E., G. Arankowsky-Sandoval, N. B. Rocha, R. Peniche-Amante, A. B. Veras, S. Machado, and H. Budde. 2018. "Systemic injections of cannabidiol enhance acetylcholine levels from basal forebrain in rats." Neurochem Res 43 (8): 1511–1518. doi:10.1007/s11064-018-2565-0.

Murillo-Rodriguez, E., G. Arankowsky-Sandoval, R. G. Pertwee, L. Parker, and R. Mechoulam. 2020. "Sleep and neurochemical modulation by cannabidiolic acid methyl ester in rats." Brain Res Bull 155: 166–173. doi:10.1016/j.brainresbull.2019.12.006.

Murillo-Rodríguez, E., D. Millán-Aldaco, D. Cicconcelli, V. Giorgetti, G. Arankowsky-Sandoval, J. Alcaraz-Silva, C. Imperatori, S. Machado, H. Budde, and P. Torterolo. 2021. "Sleep-wake cycle disturbances and NeuN-altered expression in adult rats after cannabidiol treatments during adolescence." Psychopharmacology (Berl). 238 (6): 1437–1447. doi:10.1007/s00213-021-05769-z.

Murillo-Rodriguez, E., D. Millan-Aldaco, M. Palomero-Rivero, R. Mechoulam, and R. Drucker-Colin. 2006. "Cannabidiol, a constituent of Cannabis sativa, modulates sleep in rats." FEBS Lett 580 (18): 4337–4435. doi:10.1016 /j.febslet.2006.04.102.

Murillo-Rodriguez, E., D. Millan-Aldaco, M. Palomero-Rivero, R. Mec houlam, and R. Drucker-Colin. 2008. "The nonpsychoactive cannabis constituent cannabidiol is a wake-inducing agent." Behav Neurosci 122 (6): 1378–1382. doi:10.1037/a0013278.

Murillo-Rodriguez, E., D. Millan-Aldaco, M. Palomero-Rivero, D. Morales-Lara, R. Mechoulam, and R. Drucker-Colin. 2019. "Cannabidiol partially blocks the excessive sleepiness in hypocretin-deficient rats: Preliminary data." CNS Neurol Disord Drug Targets 18 (9): 705–712. doi:10.2174/1871527318666191021143300.

Murillo-Rodriguez, E., M. Palomero-Rivero, D. Millan-Aldaco, R. Mechoulam, and R. Drucker-Colin. 2011. "Effects on sleep and dopamine levels of microdialysis perfusion of cannabidiol into the lateral hypothalamus of rats." Life Sci 88 (11–12): 504–511. doi:10.1016/j.lfs.2011.01.013.

Murillo-Rodriguez, E., A. Sarro-Ramirez, D. Sanchez, S. Mijangos-Moreno, A. Tejeda-Padron, A. Poot-Ake, K. Guzman, E. Pacheco-Pantoja, and O. Arias-Carrion. 2014. "Potential effects of cannabidiol as a wake-promoting agent." Curr Neuropharmacol 12 (3): 269–272. doi:10.2174/1570159X11666131204235805.

Murkar, A., P. Kent, C. Cayer, J. James, T. Durst, and Z. Merali. 2019. "Cannabidiol and the remainder of the plant extract modulate the effects of delta9-tetrahydrocannabinol on fear memory reconsolidation." Front Behav Neurosci 13: 174. doi:10.3389/fnbeh.2019.00174.

Murphy, M., S. Mills, J. Winstone, E. Leishman, J. Wager-Miller, H. Bradshaw, and K. Mackie. 2017. "Chronic adolescent delta(9)-tetrahydrocannabinol treatment of male mice leads to long-term cognitive and behavioral dysfunction, which are prevented by concurrent cannabidiol treatment." Cannabis Cannabinoid Res 2 (1): 235–246. doi:10.1089/can.2017.0034.

Nadulski, T., F. Pragst, G. Weinberg, P. Roser, M. Schnelle, E. M. Fronk, and A. M. Stadelmann. 2005. "Randomized, double-blind, placebo-controlled study about the effects of cannabidiol (CBD) on the pharmacokinetics of delta9-tetrahydrocannabinol (THC) after oral application of THC verses standardized cannabis extract." Ther Drug Monit 27 (6): 799–810. doi:10.1097/01.ftd.0000177223.19294.5c.

Naftali, T. 2020. "An overview of cannabis-based treatment in Crohn's disease." Expert Rev Gastroenterol Hepatol 14 (4): 253–257. doi:10.1080/17474124.2020.1740590.

Naftali, T., L. Bar-Lev Schleider, I. Dotan, E. P. Lansky, F. Skleroversusky Benjaminov, and F. M. Konikoff. 2013. "Cannabis induces a clinical response in patients with Crohn's disease: A prospective placebo-controlled study." Clin Gastroenterol Hepatol 11 (10): 1276–1280 e1. doi:10.1016/j.cgh.2013.04.034.

Naftali, T., L. Bar-Lev Schleider, S. Almog, D. Meiri, and F. M. Konikoff. 2021. "Oral CBD-rich cannabis induces clinical but not endoscopic response in patients with Crohn's disease, a randomised controlled trial." Journal of Crohn's and Colitis 15 (11): 1799–1806. doi:10.1093/ecco-jcc/jjab069.

Naftali, T., R. Mechulam, A. Marii, G. Gabay, A. Stein, M. Bronshtain, I. Laish, F. Benjaminov, and F. M. Konikoff. 2017. "Low-dose cannabidiol is safe but not effective in the treatment for Crohn's disease, a randomized controlled trial." Dig Dis Sci 62 (6): 1615–1620. doi:10.1007/s10620-017-4540-z.

Nahler, G., F. Grotenhermen, A. W. Zuardi, and J. A. S. Crippa. 2017. "A conversion of oral cannabidiol to delta9-tetrahydrocannabinol seems not to occur in humans." Cannabis Cannabinoid Res 2 (1): 81–86. doi:10.1089/can.2017.0009.

National Academies of Sciences, Engineering, and Medicine; Health and Medicine Division; Board on Population Health and Public Health Practice; Committee on the Health Effects of Marijuana. 2017. The Health Effects of Cannabis and Cannabinoids: The Current State of Evidence and Recommendations for Research. Washington, DC: National Academies Press.

Navari, R. M., and M. Aapro. 2016. "Antiemetic prophylaxis for chemotherapy-induced nausea and vomiting." N Engl J Med 374 (14): 1356–1367. doi:10.1056/NEJMra1515442.

Neelakantan, H., R. J. Tallarida, Z. W. Reichenbach, R. F. Tuma, S. J. Ward, and E. A. Walker. 2015. "Distinct interactions of cannabidiol and morphine in three nociceptive behavioral models in mice." Behav Pharmacol 26 (3): 304–314. doi:10.1097/FBP.0000000000000119.

Nestler, E. J., and S. E. Hyman. 2010. "Animal models of neuropsychiatric disorders." Nat Neurosci 13 (10): 1161–1169. doi:10.1038/nn.2647.

Newmeyer, M. N., M. J. Swortwood, A. J. Barnes, O. A. Abulseoud, K. B. Scheidweiler, and M. A. Huestis. 2016. "Free and glucuronide whole blood cannabinoids' pharmacokinetics after controlled smoked, vaporized, and oral cannabis administration in frequent and occasional cannabis users: Identification of recent cannabis intake." Clin Chem 62 (12): 1579–1592. doi:10.1373/clinchem.2016.263475.

Nguyen, L. C., D. Yang, V. Nicolaescu, T. J. Best, H. Gula, D. Saxena, J. D. Gabbard, S.-N. Chen, T. Ohtsuki, J. B. Friesen, N. Drayman, A. Mohamed, C. Dann, D. Silva, L. Robinson-Mailman, A. Valdespino, L. Stock, E. Suarez, K. A. Jones, S.-A. Azizi, J. K. Demarco, W. E. Severson, C. D. Anderson, J. M. Millis, B. C. Dickinson, S. Tay, S. A. Oakes, G. F. Pauli, K. E. Palmer, The Natonal COVID Cohort Collaborative Consortium, D. O. Meltzer, G. Randall, and M. R. Rosner. 2022. "Cannabidiol inhibits SARS-CoV-2 replication through induction of the host ER stress and innate immune responses." Science Advances: eabi6110. doi:10.1126/sciadv.abi6110.

Nichols, J. M., and B. L. F. Kaplan. 2020. "Immune responses regulated by cannabidiol." Cannabis Cannabinoid Res 5: 12–31. doi:10.1089/can.2018.0073.

Nicholson, A. N., C. Turner, B. M. Stone, and P. J. Robson. 2004. "Effect of delta-9-tetrahydrocannabinol and cannabidiol on nocturnal sleep and early-morning behavior in young adults." J Clin Psychopharmacol 24 (3): 305–313. doi:10.1097/01.jcp.0000125688.05091.8f.

Nickles, M. A., and P. A. Lio. 2020. "Cannabinoids in dermatology: Hope or hype?" Cannabis and Cannabinoid Research 5 (4): 279–282. doi:10.1089/can.2019.0097.

Nitecka-Buchta, A., A. Nowak-Wachol, K. Wachol, K. Walczynska-Dragon, P. Olczyk, O. Batoryna, W. Kempa, and S. Baron. 2019. "Myorelaxant effect of transdermal cannabidiol application in patients with TMD: A randomized, double-blind trial." J Clin Med 8 (11): 1886. doi:10.3390/jcm8111886.

Nona, C. N., C. S. Hendershot, and B. Le Foll. 2019. "Effects of cannabidiol on alcohol-related outcomes: A review of preclinical and human research." Exp Clin Psychopharmacol 27 (4): 359–369. doi:10.1037/pha0000272.

Norrbrink Budh, C., I. Lund, P. Ertzgaard, A. Holtz, C. Hultling, R. Levi, L. Werhagen, and T. Lundeberg. 2003. "Pain in a Swedish spinal cord injury population." Clin Rehabil 17 (6): 685–690. doi:10.1191/0269215503cr664oa.

Norris, C., M. Loureiro, C. Kramar, J. Zunder, J. Renard, W. Rushlow, and S. R. Laviolette. 2016. "Cannabidiol modulates fear memory formation through interactions with serotonergic transmission in the mesolimbic system." Neuropsychopharmacology 41 (12): 2839–2850. doi:10.1038/npp.2016.93.

Notcutt, W., R. Langford, P. Davies, S. Ratcliffe, and R. Potts. 2012. "A placebo-controlled, parallel-group, randomized withdrawal study of subjects with symptoms of spasticity due to multiple sclerosis who are receiving long-term Sativex (nabiximols)." Mult Scler 18 (2): 219–228. doi:10.1177/1352458511419700.

Novotna, A., J. Mares, S. Ratcliffe, I. Novakova, M. Vachova, O. Zapletalova, C. Gasperini, C. Pozzilli, L. Cefaro, G. Comi, P. Rossi, Z. Ambler, Z. Stelmasiak, A. Erdmann, X. Montalban, A. Klimek, P. Davies, and Group Sativex Spasticity Study. 2011. "A randomized, double-blind, placebo-controlled, parallel-group, enriched-design study of nabiximols (Sativex), as add-on therapy, in subjects with refractory spasticity caused by multiple sclerosis." Eur J Neurol 18 (9): 1122–1131. doi:10.1111/j.1468-1331.2010.03328.x.

Nurmikko, T. J., M. G. Serpell, B. Hoggart, P. J. Toomey, B. J. Morlion, and D. Haines. 2007. "Sativex successfully treats neuropathic pain characterized by allodynia: A randomised, double-blind, placebo-controlled clinical trial." Pain 133 (1–3): 210–220. doi:10.1016/j.pain.2007.08.028.

O'Brien, L. D., C. L. Limebeer, E. M. Rock, G. Bottegoni, D. Piomelli, and L. A. Parker. 2013. "Anandamide transport inhibition by ARN272 attenuates nausea-induced behaviour in rats, and vomiting in shrews (Suncus murinus)." Br J Pharmacol 170 (5): 1130–1136. doi:10.1111/bph.12360.

O'Brien, L. D., K. L. Wills, B. Segsworth, B. Dashney, E. M. Rock, C. L. Limebeer, and L. A. Parker. 2013. "Effect of chronic exposure to rimonabant and phytocannabinoids on anxiety-like behavior and saccharin palatability." Pharmacol Biochem Behav 103 (3): 597–602. doi:10.1016/j.pbb.2012.10.008.

O'Connell, M., M. Sandgren, L. Frantzen, E. Bower, and B. Erickson. 2019. "Medical cannabis: Effects on opioid and benzodiazepine requirements for pain control." Ann Pharmacother 53 (11): 1081–1086. doi:10.1177/1060028019854221.

O'Neill, A., R. Wilson, G. Blest-Hopley, L. Annibale, M. Colizzi, M. Brammer, V. Giampietro, and S. Bhattacharyya. 2020. "Normalization of mediotemporal and prefrontal activity, and mediotemporal-striatal connectivity, may underlie antipsychotic effects of cannabidiol in psychosis." Psychol Med 51 (4): 596–606. doi:10.1017/S0033291719003519.

O'Shaughnessy, W. B. 1839. "On the prepartions of Indian hemp, or gunja (Cannabis indica); Their effects on the animal system in health, and their utility in the treatment of tentanus and other convulsive diseases." Br Foreign Med Rev.10 (19): 225–228.

Ohlsson, A., J. E. Lindgren, S. Andersson, S. Agurell, H. Gillespie, and L. E. Hollister. 1986. "Single-dose kinetics of deuterium-labelled cannabidiol in man after smoking and intravenous administration." Biomed Environ Mass Spectrom 13 (2): 77–83. doi:10.1002/bms.1200130206.

Olah, A., B. I. Toth, I. Borbiro, K. Sugawara, A. G. Szollosi, G. Czifra, B. Pal, L. Ambrus, J. Kloepper, E. Camera, M. Ludovici, M. Picardo, T. Voets, C. C. Zouboulis, R. Paus, and T. Biro. 2014. "Cannabidiol exerts sebostatic and antiinflammatory effects on human sebocytes." J Clin Invest 124 (9): 3713–3724. doi:10.1172/JCI64628.

Onaivi, E. S., M. R. Green, and B. R. Martin. 1990. "Pharmacological characterization of cannabinoids in the elevated plus maze." Journal of Pharmacology and Experimental Therapeutics 253 (3): 1002–1009.

Orzalli, M. H., and J. C. Kagan. 2017. "Apoptosis and necroptosis as host defense strategies to prevent viral infection." Trends Cell Biol 27 (11): 800–809. doi:10.1016/j.tcb.2017.05.007.

Osborne, A. L., N. Solowij, and K. Weston-Green. 2017. "A systematic review of the effect of cannabidiol on cognitive function: Relevance to schizophrenia." Neurosci Biobehav Rev 72: 310–324. doi:10.1016/j.neubiorev.2016.11.012.

Oviedo, A., J. Glowa, and M. Herkenham. 1993. "Chronic cannabinoid administration alters cannabinoid receptor binding in rat brain: A quantitative autoradiographic study." Brain Res 616 (1–2): 293–302. doi:10.1016/0006-8993(93)90220-h.

Owen, M. J., M. C. O'Donovan, A. Thapar, and N. Craddock. 2011. "Neurodevelopmental hypothesis of schizophrenia." Br J Psychiatry 198 (3): 173–175. doi:10.1192/bjp.bp.110.084384.

Pacher, P., N. M. Kogan, and R. Mechoulam. 2020. "Beyond THC and endocannabinoids." Annu Rev Pharmacol Toxicol 60: 637–659. doi:10.1146/annurev-pharmtox-010818-021441.

Palmieri, B., C. Laurino, and M. Vadala. 2017. "Short-term efficacy of CBD-enriched hemp oil in girls with dysautonomic syndrome after human papillomavirus vaccination." Isr Med Assoc J 19 (2): 79–84.

Pan, H., P. Mukhopadhyay, M. Rajesh, V. Patel, B. Mukhopadhyay, B. Gao, G. Hasko, and P. Pacher. 2009. "Cannabidiol attenuates cisplatin-induced nephrotoxicity by decreasing oxidative/nitrosative stress, inflammation, and cell death." J Pharmacol Exp Ther 328 (3): 708–714. doi:10.1124/jpet.108.147181.

Panozzo, S., B. L. A. Collins, J. Weil, J. Whyte, M. Barton, M. Coperchini, M. Rametta, and J. Philip. 2020. "Who is asking about medicinal cannabis in palliative care?" Internal Medicine Journal 50 (2): 243–246. doi:10.1111/imj.14732.

Paolicelli, D., V. Direnzo, A. Manni, M. D'Onghia, C. Tortorella, S. Zoccolella, V. Di Lecce, A. Iaffaldano, and M. Trojano. 2016. "Long-term data of efficacy, safety, and tolerability in a real-life setting of THC/CBD oromucosal spray-treated multiple sclerosis patients." J Clin Pharmacol 56 (7): 845–851. doi:10.1002/jcph.670.

Paria, B. C., S. K. Das, and S. K. Dey. 1995. "The preimplantation mouse embryo is a target for cannabinoid ligand-receptor signaling." Proc Natl Acad Sci USA 92 (21): 9460–9464. doi:10.1073/pnas.92.21.9460.

Parker, L. A. 2014. "Conditioned flavor avoidance and conditioned gaping: rat models of conditioned nausea." Eur J Pharmacol 722: 122–133. doi:10.1016/j.ejphar.2013.09.070.

Parker, L. A., P. Burton, R. E. Sorge, C. Yakiwchuk, and R. Mechoulam. 2004. "Effect of low doses of delta9-tetrahydrocannabinol and cannabidiol on the extinction of cocaine-induced and amphetamine-induced conditioned place preference learning in rats." Psychopharmacology (Berl) 175 (3): 360–366. doi:10.1007/s00213-004-1825-7.

Parker, L. A., M. Kwiatkowska, P. Burton, and R. Mechoulam. 2004. "Effect of cannabinoids on lithium-induced vomiting in the Suncus murinus (house musk shrew)." Psychopharmacology (Berl) 171 (2): 156–161. doi:10.1007/s00213-003-1571-2.

Parker, L. A., and R. Mechoulam. 2003. "Cannabinoid agonists and antagonists modulate lithium--induced conditioned gaping in rats." Integr Physiol Behav Sci. 38 (2): 133–145.

Parker, L. A., R. Mechoulam, and C. Schlievert. 2002. "Cannabidiol, a non-psychoactive component of cannabis and its synthetic dimethylheptyl homolog suppress nausea in an experimental model with rats." Neuroreport 13 (5): 567–570. doi:10.1097/00001756-200204160-00006.

Patrician, A., M. Versic-Bratincevic, T. Mijacika, I. Banic, M. Marendic, D. Sutlovic, Z. Dujic, and P. N. Ainslie. 2019. "Examination of a new delivery approach for oral cannabidiol in healthy subjects: A randomized, double-blinded, placebo-controlled pharmacokinetics study." Adv Ther 36 (11): 3196–3210. doi:10.1007/s12325-019-01074-6.

Patti, F., S. Messina, C. Solaro, M. P. Amato, R. Bergamaschi, S. Bonavita, R. Bruno Bossio, V. Brescia Morra, G. F. Costantino, P. Cavalla, D. Centonze, G. Comi, S. Cottone, M. Danni, A. Francia, A. Gajofatto, C. Gasperini, A. Ghezzi, A. Iudice, G. Lus, G. T. Maniscalco, M. G. Marrosu, M. Matta, M. Mirabella, E. Montanari, C. Pozzilli, M. Rovaris, E. Sessa, D. Spitaleri, M. Trojano, P. Valentino, M. Zappia, and Sa Fe Study Group. 2016. "Efficacy and safety of cannabinoid oromucosal spray for multiple sclerosis spasticity." J Neurol Neurosurg Psychiatry 87 (9): 944–951. doi:10.1136/jnnp-2015-312591.

Paudel, K. S., D. C. Hammell, R. U. Agu, S. Valiveti, and A. L. Stinchcomb. 2010. "Cannabidiol bioavailability after nasal and transdermal application: Effect of permeation enhancers." Drug Dev Ind Pharm 36 (9): 1088–1097. doi:10.3109/03639041003657295.

Pazos, M. R., V. Cinquina, A. Gomez, R. Layunta, M. Santos, J. Fernandez-Ruiz, and J. Martinez -Orgado. 2012. "Cannabidiol administration after hypoxia-ischemia to newborn rats reduces long-term brain injury and restores neurobehavioral function." Neuropharmacology 63 (5): 776–783. doi:10.1016/j.neuropharm.2012.05.034.

Pazos, M. R., N. Mohammed, H. Lafuente, M. Santos, E. Martinez-Pinilla, E. Moreno, E. Valdizan, J. Romero, A. Pazos, R. Franco, C. J. Hillard, F. J. Alvarez, and J. Martinez-Orgado. 2013. "Mechanisms of cannabidiol neuroprotection in hypoxic-ischemic newborn pigs: Role of 5HT(1A) and CB2 receptors." Neuropharmacology 71: 282–291. doi:10.1016/j.neuropharm.2013.03.027.

Pedrazzi, J. F., A. C. Issy, F. V. Gomes, F. S. Guimaraes, and E. A. Del-Bel. 2015. "Cannabidiol effects in the prepulse inhibition disruption induced by amphetamine." Psychopharmacology (Berl) 232 (16): 3057–3065. doi:10.1007/s00213-015-3945-7.

Pellow, S., P. Chopin, S. E. File, and M. Briley. 1985. "Validation of open:closed arm entries in an elevated plus-maze as a measure of anxiety in the rat." J Neurosci Methods 14 (3): 149–167. doi:10.1016/0165-0270(85)90031-7.

Peres, F. F., M. C. Diana, R. Levin, M. A. Suiama, V. Almeida, A. M. Vendramini, C. M. Santos, A. W. Zuardi, J. E. C. Hallak, J. A. Crippa, and V. C. Abilio. 2018. "Cannabidiol administered during peri-adolescence prevents behavioral abnormalities in an animal model of schizophrenia." Front Pharmacol 9: 901. doi:10.3389/fphar.2018.00901.

Pertwee, R. G. 2008. "The diverse CB1 and CB2 receptor pharmacology of three plant cannabinoids: delta9-tetrahydrocannabinol, cannabidiol and delta9-tetrahydrocannabivarin." Br J Pharmacol 153 (2): 199–215. doi:10.1038/sj.bjp.0707442.

Pertwee, R. G., E. M. Rock, K. Guenther, C. L. Limebeer, L. A. Stevenson, C. Haj, R. Smoum, L. A. Parker, and R. Mechoulam. 2018. "Cannabidiolic acid methyl ester, a stable synthetic analogue of cannabidiolic acid, can produce 5-HT." Br J Pharmacol 175 (1): 100–112. doi:10.1111/bph.14073.

Petrzilka, T. W., W. Haefliger, c. Sikemeir, G. Ohloff, and A. Eschenmoser. 1967. "Synthese und chiralitat des (–) cannabidiols." Helv Chim Acta 50: 719–723.

Philpott, H. T., M. O'Brien, and J. J. McDougall. 2017. "Attenuation of early phase inflammation by cannabidiol prevents pain and nerve damage in rat osteoarthritis." Pain 158 (12): 2442–2451. doi:10.1097/j.pain.0000000000001052.

Pinto, J. V., G. Saraf, C. Frysch, D. Vigo, K. Keramatian, T. Chakrabarty, R. W. Lam, M. Kauer-Sant'Anna, and L. N. Yatham. 2020. "Cannabidiol as a treatment for mood disorders: A systematic review." Can J Psychiatry 65 (4): 213–227. doi:10.1177/0706743719895195.

Piper, B. J. 2018. "Mother of berries, ACDC, or chocolope: Examination of the strains used by medical cannabis patients in New England." J Psychoactive Drugs 50 (2): 95–104. doi:10.1080/02791072.2017.1390179.

Pisanti, S., A. M. Malfitano, E. Ciaglia, A. Lamberti, R. Ranieri, G. Cuomo, M. Abate, G. Faggiana, M. C. Proto, D. Fiore, C. Laezza, and M. Bifulco. 2017. "Cannabidiol: State of the art and new challenges for therapeutic applications." Pharmacol Ther 175: 133–150. doi:10.1016/j.pharmthera.2017.02.041.

Poli-Bigelli, S., J. Rodrigues-Pereira, A. D. Carides, G. Julie Ma, K. Eldridge, A. Hipple, J. K. Evans, K. J. Horgan, F. Lawson, and Group Aprepitant Protocol 054 Study. 2003. "Addition of the neurokinin 1 receptor antagonist aprepitant to standard antiemetic therapy improves control of chemotherapy-induced nausea and vomiting. Results from a randomized, double-blind, placebo-controlled trial in Latin America." Cancer 97 (12): 3090–3098. doi:10.1002/cncr.11433.

Porsolt, R. D., G. Anton, N. Blavet, and M. Jalfre. 1978. "Behavioural despair in rats: A new model sensitive to antidepressant treatments." Eur J Pharmacol 47 (4): 379–391. doi:10.1016/0014-2999(78)90118-8.

Porsolt, R. D., M. Le Pichon, and M. Jalfre. 1977. "Depression: A new animal model sensitive to antidepressant treatments." Nature 266 (5604): 730–732. doi:10.1038/266730a0.

Portenoy, R. K., E. D. Ganae-Motan, S. Allende, R. Yanagihara, L. Shaiova, S. Weinstein, R. McQuade, S. Wright, and M. T. Fallon. 2012. "Nabiximols for opioid-treated cancer patients with poorly-controlled chronic pain: A randomized, placebo-controlled, graded-dose trial." J Pain 13 (5): 438–449. doi:10.1016/j.jpain.2012.01.003.

Porter, B. E., and C. Jacobson. 2013. "Report of a parent survey of cannabidiol-enriched cannabis use in pediatric treatment-resistant epilepsy." Epilepsy Behav 29 (3): 574–577. doi:10.1016/j.yebeh.2013.08.037.

Press, C. A., K. G. Knupp, and K. E. Chapman. 2015. "Parental reporting of response to oral cannabis extracts for treatment of refractory epilepsy." Epilepsy Behav 45: 49–52. doi:10.1016/j.yebeh.2015.02.043.

Pryce, G., and D. Baker. 2014. "Cannabis and multiple sclerosis." In Handbook of Cannabis, edited by Roger G. Pertwee, 487–501. Oxford: Oxford University Press.

Pucci, M., C. Rapino, A. Di Francesco, E. Dainese, C. D'Addario, and M. Maccarrone. 2013. "Epigenetic control of skin differentiation genes by phytocannabinoids." Br J Pharmacol 170 (3): 581–591. doi:10.1111/bph.12309.

Qian, Y., T. K. Gilliland, and J. S. Markowitz. 2020. "The influence of carboxylesterase 1 polymorphism and cannabidiol on the hepatic metabolism of heroin." Chem Biol Interact 316: 108914. doi:10.1016/j.cbi.2019.108914.

Raj, V., J. G. Park, K. H. Cho, P. Choi, T. Kim, J. Ham, and J. Lee. 2021. "Assessment of antiviral potencies of cannabinoids against SARS-CoV-2 using computational and in vitro approaches." Int J Biol Macromol 168: 474–485. doi:10.1016/j.ijbiomac.2020.12.020.

Rajesh, M., P. Mukhopadhyay, S. Batkai, V. Patel, K. Saito, S. Matsumoto, Y. Kashiwaya, B. Horvath, B. Mukhopadhyay, L. Becker, G. Hasko, L. Liaudet, D. A. Wink, A. Veves, R. Mechoulam, and P. Pacher. 2010. "Cannabidiol attenuates cardiac dysfunction, oxidative stress, fibrosis, and inflammatory and cell death signaling pathways in diabetic cardiomyopathy." J Am Coll Cardiol 56 (25): 2115–2125. doi:10.1016/j.jacc.2010.07.033.

Ramer, R., and B. Hinz. 2017. "Cannabinoids as anticancer drugs." Adv Pharmacol 80: 397–436. doi:10.1016/bs.apha.2017.04.002.

Raymundi, A. M., T. R. da Silva, A. R. Zampronio, F. S. Guimaraes, L. J. Bertoglio, and C. A. J. Stern. 2020. "A time-dependent contribution of hippocampal CB1, CB2 and PPAR gamma receptors to cannabidiol-induced disruption of fear memory consolidation." Br J Pharmacol 177 (4): 945–957. doi:10.1111/bph.14895.

RECOVERY Collaborative Group. 2021. "Dexamethasone in hospitalized patients with Covid-19." New England Journal of Medicine 384 (8): 693–704. doi:10.1056/NEJMoa2021436

Reilly, D., P. Didcott, W. Swift, and W. Hall. 1998. "Long-term cannabis use: Characteristics of users in an Australian rural area." Addiction 93 (6): 837–846. doi:10.1046/j.1360-0443.1998.9368375.x.

Reiss, C. S. 2010. "Cannabinoids and viral infections." Pharmaceuticals (Basel) 3 (6): 1873–1886. doi:10.3390/ph3061873.

Ren, Y., J. Whittard, A. Higuera-Matas, C. V. Morris, and Y. L. Hurd. 2009. "Cannabidiol, a nonpsychotropic component of cannabis, inhibits cue-induced heroin seeking and normalizes discrete mesolimbic neuronal disturbances." J Neurosci 29 (47): 14764–14769. doi:10.1523/JNEUROSCI.4291-09.2009.

Renard, J., M. Loureiro, L. G. Rosen, J. Zunder, C. de Oliveira, S. Schmid, W. J. Rushlow, and S. R. Laviolette. 2016. "Cannabidiol counteracts amphetamine-induced neuronal and behavioral sensitization of the mesolimbic dopamine pathway through a novel mTOR/p70S6 kinase signaling pathway." J Neurosci 36 (18): 5160–5169. doi:10.1523/JNEUROSCI.3387-15.2016.

Renard, J., C. Norris, W. Rushlow, and S. R. Laviolette. 2017. "Neuronal and molecular effects of cannabidiol on the mesolimbic dopamine system: Implications for novel schizophrenia treatments." Neurosci Biobehav Rev 75: 157–165. doi:10.1016/j.neubiorev.2017.02.006.

Resstel, L. B., S. R. Joca, F. A. Moreira, F. M. Correa, and F. S. Guimaraes. 2006. "Effects of cannabidiol and diazepam on behavioral and cardiovascular responses induced by contextual conditioned fear in rats." Behav Brain Res 172 (2): 294–298. doi:10.1016/j.bbr.2006.05.016.

Resstel, L. B., R. F. Tavares, S. F. Lisboa, S. R. Joca, F. M. Correa, and F. S. Guimaraes. 2009. "5-HT1A receptors are involved in the cannabidiol-induced attenuation of behavioural and cardiovascular responses to acute restraint stress in rats." Br J Pharmacol 156 (1): 181–188. doi:10.1111/j. 1476–5381.2008.00046.x.

Reus, G. Z., R. B. Stringari, K. F. Ribeiro, T. Luft, H. M. Abelaira, G. R. Fries, B. W. Aguiar, F. Kapczinski, J. E. Hallak, A. W. Zuardi, J. A. Crippa, and J. Quevedo. 2011. "Administration of cannabidiol and imipramine induces antidepressant-like effects in the forced swimming test and increases brain-derived neurotrophic factor levels in the rat amygdala." Acta Neuropsychiatr 23 (5): 241–248. doi:10.1111/j.1601–5215.2011.00579.x.

Reynolds, J. R. 1868. "Therapeutical uses and toxic effects of Cannabis indica." Lancet 1:637–638.

Ribeiro, A., V. I. Almeida, C. Costola-de-Souza, V. Ferraz-de-Paula, M. L. Pinheiro, L. B. Vitoretti, J. Gimenes-Junior, A. T. Akamine, J. A. Crippa, W. Tavares-de-Lima, and J. Palermo-Neto. 2015. "Cannabidiol improves lung function and inflammation in mice submitted to LPS-induced acute lung injury." Immunopharmacology and Immunotoxicology 37 (1): 35–41. doi:10.3109/08923973.2014.976794

Ribeiro, A., V. Ferraz-de-Paula, M. L. Pinheiro, L. B. Vitoretti, D. P. Mariano-Souza, W. M. Quinteiro-Filho, A. T. Akamine, V. I. Almeida, J. Quevedo, F. Dal-Pizzol, J. E. Hallak, A. W. Zuardi, J. A. Crippa, and J. Palermo-Neto. 2012. "Cannabidiol, a non-psychotropic plant-derived cannabinoid, decreases inflammation in a murine model of acute lung injury: Role for the adenosine A(2A) receptor." Eur J Pharmacol 678 (1–3): 78–85. doi:10.1016/j.ejphar.2011.12.043.

Richards, J. R. 2017. "Cannabinoid hyperemesis syndrome: A disorder of the HPA axis and sympathetic nervous system?" Med Hypotheses 103: 90–95. doi:10.1016/j.mehy.2017.04.018.

Riedel, G., P. Fadda, S. McKillop-Smith, R. G. Pertwee, B. Platt, and L. Robinson. 2009. "Synthetic and plant-derived cannabinoid receptor antagonists show hypophagic properties in fasted and non-fasted mice." Br J Pharmacol 156 (7): 1154–1166. doi:10.1111/j.1476–5381.2008.00107.x.

Rock, E. M., D. Bolognini, C. L. Limebeer, M. G. Cascio, S. Anavi-Goffer, P.J. Fletcher, R. Mechoulam, R. G. Pertwee, and L. A. Parker. 2012. "Cannabidiol, a non-psychotropic component of cannabis, attenuates vomiting and nausea-like behaviour via indirect agonism of 5-HT(1A) somatodendritic autoreceptors in the dorsal raphe nucleus." British Journal of Pharmacology 165 (8): 2620–2634. doi:10.1111/j.1476–5381.2011.01621.x.

Rock, E. M., C. Connolly, C. L. Limebeer, and L. A. Parker. 2016. "Effect of combined oral doses of Δ(9)-tetrahydrocannabinol (THC) and cannabidiolic acid (CBDA) on acute and anticipatory nausea in rat models." Psychopharmacology (Berl) 233 (18): 3353–3360. doi:10.1007/s00213-016-4378-7.

Rock, E. M., J. M. Goodwin, C. L. Limebeer, A. Breuer, R. G. Pertwee, R. Mechoulam, and L. A. Parker. 2011. "Interaction between non-psychotropic cannabinoids in marihuana: Effect of cannabigerol (CBG) on the anti-nausea or anti-emetic effects of cannabidiol (CBD) in rats and shrews." Psychopharmacology (Berl) 215 (3): 505–512. doi:10.1007 /s00213-010-2157-4.

Rock, E. M., C. L. Limebeer, R. Mechoulam, D. Piomelli, and L. A. Parker. 2008. "The effect of cannabidiol and URB597 on conditioned gaping (a model of nausea) elicited by a lithium-paired context in the rat." Psychopharmacology (Berl) 196 (3): 389–395. doi:10.1007/s00213-007-0970-1.

Rock, E. M., C. L. Limebeer, R. Navaratnam, M. A. Sticht, N. Bonner, K. Engeland, R. Downey, H. Morris, M. Jackson, and L. A. Parker. 2014. "A comparison of cannabidiolic acid with other treatments for anticipatory nausea using a rat model of contextually elicited conditioned gaping." Psychopharmacology (Berl) 231 (16): 3207–3215. doi:10.1007/s00213-014-3498-1.

Rock, E. M., C. L. Limebeer, and L. A. Parker. 2015. "Effect of combined doses of Δ(9)-tetrahydrocannabinol (THC) and cannabidiolic acid (CBDA) on acute and anticipatory nausea using rat (Sprague-Dawley) models of conditioned gaping." Psychopharmacology (Berl) 232 (24): 4445–4454. doi:10.1007/s00213-015-4080-1.

Rock, E. M., C. L. Limebeer, and L. A. Parker. 2018. "Effect of cannabidiolic acid and (9)-tetrahydrocannabinol on carrageenan-induced hyperalgesia and edema in a rodent model of inflammatory pain." Psychopharmacology (Berl) 235 (11): 3259–3271. doi:10.1007/s00213-018-5034-1.

Rock, E. M., C. L. Limebeer, G. N. Petrie, L. A. Williams, R. Mechoulam, and L. A. Parker. 2017. "Effect of prior foot shock stress and delta(9)-tetrahydrocannabinol, cannabidiolic acid, and cannabidiol on anxiety-like responding in the light-dark emergence test in rats." Psychopharmacology (Berl) 234 (14): 2207–2217. doi:10.1007/s00213-017-4626-5.

Rock, E. M., and L. A. Parker. 2013. "Effect of low doses of cannabidiolic acid and ondansetron on LiCl-induced conditioned gaping (a model of nausea-induced behaviour) in rats." Br J Pharmacol. 169 (3): 685–692. doi:10.1111/bph.12162.

Rock, E. M., and L. A. Parker. 2015. "Synergy between cannabidiol, cannabidiolic acid, and delta(9)--tetrahydrocannabinol in the regulation of emesis in the Suncus murinus (house musk shrew)." Behav Neurosci 129 (3): 368–370. doi:10.1037/bne0000057.

Rock, E. M., M. T. Sullivan, S. A. Collins, H. Goodman, C. L. Limebeer, R. Mechoulam, and L. A. Parker. 2020. "Evaluation of repeated or acute treatment with cannabidiol (CBD), cannabidiolic acid (CBDA) or CBDA methyl ester (HU-580) on nausea and/or vomiting in rats and shrews." Psychopharmacology (Berl) 237 (9): 2621–2631. doi:10.1007 /s00213-020-05559-z.

Rock, E. M., M. T. Sullivan, S. Pravato, M. Pratt, C. L. Limebeer, and L. A. Parker. 2020. "Effect of combined doses of delta(9)-tetrahydrocannabinol and cannabidiol or tetrahydrocannabinolic acid and cannabidiolic acid on acute nausea in male Sprague-Dawley rats." Psychopharmacology (Berl) 237 (3): 901–914. doi:10.1007/s00213-019-05428-4.

Rodrigues da Silva, N., F. V. Gomes, A. B. Sonego, and F. S. Guimaraes. 2020. "Cannabidiol attenuates behavioral changes in a rodent model of schizophrenia through 5-HT1A, but not CB1 and CB2 receptors." Pharmacol Res 156: 104749. doi:10.1016/j.phrs.2020.104749. Rodriguez-Munoz, M., Y. Onetti, E. Cortes-Montero, J. Garzon, and P. Sanchez-Blazquez. 2018. "Cannabidiol enhances morphine antinociception, diminishes NMDA-mediated seizures and reduces stroke damage via the sigma 1 receptor." Mol Brain 11 (1): 51. doi:10.1186/s13041-018-0395-2.

Rog, D. J., T. J. Nurmikko, T. Friede, and C. A. Young. 2005. "Randomized, controlled trial of cannabis-based medicine in central pain in multiple sclerosis." Neurology 65 (6): 812–819. doi:10.1212/01.wnl.0000176753.45410.8b.

Romero, J., F. Berrendero, J. Manzanares, A. Pérez, J. Corchero, J. A. Fuentes, J. J. Fernández-Ruiz, and J. A. Ramos. 1998. "Time-course of the cannabinoid receptor down-regulation in the adult rat brain caused by repeated exposure to delta9-tetrahydrocannabinol." Synapse 30 (3): 298–308. doi:10.1002/(sici)1098–2396(199811)30:3<298:aid-syn7>3.0.co;2–6.

Rosenkrantz, H., R. W. Fleischman, and R. J. Grant. 1981. "Toxicity of short-term administration of cannabinoids to rhesus monkeys." Toxicol Appl Pharmacol 58 (1): 118–131. doi:10.1016/0041–008x(81)90122–8.

Rosenthal, M. S. 1972. "Clinical effects of marijuana on the young: A call for more systematic clinical inquiry." Int J Psychiatry 10 (2): 75–77.

Roser, P., J. Gallinat, G. Weinberg, G. Juckel, I. Gorynia, and A. M. Stadelmann. 2009. "Psychomotor performance in relation to acute oral administration of delta9-tetrahydrocannabinol and standardized cannabis extract in healthy human subjects." Eur Arch Psychiatry Clin Neurosci 259 (5): 284–292. doi:10.1007/s00406-009-0868-5.

Ross, D. A., M. R. Arbuckle, M. J. Travis, J. B. Dwyer, G. I. van Schalkwyk, and K. J. Ressler. 2017. "An integrated neuroscience perspective on formulation and treatment planning for posttraumatic stress disorder: An educational review." JAMA Psychiatry 74 (4): 407–415. doi:10.1001/jamapsychiatry.2016.3325.

Rossignoli, M. T., C. Lopes-Aguiar, R. N. Ruggiero, R. A. Do Val da Silva, L. S. Bueno-Junior, L. Kandratavicius, J. E. Peixoto-Santos, J. A. Crippa, J. E. Cecilio Hallak, A. W. Zuardi, R. E. Szawka, J. Anselmo-Franci, J. P. Leite, and R. N. Romcy-Pereira. 2017. "Selective post-training time window for memory consolidation interference of cannabidiol into the prefrontal cortex: Reduced dopaminergic modulation and immediate gene expression in limbic circuits." Neuroscience 350: 85–93. doi:10.1016/j.neuroscience.2017.03.019.

Ruan, Q., K. Yang, W. Wang, L. Jiang, and J. Song. 2020. "Clinical predictors of mortality due to COVID-19 based on an analysis of data of 150 patients from Wuhan, China." Intensive Care Medicine 46 (5): 846–848. doi:10.1007/s00134-020-05991-x.

Rubino, T., L. Tizzoni, D. Vigan., P. Massi, and D. Parolaro. 1997. "Modulation of rat brain cannabinoid receptors after chronic morphine treatment." Neuroreport 8 (15): 3219–3223. doi:10.1097/00001756-199710200-00007.

Rudd, J. A., E. Nalivaiko, N. Matsuki, C. Wan, and P. L. R. Andrews. 2015. "The involvement of TRPV1 in emesis and anti-emesis." Temperature 2 (2): 258–276. doi:10.1080/23328940.2015.1043042.

Runner, R. P., A. N. Luu, N. A. Nassif, T. S. Scudday, J. J. Patel, S. L. Barnett, and R. S. Gorab. 2020. "Use of tetrahydrocannabinol and cannabidiol products in the perioperative period around primary unilateral total hip and knee arthroplasty." J Arthroplasty 35 (6S): S138–S143. doi:10.1016/j.arth.2020.01.077.

Russo, E. B. 2017. "Cannabidiol claims and misconceptions." Trends Pharmacol Sci 38 (3): 198–201. doi:10.1016/j.tips.2017.03.006.

Russo, E. B., A. Burnett, B. Hall, and K. K. Parker. 2005. "Agonistic properties of cannabidiol at 5-HT1a receptors." Neurochem Res 30 (8): 1037–1043. doi:10.1007/s11064-005-6978-1.

Russo, E. B., C. Spooner, L. May, R. Leslie, and V. L. Whiteley. 2021. "Cannabinoid hyperemesis syndrome survey and genomic investigation." Online ahead of print. Cannabis Cannabinoid Res doi:10.1089 /can.2021.0046.

Russo, E. B., G. W. Guy, and P. J. Robson. 2007. "Cannabis, pain, and sleep: Lessons from therapeutic clinical trials of Sativex, a cannabis-based medicine." Chem Biodivers 4 (8): 1729–1743. doi:10.1002/cbdv.200790150.

Russo, E. B., A. Burnett, B. Hall, and Parker K. K. 2005. "Agonistic properties of cannabidiol at 5-HT1a receptors." Neurochem Res 30: 1037–1043. doi:10.1007/s11064-005-6978-1.

Ryberg, E., N. Larsson, S. Sjogren, S. Hjorth, N. O. Hermansson, J. Leonova, T. Elebring, K. Nilsson, T. Drmota, and P. J. Greasley. 2007. "The orphan receptor GPR55 is a novel cannabinoid receptor." Br J Pharmacol 152 (7): 1092–1101. doi:10.1038/sj.bjp.0707460.

Saft, C., S. M. von Hein, T. Lucke, C. Thiels, M. Peball, A. Djamshidian, B. Heim, and K. Seppi. 2018. "Cannabinoids for treatment of dystonia in Huntington's disease." J Huntington's Dis 7 (2): 167–173. doi:10.3233 /JHD-170283.

Sales, A. J., C. C. Crestani, F. S. Guimaraes, and S. R. L. Joca. 2018. "Antidepressant-like effect induced by cannabidiol is dependent on brain serotonin levels." Prog Neuropsychopharmacol Biol Psychiatry 86: 255–261. doi:10.1016/j.pnpbp.2018.06.002.

Sales, A. J., M. V. Fogaca, A. G. Sartim, V. S. Pereira, G. Wegener, F. S. Guimaraes, and S. R. L. Joca. 2019. "Cannabidiol induces rapid and sustained antidepressant-like effects through increased BDNF signaling and synaptogenesis in the prefrontal cortex." Mol Neurobiol 56 (2): 1070–1081. doi:10.1007/s12035-018-1143-4.

Sales, A. J., F. S. Guimar.es, and S. R. L. Joca. 2020. "CBD modulates DNA methylation in the prefrontal cortex and hippocampus of mice exposed to forced swim." Behav Brain Res 388: 112627. doi:10.1016/j.bbr.2020.112627.

Samara, E., M. Bialer, and R. Mechoulam. 1988. "Pharmacokinetics of cannabidiol in dogs." Drug Metab Dispos 16 (3): 469–472.

Sanmartin, P. E., and K. Detyniecki. 2018. "Cannabidiol for epilepsy: New hope on the horizon?" Clin Ther 40 (9): 1438–1441. doi:10.1016/j.clinthera.2018.07.020.

Santavy, F. 1964. "Notes on the structures of cannabidiol compounds." Acta Univ Palackianae Olamuc 35:5–6.

Scarante, F. F., M. A. Ribeiro, A. F. Almeida-Santos, F. S. Guimaraes, and A. C. Campos. 2020. "Glial cells and their contribution to the mechanisms of action of cannabidiol in neuropsychiatric disorders." Front Pharmacol 11:618065. doi:10.3389/fphar.2020.618065.

Scherma, M., L. V. Panlilio, P. Fadda, L. Fattore, I. Gamaleddin, B. Le Foll, Z. Justinov., E. Mikics, J. Haller, J. Medalie, J. Stroik, C. Barnes, S. Yasar, G. Tanda, D. Piomelli, W. Fratta, and S. R. Goldberg. 2008 "Inhibition of anandamide hydrolysis by cyclohexyl carbamic acid 3'-carbamoyl-3-yl ester (URB597) reverses abuse-related behavioral and neurochemical effects of nicotine in rats." J Pharmacol Exp Ther 327: 482–490. doi:10.1124/jpet.108.142224.

Schiavon, A. P., J. M. Bonato, H. Milani, F. S. Guimaraes, and R. M. Weffort de Oliveira. 2016. "Influence of single and repeated cannabidiol administration on emotional behavior and markers of cell proliferation and neurogenesis in non-stressed mice." Prog Neuropsychopharmacol Biol Psychiatry 64: 27–34. doi:10.1016/j.pnpbp.2015.06.017.

Schicho, R., and M. Storr. 2012. "Topical and systemic cannabidiol improves trinitrobenzene sulfonic acid colitis in mice." Pharmacology 89 (3–4): 149–155. doi:10.1159/000336871.

Schilling, J. M., C. G. Hughes, M. S. Wallace, M. Sexton, M. Backonja, and T. Moeller-Bertram. 2021. "Cannabidiol as a treatment for chronic pain: A survey of patients' perspectives and attitudes." J Pain Res 14: 1241–1250. doi:10.2147/jpr.s278718.

Schleicher, E. M., F. W. Ott, M. Muller, B. Silcher, M. E. Sichler, M. J. Low, J. M. Wagner, and Y. Bouter. 2019. "Prolonged cannabidiol treatment lacks on detrimental effects on memory, motor performance and anxiety in C57BL/6J mice." Front Behav Neurosci 13: 94. doi:10.3389/fnbeh.2019.00094.

Schneider, T., L. Zurbriggen, M. Dieterle, E. Mauermann, P. Frei, K. Mercer-Chalmers-Bender, and W. Ruppen. 2022. "Pain response to cannabidiol in induced acute nociceptive pain, allodynia, and hyperalgesia by using a model mimicking acute pain in healthy adults in a randomized trial (CA-NAB I)." Pain 163 (1): e62–e71. doi:10.1097/j.pain.0000000000002310.

Schoevers, J., J. E. Leweke, and F. M. Leweke. 2020. "Cannabidiol as a treatment option for schizophrenia: Recent evidence and current studies." Curr Opin Psychiatry 33 (3): 185–191. doi:10.1097/YCO.0000000000000596.

Schofield, D., C. Tennant, L. Nash, L. Degenhardt, A. Cornish, C. Hobbs, and G. Brennan. 2006. "Reasons for cannabis use in psychosis." Aust NZ J Psychiatry 40 (6–7): 570–574. doi:10.1080/j.1440–1614.2006.01840.x.

Schubart, C. D., I. E. Sommer, W. A. van Gastel, R. L. Goetgebuer, R. S. Kahn, and M. P. Boks. 2011. "Cannabis with high cannabidiol content is associated with fewer psychotic experiences." Schizophr Res 130 (1–3): 216–221. doi:10.1016/j.schres.2011.04.017.

Scopinho, A. A., F. S. Guimaraes, F. M. Correa, and L. B. Resstel. 2011. "Cannabidiol inhibits the hyperphagia induced by cannabinoid-1 or serotonin-1A receptor agonists." Pharmacol Biochem Behav 98 (2): 268–272. doi:10.1016/j.pbb.2011.01.007.

Serpell, M. G., W. Notcutt, and C. Collin. 2013. "Sativex long-term use: An open-label trial in patients with spasticity due to multiple sclerosis." J Neurol 260 (1): 285–295. doi:10.1007/s00415-012-6634-z.

Serpell, M., S. Ratcliffe, J. Hovorka, M. Schofield, L. Taylor, H. Lauder, and E. Ehler. 2014. "A double-blind, randomized, placebo-controlled, parallel group study of THC/CBD spray in peripheral neuropathic pain treatment." Eur J Pain 18 (7): 999–1012. doi:10.1002/j.1532–2149.2013.00445.x.

Shallcross, J., P. Hamor, A. R. Bechard, M. Romano, L. Knackstedt, and M. Schwendt. 2019. "The divergent effects of CDPPB and cannabidiol on fear extinction and anxiety in a predator scent stress model of PTSD in rats." Front Behav Neurosci 13: 91. doi:10.3389/fnbeh.2019.00091.

Shani, A., and R. Mechoulam. 1971. "Photochemical reactions of cannabidiol. Cyclization to 1-THC and other transformations." Tetrahedron 27: 601–606.

Shannon, S., N. Lewis, H. Lee, and S. Hughes. 2019. "Cannabidiol in anxiety and sleep: A large case series." Perm J 23: 18–41. doi:10.7812/TPP/18–041.

Shannon, S., and J. Opila-Lehman. 2015. "Cannabidiol oil for decreasing addictive use of marijuana: A case report." Integr Med (Encinitas) 14 (6): 31–35.

Shannon, S., and J. Opila-Lehman. 2016. "Effectiveness of cannabidiol oil for pediatric anxiety and insomnia as part of posttraumatic stress disorder: A case report." Perm J 20 (4): 16-005. doi:10.7812/TPP/16-005.

Shbiro, L., D. Hen-Shoval, N. Hazut, K. Rapps, S. Dar, G. Zalsman, R. Mechoulam, A. Weller, and G. Shoval. 2019. "Effects of cannabidiol in males and females in two different rat models of depression." Physiol Behav 201: 59–63. doi:10.1016/j.physbeh.2018.12.019.

Sholler, D. J., L. Schoene, and T. R. Spindle. 2020. "Therapeutic efficacy of cannabidiol (CBD): A review of the evidence from clinical trials and human laboratory studies." Curr Addict Rep 7 (3): 405–412. doi:10.1007/s40429-020-00326-8.

Shoval, G., L. Shbiro, L. Hershkovitz, N. Hazut, G. Zalsman, R. Mechoulam, and A. Weller. 2016. "Prohedonic effect of cannabidiol in a rat model of depression." Neuropsychobiology 73 (2): 123–129. doi:10.1159/000443890.

Shover, C. L., and K. Humphreys. 2020. "Debunking cannabidiol as a treatment for COVID-19: Time for the FDA to adopt a focused deterrence model?" Cureus 12 (6): e8671. doi:10.7759/cureus.8671.

Sihota, A., B. K. Smith, S. A. Ahmed, A. Bell, A. Blain, H. Clarke, Z. D. Cooper, C. Cyr, P. Daeninck, A. Deshpande, K. Ethans, D. Flusk, B. Le Foll, M. J. Milloy, D. E. Moulin, V. Naidoo, M. Ong, J. Perez, K. Rod, R. Sealey, D. Sulak, Z. Walsh, and C. O'Connell. 2020. "Consensus-based recommendations for titrating cannabinoids and tapering opioids for chronic pain control." Int J Clin Pract 75 (8): e13871. doi:10.1111/ijcp.13871.

Silva, N. R., F. V. Gomes, M. D. Fonseca, R. Mechoulam, A. Breuer, T. M. Cunha, and F. S. Guimaraes. 2017. "Antinociceptive effects of HUF-101, a fluorinated cannabidiol derivative." Prog Neuropsychopharmacol Biol Psychiatry 79 (Pt. B): 369–377. doi:10.1016/j.pnpbp.2017.07.012.

Silva, R. L., G. T. Silveira, C. W. Wanderlei, N. T. Cecilio, A. G. M. Maganin, M. Franchin, L. M. M. Marques, N. P. Lopes, J. A. Crippa, F. S. Guimaraes, J. C. F. Alves-Filho, F. Q. Cunha, and T. M. Cunha. 2019. "DMH-CBD, a cannabidiol analog with reduced cytotoxicity, inhibits TNF production by targeting NF-kB activity dependent on A2A receptor." Toxicol Appl Pharmacol 368: 63–71. doi:10.1016/j.taap.2019.02.011.

Sim-Selley, L. J. 2003. "Regulation of cannabinoid CB1 receptors in the central nervous system by chronic cannabinoids." Crit Rev Neurobiol 15 (2): 91–119. doi:10.1615/critrevneurobiol.v15.i2.10.

Simmerman, E., X. Qin, J. C. Yu, and B. Baban. 2019. "Cannabinoids as a potential new and novel treatment for melanoma: A pilot study in a murine model." J Surg Res 235: 210–215. doi:10.1016/j.jss.2018.08.055.

Singer, E., J. Judkins, N. Salomonis, L. Matlaf, P. Soteropoulos, S. McAllister, and L. Soroceanu. 2015. "Reactive oxygen species-mediated therapeutic response and resistance in glioblastoma." Cell Death Dis 6 (1): e1601. doi:10.1038/cddis.2014.566.

Sledzinski, P., J. Zeyland, R. Slomski, and A. Nowak. 2018. "The current state and future perspectives of cannabinoids in cancer biology." Cancer Med 7 (3): 765–775. doi:10.1002/cam4.1312.

Smith, P. B., S. P. Welch, and B. R. Martin. 1994. "Interactions between delta 9-tetrahydrocannabinol and kappa opioids in mice." J Pharmacol Exp Ther 268 (3): 1381–1387.

Sofia, R. D., and L. C. Knobloch. 1976. "Comparative effects of various naturally occurring cannabinoids on food, sucrose and water consumption by rats." Pharmacol Biochem Behav 4 (5): 591–599. doi:10.1016/0091-3057(76)90202-1.

Sofia, R. D., H. B. Vassar, and L. C. Knobloch. 1975. "Comparative analgesic activity of various naturally occurring cannabinoids in mice and rats." Psychopharmacologia 40 (4): 285–295. doi:10.1007/bf00421466.

Solinas, M., P. Massi, V. Cinquina, M. Valenti, D. Bolognini, M. Gariboldi, E. Monti, T. Rubino, and D. Parolaro. 2013. "Cannabidiol, a non-psychoactive cannabinoid compound, inhibits proliferation and invasion in U87-MG and T98G glioma cells through a multitarget effect." PLoS One 8 (10): e76918. doi:10.1371/journal.pone.0076918.

Solowij, N., S. J. Broyd, C. Beale, J. A. Prick, L. M. Greenwood, H. van Hell, C. Suo, P. Galettis, N. Pai, S. Fu, R. J. Croft, J. H. Martin, and M. Yucel. 2018. "Therapeutic effects of prolonged cannabidiol treatment on psychological symptoms and cognitive function in regular cannabis users: A pragmatic open-label clinical trial." Cannabis Cannabinoid Res 3 (1): 21–34. doi:10.1089/can.2017.0043.

Solowij, N., S. Broyd, L. M. Greenwood, H. van Hell, D. Martelozzo, K. Rueb, J. Todd, Z. Liu, P. Galettis, J. Martin, R. Murray, A. Jones, P. T. Michie, and R. Croft. 2019. "A randomised controlled trial of vaporised delta(9)-tetrahydrocannabinol and cannabidiol alone and in combination in frequent and infrequent cannabis users: Acute intoxication effects." Eur Arch Psychiatry Clin Neurosci 269 (1): 17–35. doi:10.1007/s00406-019-00978-2.

Sonego, A. B., F. V. Gomes, E. A. Del Bel, and F. S. Guimaraes. 2016. "Cannabidiol attenuates haloperidol-induced catalepsy and c-fos protein expression in the dorsolateral striatum via 5-HT1A receptors in mice." Behav Brain Res 309: 22–28. doi:10.1016/j.bbr.2016.04.042.

Song, C., C. W. Stevenson, F. S. Guimaraes, and J. L. Lee. 2016. "Bidirectional effects of cannabidiol on contextual fear memory extinction." Front Pharmacol 7: 493. doi:10.3389/fphar.2016.00493.

Spindle, T. R., E. J. Cone, D. Kuntz, J. M. Mitchell, G. E. Bigelow, R. Flegel, and R. Vandrey. 2020. "Urinary pharmacokinetic profile of cannabinoids following administration of vaporized and oral cannabidiol and vaporized CBD-dominant cannabis." J Anal Toxicol. 44 (2): 109–125. doi:10.1093/jat /bkz080.

Spindle, T. R., M. O. Bonn-Miller, and R. Vandrey. 2019. "Changing landscape of cannabis: Novel products, formulations and methods of administraton." Curr Opin Psychology 30: 98–102. doi:10.1016/j.copsyc.2019.04.002.

Spinella, T. C., S. H. Stewart, J. Naugler, I. Yakovenko, and S. P. Barrett. 2021. "Evaluating cannabidiol (CBD) expectancy effects on acute stress and anxiety in healthy adults: A randomized crossover study." Psychopharmacology (Berl). 238 (7): 1965–1977. doi:10.1007/s00213-021-05823-w.

Srebnik, M., N. Lander, A. Breuer, and R Mechoulam. 1984. "Base catalyzed double bond isomerizations of cannabinoids: Structural and stereochemical aspects." J Chem Soc., Perkin Trans 1: 2881–2886.

Stark, T., J. Ruda-Kucerova, F. A. Iannotti, C. D'Addario, R. Di Marco, V. Pekarik, E. Drazanova, F. Piscitelli, M. Bari, Z. Babinska, G. Giurdanella, M. Di Bartolomeo, S. Salomone, A. Sulcova, M. Maccarrone, C. T. Wotjak, Z. Starcuk, Jr., F. Drago, R. Mechoulam, V. Di Marzo, and V. Micale. 2019. "Peripubertal cannabidiol treatment rescues behavioral and neurochemical abnormalities in the MAM model of schizophrenia." Neuropharmacology 146: 212–221. doi:10.1016/j.neuropharm.2018.11.035.

Stern, C. A. J., T. R. da Silva, A. M. Raymundi, C. P. de Souza, V. A. Hiroaki-Sato, L. Kato, F. S. Guimaraes, R. Andreatini, R. N. Takahashi, and L. J. Bertoglio. 2017. "Cannabidiol disrupts the consolidation of specific and generalized fear memories via dorsal hippocampus CB1 and CB2 receptors." Neuropharmacology 125: 220–230. doi:10.1016/j.neuropharm.2017.07.024.

Stern, C. A., L. Gazarini, R. N. Takahashi, F. S. Guimaraes, and L. J. Bertoglio. 2012. "On disruption of fear memory by reconsolidation blockade: Evidence from cannabidiol treatment." Neuropsychopharmacology 37 (9): 2132–2142. doi:10.1038/npp.2012.63.

Stern, C. A., L. Gazarini, A. C. Vanvossen, A. W. Zuardi, I. Galve-Roperh, F. S. Guimaraes, R. N. Takahashi, and L. J. Bertoglio. 2015. "Delta9-tetrahydrocannabinol alone and combined with cannabidiol mitigate fear memory through reconsolidation disruption." Eur Neuropsychopharmacol 25 (6): 958–965. doi:10.1016/j.euroneuro.2015.02.001.

Steru, L., R. Chermat, B. Thierry, and P. Simon. 1985. "The tail suspension test: A new method for screening antidepressants in mice." Psychopharmacology (Berl) 85 (3): 367–370. doi:10.1007/bf00428203.

Strumberg, D., S. Brugge, M. W. Korn, S. Koeppen, J. Ranft, G. Scheiber, C. Reiners, C. Mockel, S. Seeber, and M. E. Scheulen. 2002. "Evaluation of long-term toxicity in patients after cisplatin-based chemotherapy for non-seminomatous testicular cancer." Ann Oncol 13 (2): 229–236. doi:10.1093/annonc/mdf058.

Sultan, S. R., S. A. Millar, T. J. England, and S. E. O'Sullivan. 2017. "A systematic review and meta-analysis of the haemodynamic effects of cannabidiol." Front Pharmacol 8: 81. doi:10.3389/fphar.2017.00081.

Szab., I. L., E. Lisztes, G. B.ke, K. F. T.th, R. Paus, A. Ol.h, and T. B.r.. 2020. "The phytocannabinoid (–) cannabidiol operates as a complex, differential modulator of human hair growth: Anti-inflammatory submicromolar versus hair growth inhibitory micromolar effects." Journal of Investigative Dermatology 140 (2): 484–488. e5. doi: 10.1016/j.jid.2019.07.690.

Szaflarski, J. P., E. M. Bebin, A. M. Comi, A. D. Patel, C. Joshi, D. Checketts, J. C. Beal, L. C. Laux, L. M. De Boer, M. H. Wong, M. Lopez, O. Devinsky, P. D. Lyons, P. P. Zentil, and R. Wechsler. 2018. "Long-term safety and treatment effects of cannabidiol in children and adults with treatment-resistant epilepsies: Expanded access program results." Epilepsia 59 (8): 1540–1548. doi:10.1111/epi.14477.

Sznitman, S. R., S. Vulfsons, D. Meiri, and G. Weinstein. 2020. "Medical cannabis and insomnia in older adults with chronic pain: A cross-sectional study." BMJ Support Palliat Care 10 (4): 415–420. doi:10.1136/bmjspcare-2019–001938.

Tagne, A. M., B. Pacchetti, M. Sodergren, M. Cosentino, and F. Marino. 2020. "Cannabidiol for viral diseases: Hype or hope." Cannabis and Cannabinoid Research. 5 (2): 121–131. doi:10.1089/cann.2019.0060.

Tahamtan, A., M. Tavakoli-Yaraki, T. P. Rygiel, T. Mokhtari-Azad, and V. Salimi. 2016. "Effects of cannabinoids and their receptors on viral infections." J Med Virol 88 (1): 1–12. doi:10.1002/jmv.24292.

Tamir, I., R. Mechoulam, and A. Y. Meyer. 1980. "Cannabidiol and phenytoin: A structural comparison." J Med Chem 23 (2): 220–223. doi:10.1021/jm00176a022.

Taylor, L., J. Crockett, B. Tayo, and G. Morrison. 2019. "A phase 1, open-label, parallel-group, single-dose trial of the pharmacokinetics and safety of cannabidiol (CBD) in subjects with mild to severe hepatic impairment." J Clin Pharmacol 59 (8): 1110–1119. doi:10.1002/jcph.1412.

Taylor, L., B. Gidal, G. Blakey, B. Tayo, and G. Morrison. 2018. "A phase I, randomized, double-blind, placebo-controlled, single ascending dose, multiple dose, and food effect trial of the safety, tolerability and pharmacokinetics of highly purified cannabidiol in healthy subjects." CNS Drugs 32 (11): 1053–1067. doi:10.1007/s40263-018-0578-5.

Tham, M., O. Yilmaz, M. Alaverdashvili, M. E. M. Kelly, E. M. Denovan-Wright, and R. B. Laprairie. 2019. "Allosteric and orthosteric pharmacology of cannabidiol and cannabidiol-dimethylheptyl at the type 1 and type 2 cannabinoid receptors." Br J Pharmacol 176 (10): 1455–1469. doi:10.1111/bph.14440.

Thiele, E. A., E. D. Marsh, J. A. French, M. Mazurkiewicz-Beldzinska, S. R. Benbadis, C. Joshi, P. D. Lyons, A. Taylor, C. Roberts, K. Sommerville, and Gwpcare Study Group. 2018. "Cannabidiol in patients with seizures associated with Lennox-Gastaut syndrome (GWPCARE4): A randomised, double-blind, placebo-controlled phase 3 trial." Lancet 391 (10125): 1085–1096. doi:10.1016/S0140–6736(18)30136–3.

Thomas, H. 1993. "Psychiatric symptoms in cannabis users." Br J Psychiatry 163:141–149. doi:10.1192/bjp.163.2.141.

Todd, S. M., and J. C. Arnold. 2016. "Neural correlates of interactions between cannabidiol and delta(9)-tetrahydrocannabinol in mice: Implications for medical cannabis." Br J Pharmacol 173 (1): 53–65. doi:10.1111 /bph.13333.

Torres, S., M. Lorente, F. Rodriguez-Fornes, S. Hernandez-Tiedra, M. Salazar, E. Garcia-Taboada, J. Barcia, M. Guzman, and G. Velasco. 2011. "A combined preclinical therapy of cannabinoids and temozolomide against glioma." Mol Cancer Ther 10 (1): 90–103. doi:10.1158/1535–7163.MCT-10–0688.

Toth, C. C., N. M. Jedrzejewski, C. L. Ellis, and W. H. Frey, 2nd. 2010. "Cannabinoid-mediated modulation of neuropathic pain and microglial accumulation in a model of murine type I diabetic peripheral neuropathic pain." Mol Pain 6: 16. doi:10.1186/1744-8069-6-16.

Touitou, E., N. Dayan, L. Bergelson, B. Godin, and M. Eliaz. 2000. "Ethosomes–novel vesicular carriers for enhanced delivery: Characterization and skin penetration properties." J Control Release 65 (3): 403–418. doi:10.1016/s0168–3659(99)00222–9.

Tramer, M. R., D. Carroll, F. A. Campbell, D. J. Reynolds, R. A. Moore, and H. J. McQuay. 2001. "Cannabinoids for control of chemotherapy induced nausea and vomiting: Quantitative systematic review." BMJ (Clinical Research Ed.) 323 (7303): 16–21. doi:10.1136/bmj.323.7303.16.

Tran, T., and R. Kavuluru. 2020. "Social media surveillance for perceived therapeutic effects of cannabidiol (CBD) products." Int J Drug Policy 77: 102688. doi:10.1016/j.drugpo.2020.102688.

Trigo, J. M., D. Lagzdins, J. Rehm, P. Selby, I. Gamaleddin, B. Fischer, A. J. Barnes, M. A. Huestis, and B. Le Foll. 2016. "Effects of fixed or self-titrated dosages of Sativex on cannabis withdrawal and cravings." Drug Alcohol Depend 161: 298–306. doi:10.1016/j.drugalcdep.2016.02.020.

Trigo, J. M., A. Soliman, L. C. Quilty, B. Fischer, J. Rehm, P. Selby, A. J. Barnes, M. A. Huestis, T. P. George, D. L. Streiner, G. Staios, and B. Le Foll. 2018. "Nabiximols combined with motivational enhancement/cognitive behavioral therapy for the treatment of cannabis dependence: A pilot randomized clinical trial." PLoS One 13 (1): e0190768. doi:10.1371/journal.pone.0190768.

Trojano, M., and C. Vila. 2015. "Effectiveness and tolerability of THC/CBD oromucosal spray for multiple sclerosis spasticity in Italy: First data from a large observational study." Eur Neurol 74 (3–4): 178–185. doi:10.1159/000441619.

Turcott, J. G., M. Del Rocío Guillen Núñez, D. Flores-Estrada, L. F. Oñate-Ocaña, Z. L. Zatarain--Barrón, F. Barrón, and O. Arrieta. 2018. "The effect of nabilone on appetite, nutritional status, and quality of life in lung cancer patients: A randomized, double-blind clinical trial." Support Care Cancer 26 (9): 3029–3038. doi:10.1007/s00520-018-4154-9.

Turkanis, S. A., K. A. Smiley, H. K. Borys, D. M. Olsen, and R. Karler. 1979. "An electrophysiological analysis of the anticonvulsant action of cannabidiol on limbic seizures in conscious rats." Epilepsia 20 (4): 351–363. doi:10.1111/j.1528–1157.1979.tb04815.x.

Turri, M., F. Teatini, F. Donato, G. Zanette, V. Tugnoli, L. Deotto, B. Bonetti, and G. Squintani. 2018. "Pain modulation after oromucosal cannabinoid spray (Sativex in patients with multiple sclerosis: A study with quantitative sensory testing and laser-evoked potentials." Medicines (Basel) 5 (3): 59. doi:10.3390/medicines5030059.

Twomey, C. D. 2017. "Association of cannabis use with the development of elevated anxiety symptoms in the general population: A meta-analysis." J Epidemiol Community Health 71 (8): 811–816. doi:10.1136/jech-2016–208145.

Ueberall, M. A., U. Essner, and G. H. Mueller-Schwefe. 2019. "Effectiveness and tolerability of THC:CBD oromucosal spray as add-on measure in patients with severe chronic pain: Analysis of 12-week open-label real-world data provided by the German Pain e-Registry." J Pain Res 12: 1577–1604. doi:10.2147/JPR.S192174.

van Breeman, R. D., R. Muchiri, T. A. Bates, J. B. Weinstein, H. C. Leier, S. Farley, and F. G. Tafesse. 2022. "Cannabinoids block cellular entry of SARSCoV-2 and the emerging variants." J Natural Products. Online ahead of print. doi:10.1021/acs.jnatprod.1c00946.

van de Donk, T., M. Niesters, M. A. Kowal, E. Olofsen, A. Dahan, and M. van Velzen. 2019. "An experimental randomized study on the analgesic effects of pharmaceutical-grade cannabis in chronic pain patients with fibromyalgia." Pain 160 (4): 860–869. doi:10.1097/j.pain.0000000000001464.

van Orten-Luiten, A. B., N. M. de Roos, S. Majait, B. J. M. Witteman, and R. F. Witkamp. 2021. "Effects of cannabidiol chewing gum on perceived pain and well-being of irritable bowel syndrome patients: A placebo-controlled crossover exploratory intervention study with symptom-driven dosing." Online ahead of print. Cannabis Cannabinoid Res. doi:10.1089 /can.2020.0087.

Vann, R. E., T. F. Gamage, J. A. Warner, E. M. Marshall, N. L. Taylor, B. R. Martin, and J. L. Wiley. 2008. "Divergent effects of cannabidiol on the discriminative stimulus and place conditioning effects of Delta(9)-tetrahydrocannabinol." Drug Alcohol Depend 94 (1–3): 191–198. doi:10.1016/j.drugalcdep.2007.11.017.

Varvel, S. A., J. L. Wiley, R. Yang, D. T. Bridgen, K. Long, A. H. Lichtman, and B. R. Martin. 2006. "Interactions between THC and cannabidiol in mouse models of cannabinoid activity." Psychopharmacology (Berl) 186 (2): 226–234. doi:10.1007/s00213-006-0356-9.

Vaughn, D., J. Kulpa, and L. Paulionis. 2020. "Preliminary investigation of the safety of escalating cannabinoid doses in healthy dogs." Frontiers in Veterinary Science 7: 51. doi:10.3389/fvets.2020.00051.

Vaughn, D. M., L. J. Paulionis, and J. E. Kulpa. 2021. "Randomized, placebo-controlled, 28-day safety and pharmacokinetics evaluation of repeated oral cannabidiol administration in healthy dogs." American Journal of Veterinary Research. 82 (5): 405–416. doi:10.2460/ajvr.82.5.405.

Vecchio, D., C. Varrasi, E. Virgilio, A. Spagarino, P. Naldi, and R. Cantello. 2020. "Cannabinoids in multiple sclerosis: A neurophysiological analysis." Acta Neurol Scand 142 (4): 333–338. doi:10.1111/ane.13313.

Vela, J., L. Dreyer, K. K. Petersen, A. N. Lars, K. S. Duch, and S. Kristensen. 2021. "Cannabidiol treatment in hand osteoarthritis and psoriatic arthritis: A randomized, double-blind placebo-controlled trial." Online. Pain. doi:10.1097/j.pain.0000000000002466.

Vermersch, P., and M. Trojano. 2016. "Tetrahydrocannabinol:cannabidiol oromucosal spray for multiple sclerosis–related resistant spasticity in daily practice." Eur Neurol 76 (5–6): 216–226. doi:10.1159/000449413.

Vigil, J. M., S. S. Stith, I. M. Adams, and A. P. Reeve. 2017. "Associations between medical cannabis and prescription opioid use in chronic pain patients: A preliminary cohort study." PLoS One 12 (11): e0187795. doi:10.1371/journal.pone.0187795.

Villares, J. 2007. "Chronic use of marijuana decreases cannabinoid receptor binding and mRNA expression in the human brain." Neuroscience 145 (1): 323–334. doi:10.1016/j.neuroscience.2006.11.012.

Viudez-Martinez, A., M. S. Garcia-Gutierrez, A. I. Fraguas-Sanchez, A. I. Torres-Suarez, and J. Manzanares. 2018. "Effects of cannabidiol plus naltrexone on motivation and ethanol consumption." Br J Pharmacol 175 (16): 3369–3378. doi:10.1111/bph.14380.

Viudez-Martinez, A., M. S. Garcia-Gutierrez, C. M. Navarron, M. I. Morales-Calero, F. Navarrete, A. I. Torres-Suarez, and J. Manzanares. 2018. "Cannabidiol reduces ethanol consumption, motivation and relapse in mice." Addict Biol 23 (1): 154–164. doi:10.1111/adb.12495.

Volicer, L., M. Stelly, J. Morris, J. McLaughlin, and B. J. Volicer. 1997. "Effects of dronabinol on anorexia and disturbed behavior in patients with Alzheimer's disease." Int J Geriatr Psychiatry 12 (9): 913–919.

Vuolo, F., F. Petronilho, B. Sonai, C. Ritter, J. E. Hallak, A. W. Zuardi, J. A. Crippa, and F. Dal-Pizzol. 2015. "Evaluation of serum cytokines levels and the role of cannabidiol treatment in animal model of asthma." Mediators Inflamm 2015: 538670. doi:10.1155/2015/538670.

Wade, D. T., P. Makela, P. Robson, H. House, and C. Bateman. 2004. "Do cannabis-based medicinal extracts have general or specific effects on symptoms in multiple sclerosis? A double-blind, randomized, placebo-controlled study on 160 patients." Mult Scler 10 (4): 434–441. doi:10.1191/1352458504ms1082oa.

Wade, D. T., P. Robson, H. House, P. Makela, and J. Aram. 2003. "A preliminary controlled study to determine whether whole-plant cannabis extracts can improve intractable neurogenic symptoms." Clin Rehabil 17 (1): 21–29. doi:10.1191/0269215503cr581oa.

Wallace, D., A. L. Martin, and B. Park. 2007. "Cannabinoid hyperemesis: Marijuana puts patients in hot water." Australasian Psychiatry 15 (2): 156–158. doi:10.1080/10398560701196778.

Walsh, Z., R. Callaway, L. Belle-Isle, R. Capler, R. Kay, P. Lucas, and S. Holtzman. 2013. "Cannabis for therapeutic purposes: Patient characteristics, access, and reasons for use." Int J Drug Policy 24 (6): 511–516. doi:10.1016/j.drugpo.2013.08.010.

Wang, B., A. Kovalchuk, D. Li, R. Rodriguez-Juarez, Y. Ilnytskyy, I. Kovalchuk, and O. Kovalchuk. 2020. "In search of preventive strategies: novel high-CBD Cannabis sativa extracts modulate ACE2 expression in COVID-19 gateway tissues." Aging (Albany NY) 12 (22): 22425–22444. doi:10.18632/aging.202225.

Wang, Y., P. Mukhopadhyay, Z. Cao, H. Wang, D. Feng, G. Hasko, R. Mechoulam, B. Gao, and P. Pacher. 2017. "Cannabidiol attenuates alcohol-induced liver steatosis, metabolic dysregulation, inflammation and neutrophil-mediated injury." Sci Rep 7 (1): 12064. doi:10.1038/s41598-017-10924-8.

Wanner, N. M., M. Colwell, C. Drown, and C. Faulk. 2021. "Developmental cannabidiol exposure increases anxiety and modifies genome-wide brain DNA methylation in adult female mice." Clinical Epigenetics 13 (1): 4. doi:10.1186/s13148-020-00993-4.

Ward, S. J., S. D. McAllister, R. Kawamura, R. Murase, H. Neelakantan, and E. A. Walker. 2014. "Cannabidiol inhibits paclitaxel-induced neuropathic pain through 5-HT(1A) receptors without diminishing nervous system function or chemotherapy efficacy." Br J Pharmacol 171 (3): 636–645. doi:10.1111/bph.12439.

Ward, S. J., M. D. Ramirez, H. Neelakantan, and E. A. Walker. 2011. "Cannabidiol prevents the development of cold and mechanical allodynia in paclitaxel-treated female C57Bl6 mice." Anesth Analg 113 (4): 947–950. doi:10.1213/ANE.0b013e3182283486.

Watt, G., and T. Karl. 2017. "In vivo evidence for therapeutic properties of cannabidiol (CBD) for Alzheimer's disease." Front Pharmacol 8: 20. doi:10.3389/fphar.2017.00020.

Wei, D., H. Wang, J. Yang, Z. Dai, R. Yang, S. Meng, Y. Li, and X. Lin. 2020. "Effects of O-1602 and CBD on TNBS-induced colonic disturbances." Neurogastroenterol Motil 32 (3): e13756. doi:10.1111/nmo.13756.

Weiss, L., M. Zeira, S. Reich, M. Har-Noy, R. Mechoulam, S. Slavin, and R. Gallily. 2006. "Cannabidiol lowers incidence of diabetes in non-obese diabetic mice." Autoimmunity 39 (2): 143–151. doi:10.1080/08916930500356674.

Weiss, L., M. Zeira, S. Reich, S. Slavin, I. Raz, R. Mechoulam, and R. Gallily. 2008. "Cannabidiol arrests onset of autoimmune diabetes in NOD mice." Neuropharmacology 54 (1): 244–249. doi:10.1016/j.neuropharm.2007.06.029.

Welburn, P. J., G. A. Starmer, G. B. Chesher, and D. M. Jackson. 1976. "Effect of cannabinoids on the abdominal constriction response in mice: Within cannabinoid interactions." Psychopharmacologia 46 (1): 83–85. doi:10.1007/bf00421553.

Welch, S. P. 1997. "Characterization of anandamide-induced tolerance: comparison to delta 9-THC-induced interactions with dynorphinergic systems." Drug Alcohol Depend 45 (1–2): 39–45. doi:10.1016/s0376-8716(97)01342-2.

Wheeler, M., J. W. Merten, B. T. Gordon, and H. Hamadi. 2020. "CBD (cannabidiol) product attitudes, knowledge, and use among young adults." Subst Use Misuse 55 (7): 1138–1145. doi:10.1080/10826084.2020.1729201.

Whiting, P. F., R. F. Wolff, S. Deshpande, M. Di Nisio, S. Duffy, A. V. Hernandez, J. C. Keurentjes, S. Lang, K. Misso, S. Ryder, S. Schmidlkofer, M. Westwood, and J. Kleijnen. 2015. "Cannabinoids for medical use: A systematic review and meta-analysis." JAMA 313 (24): 2456–2473. doi:10.1001/jama.2015.6358.

Wiley, J. L., J. J. Burston, D. C. Leggett, O. O. Alekseeva, R. K. Razdan, A. Mahadevan, and B. R. Martin. 2005. "CB1 cannabinoid receptor-mediated modulation of food intake in mice." Br J Pharmacol 145 (3): 293–300. doi:10.1038/sj.bjp.0706157.

Wilkie, G., B. Sakr, and T. Rizack. 2016. "Medical marijuana use in oncology: A review." JAMA Oncol 2 (5): 670–675. doi:10.1001/jamaoncol.2016.0155.

Wilkinson, J. D., B. J. Whalley, D. Baker, G. Pryce, A. Constanti, S. Gibbons, and E. M. Williamson. 2003. "Medicinal cannabis: Is delta9-tetrahydrocannabinol necessary for all its effects?" J Pharm Pharmacol 55 (12): 1687–1694. doi:10.1211/0022357022304.

Wilkinson, J. D., and E. M. Williamson. 2007. "Cannabinoids inhibit human keratinocyte proliferation through a non-CB1/CB2 mechanism and have a potential therapeutic value in the treatment of psoriasis." J Dermatol Sci 45 (2): 87–92. doi:10.1016/j.jdermsci.2006.10.009.

Williams, C. M., N. A. Jones, and B. J. Whalley. 2014. "Cannabis and epilepsy." In Handbook of Cannabis, edited by Roger G. Pertwee, 547–564. Oxford: Oxford University Press.

Wilson, M. M., C. Philpot, and J. E. Morley. 2007. "Anorexia of aging in long term care: Is dronabinol an effective appetite stimulant? A pilot study." J Nutr Health Aging 11 (2): 195–198.

Withey, S. L., B. D. Kangas, S. Charles, A. B. Gumbert, J. E. Eisold, S. R. George, J. Bergman, and B. K. Madras. 2021. "Effects of daily delta(9)-tetrahydrocannabinol (THC) alone or combined with cannabidiol (CBD) on cognition-based behavior and activity in adolescent nonhuman primates." Drug Alcohol Depend 221: 108629. doi:10.1016/j.drugalcdep.2021.108629.

Wray, L., C. Stott, N. Jones, and S. Wright. 2017. "Cannabidiol does not convert to delta(9)-tetrahydrocannabinol in an in vivo animal model." Cannabis Cannabinoid Res 2 (1): 282–287. doi:10.1089/can.2017.0032.

Wright, M. J., Jr., S. A. Vandewater, and M. A. Taffe. 2013. "Cannabidiol attenuates deficits of visuospatial associative memory induced by delta(9) tetrahydrocannabinol." Br J Pharmacol 170 (7): 1365–1373. doi:10.1111/bph.12199.

Xu, D. H., B. D. Cullen, M. Tang, and Y. Fang. 2020. "The effectiveness of topical cannabidiol oil in symptomatic relief of peripheral neuropathy of the lower extremities." Curr Pharm Biotechnol 21 (5): 390–402. doi:10.2174/1389201020666191202111534.

Xu, X., M. Han, T. Li, W. Sun, D. Wang, B. Fu, Y. Zhou, X. Zheng, Y. Yang, X. Li, X. Zhang, A. Pan, and H. Wei. 2020. "Effective treatment of severe COVID-19 patients with tocilizumab." Proceedings of the National Academy of Sciences 117 (20): 10970–10975. doi:10.1073/pnas.2005615117.

Yang, K. H., S. Galadari, D. Isaev, G. Petroianu, T. S. Shippenberg, and M. Oz. 2010. "The nonpsychoactive cannabinoid cannabidiol inhibits 5-hydroxytryptamine3A receptor-mediated currents in Xenopus laevis oocytes." J Pharmacol Exp Ther 333 (2): 547–554. doi:10.1124/jpet.109.162594.

Yang, L., R. Rozenfeld, D. Wu, L. A. Devi, Z. Zhang, and A. Cederbaum. 2014. "Cannabidiol protects liver from binge alcohol-induced steatosis by mechanisms including inhibition of oxidative stress and increase in autophagy." Free Radic Biol Med 68: 260–267. doi:10.1016/j.freeradbiomed.2013.12.026.

Yeshurun, M., O. Shpilberg, C. Herscovici, L. Shargian, J. Dreyer, A. Peck, M. Israeli, M. Levy-Assaraf, T. Gruenewald, R. Mechoulam, P. Raanani, and R. Ram. 2015. "Cannabidiol for the prevention of graft-versus-host-disease after allogeneic hematopoietic cell transplantation: Results of a phase II study." Biol Blood Marrow Transplant 21 (10): 1770–1775. doi:10.1016/j.bbmt.2015.05.018.

Yimam, M., A. O'Neal, T. Horm, P. Jiao, M. Hong, S. Rossiter, L. Brownell, and Q. Jia. 2021. "Antinociceptive and anti-inflammatory properties of cannabidiol alone and in combination with standardized bioflavonoid composition." J Med Food 24 (9): 960–967. doi:10.1089/jmf.2020.0178.

Yucel, M., V. Lorenzetti, C. Suo, A. Zalesky, A. Fornito, M. J. Takagi, D. I. Lubman, and N. Solowij. 2016. "Hippocampal harms, protection and recovery following regular cannabis use." Transl Psychiatry 6: e710. doi:10.1038/ tp.2015.201.

Zajicek, J., P. Fox, H. Sanders, D. Wright, J. Vickery, A. Nunn, and A. Thompson. 2003. "Cannabinoids for treatment of spasticity and other symptoms related to multiple sclerosis (CAMS study): Multicentre randomised placebo-controlled trial." Lancet 362 (9395): 1517–1526. doi:10.1016/ s0140–6736(03)14738–1.

Zanelati, T. V., C. Biojone, F. A. Moreira, F. S. Guimaraes, and S. R. Joca. 2010. "Antidepressant-like effects of cannabidiol in mice: Possible involvement of 5-HT1A receptors." Br J Pharmacol 159 (1): 122–128. doi:10.1111/j.1476–5381.2009.00521.x.

Zhu, Y. F., K. Linher-Melville, M. J. Niazmand, M. Sharma, A. Shahid, K. L. Zhu, N. Parzei, J. Sidhu, C. Haj, R. Mechoulam, and G. Singh. 2020. "An evaluation of the anti-hyperalgesic effects of cannabidiolic acid-methyl ester in a preclinical model of peripheral neuropathic pain." Br J Pharmacol. 177 (12): 2712–2725. doi:10.1111/bph.14997.

Zuardi, A. W., R. A. Cosme, F. G. Graeff, and F. S. Guimaraes. 1993. "Effects of ipsapirone and cannabidiol on human experimental anxiety." J Psychopharmacol 7 (1 Suppl.): 82–88. doi:10.1177/026988119300700112.

Zuardi, A., J. Crippa, S. Dursun, S. Morais, J. Vilela, R. Sanches, and J. Hallak. 2010. "Cannabidiol was ineffective for manic episode of bipolar affective disorder." J Psychopharmacol 24 (1): 135–137. doi:10.1177/0269881108096521.

Zuardi, A. W., J. A. Crippa, J. E. Hallak, F. A. Moreira, and F. S. Guimaraes. 2006. "Cannabidiol, a Cannabis sativa constituent, as an antipsychotic drug." Braz J Med Biol Res 39 (4): 421–429. doi:10.1590/s0100–879x2006000400001.

Zuardi, A. W., J. E. Hallak, and J. A. Crippa. 2012. "Interaction between cannabidiol (CBD) and (9)-tetrahydrocannabinol (THC): influence of administration interval and dose ratio between the cannabinoids." Psychopharmacology (Berl) 219 (1): 247–249. doi:10.1007/s00213-011-2495-x.

Zuardi, A. W., S. L. Morais, F. S. Guimaraes, and R. Mechoulam. 1995. "Antipsychotic effect of cannabidiol." J Clin Psychiatry 56 (10): 485–486.

Zuardi, A. W., J. A. Rodrigues, and J. M. Cunha. 1991. "Effects of cannabidiol in animal models predictive of antipsychotic activity." Psychopharmacology (Berl) 104 (2): 260–264. doi:10.1007/bf02244189.

Zuardi, A. W., N. P. Rodrigues, A. L. Silva, S. A. Bernardo, J. E. C. Hallak, F. S. Guimaraes, and J. A. S. Crippa. 2017. "Inverted U-shaped dose-response curve of the anxiolytic effect of cannabidiol during public speaking in real life." Front Pharmacol 8: 259. doi:10.3389/fphar.2017.00259.

Zuardi, A. W., I. Shirakawa, E. Finkelfarb, and I. G. Karniol. 1982. "Action of cannabidiol on the anxiety and other effects produced by delta 9-THC in normal subjects." Psychopharmacology (Berl) 76 (3): 245–250. doi:10.1007/BF00432554.

Índice remissivo

D

E